数字化
可摘局部义齿修复技术
——从设计解析到实操技巧

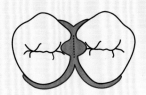

Digital
Removable Partial Denture Technology
—From design analysis to practical skills

数字化
可摘局部义齿修复技术
——从设计解析到实操技巧

Digital Removable Partial Denture Technology
—From design analysis to practical skills

主　编
于海洋

编　者（以姓氏笔画为序）
于海洋　张　呐　陈　昕
鲁雨晴　解晨阳

编写秘书
张　呐

人民卫生出版社
·北　京·

图书在版编目（CIP）数据

数字化可摘局部义齿修复技术：从设计解析到实操
技巧 / 于海洋主编 . —北京：人民卫生出版社，
2022.9

ISBN 978-7-117-32654-4

Ⅰ. ①数⋯ Ⅱ. ①于⋯ Ⅲ. ①义齿学–修复术–教材
Ⅳ. ①R783.6

中国版本图书馆 CIP 数据核字（2021）第 272216 号

人卫智网	www.ipmph.com	医学教育、学术、考试、健康， 购书智慧智能综合服务平台
人卫官网	www.pmph.com	人卫官方资讯发布平台

数字化可摘局部义齿修复技术
——从设计解析到实操技巧
Shuzihua Kezhaijubuyichi Xiufu Jishu
——Cong Sheji Jiexi dao Shicao Jiqiao

主　　编：于海洋
出版发行：人民卫生出版社（中继线 010-59780011）
地　　址：北京市朝阳区潘家园南里 19 号
邮　　编：100021
E - mail：pmph @ pmph.com
购书热线：010-59787592　010-59787584　010-65264830
印　　刷：北京盛通印刷股份有限公司
经　　销：新华书店
开　　本：889×1194　1/16　　印张：24
字　　数：538 千字
版　　次：2022 年 9 月第 1 版
印　　次：2022 年 11 月第 1 次印刷
标准书号：ISBN 978-7-117-32654-4
定　　价：299.00 元

打击盗版举报电话：**010-59787491**　**E-mail：WQ @ pmph.com**
质量问题联系电话：**010-59787234**　**E-mail：zhiliang @ pmph.com**
数字融合服务电话：**4001118166**　　**E-mail：zengzhi @ pmph.com**

主编简介

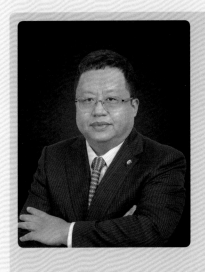

于海洋，教授、主任医师、博士生导师、一级临床专家。擅长显微微创美学修复、复杂牙种植修复，以及疑难义齿修复等。

现任中华口腔医学会口腔修复学专委会候任主任委员；四川大学口腔医学技术专业负责人，四川大学华西口腔医院口腔修复国家临床重点专科负责人；四川省口腔修复专委会主任委员；国际牙医学院院士；教育部新世纪优秀人才，四川省突出贡献专家、万人计划天府名师、大美医者、四川省卫生健康领军人才。担任《华西口腔医学杂志》《Bone Research》副主编。曾任第二届教育部高等学校口腔医学专业教学指导委员会秘书长，四川大学华西口腔医学院副院长，中华口腔医学会口腔医学教育、口腔修复工艺学及口腔修复学等多个专委会的副主任委员等。

先后主持国家及省部级项目30余项，主笔国家及行业标准8项；《口腔修复学》国家精品资源共享课负责人；第一授权人获国家专利31项，转化实施10项；研究成果获教育部自然科学奖一等奖、教学成果获国家教学成果奖二等奖。主编规划教材《口腔固定修复学》《口腔医学美学》及其他专著等16部。基于自主TRS理论-技术-应用的全链条创新，发明了"数字定深孔牙体显微预备术""美学修复数字线面关系分析方法""实测引导植入术""RPD专家设计系统"等多项临床技术方法，已成功应用于口腔临床。转化生产的HX-6微创刻度钨钢车针、e-Clasp美学支架、OMS2355立式手术显微镜、RD-designer及虚拟修复分析设计软件、TRS种植与备牙导板及HX实测引导尺等多个专利产品已广泛应用于口腔临床。多年来在全国各地开展相关讲座和系列高级实操课程，深受广大同道们的认可及好评。

序

前段时间我在上海主题演讲"活动修复"，讨论环节中有个学员复述教材里的内容说："活动修复有个优点是'可自行摘戴'"。当时我突然觉得这哪里是活动修复的优点，分明就是缺点，因为要自行摘戴，所以缺牙患者才不方便，现实生活中很麻烦，特殊情况下也很尴尬，因此，患者才有了对固定修复类不变的追求。另外，活动修复也不是不美观，用了美观卡环、仿真基托等，是可以做到美观的，因此其缺点主要还是功能恢复程度不足、舒适度差。"制作简便，便于维修"也更不是活动修复的优点，因为 3D 打印、CAD/CAM 等数字化技术制作的义齿不能说简单，不少情况下义齿修补也不见得就便宜，很多支架式义齿的损坏也很难简单地修理好。再加上国内义齿工厂给的保修准确地说是"包换"，实际来修理的义齿越来越少了。RPD 不能说是"适用广泛"，而应该说是适合于几乎所有的牙列缺损。我觉得其最大的优点是微创、可逆。因此，不同的专业认识角度影响或决定了我们对现有这些修复缺牙手段的取舍。

医生要以"患者安全"为宗旨来服务广大患者。多年来，四川大学华西口腔医院口腔修复团队以"长期、稳定、有效"为目标，从简入繁替代有序的综合修复为诊治手段，在口腔修复国家临床重点专科的平台上尽力服务好每一位就诊的患者，积累了一定的临床新认知，也乐于与同道们探讨分享。

5 年时间刚刚过去，《美观卡环修复技术》一书要修订了！对我来说很欣慰、更是不小的鼓励。现在已经有不少医生开始认真关注活动修复、全口义齿修复了，各级继续教育的课程也越来越多，涉及美观卡环、RPD 支架分离设计、下颌吸附式义齿、咬合设计、数字化支架和全口义齿等，受到学习心切医生们的热捧！甚至有专注于 RPD、全口继续教育的老师，也有关注于 RPD、全口加工的义齿加工厂。其实，在综合修复的大背景下，种植、美学等修复都离不开活动修复、全口义齿修复等经典修复方式所涵盖的临床设计法则和原理，不少成功病例更是把各种诊疗手段优化整合在一起用于诊治修复患者，因此，本书探讨的活动修复主题依然具有重要的现实意义。

随着材料、临床及工艺技术的发展进步，此次修订与时俱进推出了"数字化可摘局部义齿修复技术"，这是一种结合数字化技术、创新卡环设计、新材料应用、提升可摘局部义齿质量、疗效，以及义齿制作效率的微创修复技术。其主要增加了四部分内容：①活动修复的数字化设计方法及相关软件。②在各类修复体制作中，3D 打印技术等正在快速发展，故本次修订也增加了相关内容的论述和讨论。③针对不少医生的活动修复牙体预备不到位、不规范的问题，提出了活动修复中的牙体预备规范。很多义齿修复效果不好除了患者本身条件、医生设计、制作等问题外，还有一个很重要且被长期忽视的问题，其由活动修复中牙体预备不规范达标所造成，《美观卡环修复技术》一书的第三章有这部分内容，本次修订对其进行了丰富，增加了预备形态控制、车针选配、气动与电动选择和转速设定等。④使用了新材料和修复体设计，病例增加到 33 个。希望这些修订对大家有所补益。

本书是华西"手把手"学好美学种植功能修复案析丛书中的一本，也是进一步学好、做好美学修复和种植修复、扎实理解其相关基本原理和临床诊疗方案设计、规范临床操作的认知基础。

衷心感谢 RD-designer 合作伙伴北京巴登技术有限公司、E-clasp 合作伙伴靖佳齿科技术中心的大力支持！感谢成都登特义齿制作公司在金属 3D 打印中的支持！

我的学生刘蓓蕾、闵婕、张隽婧、梅子彧、张呐在本次修订的编辑和整理工作中做了不少工作，在此表示感谢！

感谢人民卫生出版社的大力支持和编辑们的辛勤工作！

因本人学识和篇幅限制，疏漏之处一定难免，也请各位同道不吝斧正！

于海洋

2020 年 11 月 1 日于华西坝

《美观卡环修复技术》前言

　　用义齿成功修复患者缺失牙就是让我们每天跟"天然牙"比高低！

　　尽管已经有了各种经典修复技术可供选择，但整体上看目前我们还是很难媲美"天然牙"，临床上最终结果多以短期的满意、中长期的周期性更换为主！当下各种经典修复技术都是优劣兼备，只有患者需求角度、医生专业认识及医疗市场运作之分，并无血统高低、一统江湖之实。这也是几年前我提出综合修复才是修复未来发展方向的依据之一。

　　其实被冷落多年、今后还可能继续被冷落的活动修复也是可以的！

　　活动修复主要针对缺牙患者，这类患者选择了活动修复后，开始时经过医生或其他患者交流介绍就得知了这类修复的效果一般，而且这些患者的口内普遍还有牙周、牙体等大量遗留问题没解决，临床口内照片中也可见完全没有瓷美学修复病例那样接近完美，但是只要修复后功能有所改善就能被接受，即患者的主诉要求不高；方案是微创和可逆的，医生和患者都有后悔的余地；最后，义齿的价格相对便宜，但是缺点更明显，即不舒适、不美观。

　　不舒适难改，义齿只能薄一点、小一点，想完全没有基托、大连接体等的话，就只有换成其他修复方法；不美观的产生主要是卡环暴露等问题，除了采用其他替代修复方法外，有没有不增加费用而提高疗效的隐蔽隐形的"美观"卡环呢？

　　答案是肯定的，这就是本书的初衷和目标。

　　2005年开始，我的团队先后有方晓琴、黄文静、王曼等3名研究生开始了这方面的系统研究工作，完成了美观卡环的概念、固位原理、分类设计及临床应用等工作，也获准过2项美观卡环的发明专利，我也在全国多次开设过专题讲座。但也不时有些小插曲儿，2009年我在一个年会上讲这个题目前，一个同行前辈看了海报后闲聊中不解地问我："你怎么讲这个题目？"言外之意太简单了、没档次。其实我也同意，但中国真的需要！

　　在今年出版的《口腔活动修复工艺学》一书中，我专门写了一节"简之过"，历数活动修复设计和制作中卡环等经典技术在我国被简化、被轻视的历史过程，也论述了它们对活动义齿精确设计制作和临床应用的影响，完全解释了整铸义齿不好戴牙、修复效果不理想等现实困难产生的技术根源。可以这样说，没有对活动经典修复技术的准确掌握和应用，就不可能有牙种植等其他更新修复技术的成功及普及。再结合我国有执照的牙医中有 60% 以上没有本科学历的人力资源现实，本书论及的内容就更具现实意义了。

结合这些认识和前期工作，立足于我国普通修复医生的应知应会内容，我主编撰写了这本书，希望推动普及我国卡环的隐蔽美学设计能力及美观卡环修复技术的推广应用。本书详细论述了美观卡环的概念和原理、分类设计及临床应用流程和实例，甚至包括工作授权书上（设计卡）各类美观卡环的设计简图，十分实用。本书适合各类口腔医生、口腔医学生和牙科技师等使用。

本书秘书王曼做了大量文字整理和图片筛选、编辑及 Logo 设计等工作，在此一并表示感谢。

本书是继我主编的美学修复系列专著——《美学修复的临床设计法则和路径》《口腔微距摄影速成》的又一力作，也是我主持的口腔修复国家临床重点专科建设的重要内容之一，希望本书对大家有帮助。

鉴于篇幅和本人学术水平有限，不当之处也望各位同行不吝斧正！

于海洋

2014 年 5 月于华西坝

目　录

第七章　数字化可摘局部义齿修复中的医 - 患 - 技交流与合作　343

▼

引 言

　　早在公元前 2500 年，人们就开始用假牙来恢复缺失牙的美观和功能。从古至今，替换缺失牙的材料不断进步，从木材、骨、动物牙、天然牙到金属、陶瓷、高性能聚合物。每一种修复替代材料可能对应一类修复方法，从简单的模拟替代到追求仿真仿生，其技术内涵往往与其同时代的最高科技水平同步。在不同形式中，近代的可摘局部义齿（removable partial denture，RPD）曾经是先进的义齿修复形式。但是近 50 多年来，随着固定修复、种植修复的快速发展，以及缺牙患者对功能恢复程度不断增高的需求，RPD 显得有点力不从心了，专业和社会的关注度也在不断下降。RPD 是"穷途末路"还是"老当益壮"，也正是本书探讨的主题。

　　史鉴使人明智，真正出现现代意义上的 RPD 并不是很早以前的事。1930 年与 1937 年钴铬合金与口腔科丙烯酸树脂先后被引入口腔科领域后，当代规范化 RPD 才第一次完整出现在口腔科门诊。与更早的修复重建方式相比，当时的 RPD 已经很先进了。随着几十年的发展，尤其是近 10 年数字化技术的赋能，RPD 又焕发出了"青春"。但是其整体市场份额比重却一路下滑。

　　其实，RPD 微创可逆、价格相对较低，尤其是当缺牙较多时，是对疾病负担和医源性损伤敏感的患者青睐的修复方式，当然这也是其依旧被应用的部分原因。而如何保留其固有优点，并减少其劣势，也是本书探讨的核心。

　　然而，"可摘"这个部分患者和医师喜欢的优势特点却在一定程度上限制了 RPD 的功能重建恢复效果，同时也决定了 RPD 结构设计的复杂性和多样性。"可以摘戴"实际上还增加了对患者日常清洁的要求，也降低了义齿的咀嚼功能、舒适度等。同时，为保证义齿修复缺损的前提下具有足够的固位、稳定、支持作用，迭代后的 RPD 通常需要由弹性的卡环、刚性的支架、牙色的人工牙与牙龈色的基托共同组成。因此，目前患者在长期使用 RPD 后主要出现以下两个难题：第一个难题是金属卡环暴露导致的美观不足问题，第二个难题是多缺隙大跨度复杂支架铸造精度不足导致的义齿就位困难与卡环固位不良、功能恢复和舒适度不足等问题。所以,突破这两个难题,RPD就可以更好地恢复功能和舒适度,当然也就有更多的适应证、更好的戴入体验。

因此,第一章和第二章对以上两个难题进行了重点梳理与分析讨论。这两个难题一直推动着专业人士对修复材料与加工工艺不断进行探索。材料与工艺两者相辅相成、相互作用。材料的发展带动加工工艺的进步,同时工艺的成熟也引入了新的材料。此外,新材料与新工艺的成熟推出也对应着RPD设计的升级变化,不同的义齿升级设计也实现了义齿功能的提升,不断带来更好的RPD修复效果。

在第一章中,作者们针对第一个金属卡环暴露影响美观的难题进行了回顾。早在1981年,McCartney便提出了MGR卡环这种新的设计来改善金属卡环的暴露问题。随后,舌侧固位卡环、Twin-Flex卡环和改良平衡卡环等多种"卡环隐蔽"设计也被先后提出。1990年,Budkiewicz提出了"最小化卡环固位臂"设计理念,这也是第二章分享的短颊侧固位臂、C形卡环和联合短臂卡环等卡环的设计来源。另一方面,学者们也尝试用美观性更好的热塑性树脂材料替代金属卡环。早期的热塑性树脂材料主要为缩醛树脂与聚酰胺等材料,这些树脂材料能较好地模拟牙龈颜色,但较低的强度不足以作为最终义齿。聚芳醚酮(polyetherketoneketone,PAEK)家族具有良好的生物安全性和稳定的理化性能,随着其在医学领域的发展与广泛应用,也被引入到口腔修复领域中,如其家族代表性材料如PEEK、PEKK等。以上在保证RPD正常履行功能的基础上,采用新的卡环设计与美学修复材料两种方式来提高RPD整体美观性能的方法统称为美观卡环修复技术。2021年年初,中华口腔医学会发布了由于海洋教授主笔的《美观卡环修复技术指南》,说明这套思路和办法已经得到了我国同行们的认可和支持。

正确的临床路径也十分重要,此部分内容在第三章中详细阐述,并在第六章的33个典型病例中展示主要的诊疗流程与修复重建效果。

数字化技术有效地解决了第二个难题。传统RPD加工流程中,模型分析、填倒凹、翻制耐火模型、蜡型制作和包埋铸造等步骤操作复杂、技术依赖性强,容易层层累积误差。固定修复的数控切削技术难以实现RPD复杂结构的加工,因此,三维打印技术的不断成熟与发展推进了数字化RPD修复的发展进程。2004年,间接三维打印树脂蜡型联合铸造方法制作金属支架的方法出现。2006年,选择性激光熔化(selective laser melting,SLM)技术实现了直接三维打印金属支架。光学扫描技术与CAD/CAM技术将人为操作转化为规范化设备操作,减少了人为误差与人工成本,缩短了操作时间,同时数据可存储,修复体具有更好的重复性与精度。RD-designer等可摘局部义齿支架专家系统的研发,旨在提供标准化、多样化、个性化的支架设计方案,解决RPD在设计时"难、乱、杂"的难题。利用数字化技术的便利性与灵活性提高义齿的设计与美观性问题,解决疑难杂症中传统技术无法解决的难题,即为"数字化可摘局部义齿修复技术"。第四章和第五章阐述了数字化技术在RPD制造中的新能力、新突破;第六章从常规病例、复杂病例到罕见病例,用循序渐进的33个病例展现了多种RPD数字化新制造与新方案。由此可见,结合时代科技赋能后的各种最新科技来解决口腔医师的专业难题,是学科发展的必由之路,更是 RPD 焕发青春的推动力。这种特点也支撑了笔者提出的"整合式修复是口腔修复学的现实发展道路"。

本书的章节安排旨在由浅入深、由局部到整体、由临床设计、加工制造到案析病例诠释当前各种数字化技术在 RPD 修复方式中的运用。通过采用创新卡环设计和数字化新材料的应用,展示的数字化 RPD 修复技术,有助于展现未来整合式修复学的新内涵。

然后,针对 RPD 修复时,医-患-技交流和合作通常被忽视的现状,在第七章中笔者也进行了详细耐心的讨论,希望医师能够做好这项日常工作。

术语很重要,在数字化 RPD 阶段,笔者整理推出一个最新的术语表,希望对大家理解数字化 RPD 有所帮助。

最后是"结语"。不同于传统认知,笔者提出 RPD 的优点是微创、可逆、价格适中,缺点是功能恢复程度不高,美观性及舒适度不足。着重指出热门的"种植、美学修复以及导板等高新修复技术都离不开传统 RPD、全口义齿等经典修复方式所蕴含承载的临床设计法则和原理、长期临床实操经验积累",是永不过时且不应忽视的基本功!进一步从整合式修复的视角强调了经典 RPD、数字化 RPD 的学术价值,以及传统修复技术传承质量迫切需要提升的思考和建议!

本书的主要内容就介绍到这里,请大家翻到下一页,一起与笔者开始讨论交流吧。

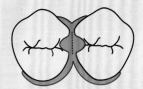

第一章　如何提升可摘局部义齿的美学效果

　　可摘局部义齿适应证广、价格相对低廉,一直以来都是牙列缺损的重要修复手段之一。

　　但是,舒适度和美观性均较差,是可摘局部义齿的主要缺陷,因为受无法去除的基托和大连接体的影响,舒适度很难提高,而可摘局部义齿整体美观效果的提升相对容易突破,因此,如何提升容易被人察觉的主要部件——卡环的美学效果是关键,也是本章探讨的主题。

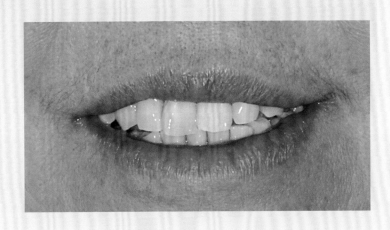

可摘局部义齿具有适应证广、价格相对便宜、制作工艺成熟及技术操作流程简便可靠等特点。尽管固定义齿美观效果较好，但毕竟适应证有限制，无法完全取代常规的可摘义齿修复。根据我国实际国情并结合人口状况，以及第四次全国口腔健康流调结果分析，在未来相当长的一段时间内，可摘义齿在大部分地区的中老年、低收入人群中仍占有重要地位。

但是常规可摘义齿中的金属卡环在基牙（尤其是对美观影响大的前牙及前磨牙区）唇颊侧的暴露严重影响了美观，使患者配戴义齿后尽显老态，无法满足患者的美观要求。随着人们生活水平和美观意识的提升，越来越多的缺牙患者不愿意选择卡环可摘局部义齿修复。因此，如何提高常规可摘义齿的美学修复效果已经成为专业人士和患者的共同追求。

为了弥补卡环的美观缺陷，近几十年来临床上出现了其他新型固位方式替代常规卡环——精密附着体和种植活动修复体等（图 1-1），以获得稳定的美学修复效果。但由于这些更新的修复及工艺技术复杂甚至不成熟、医疗费用昂贵、适应证局限等诸多因素，使得这些新型固位方式的替代和普及依然受到不少限制。

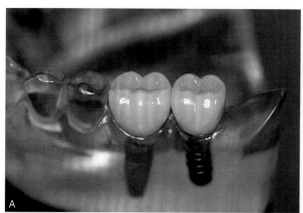

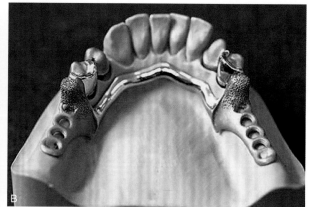

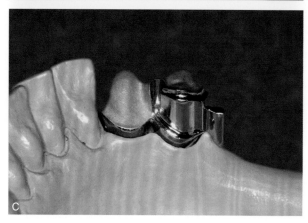

图 1-1　新型固位方式
A. 种植体　B、C. 精密附着体

目前可摘局部义齿的直接固位体仍然普遍使用卡环,卡环在牙列缺损修复中仍占有重要地位。那么有没有既不增加费用、又能适合大多数病例,并且能简单提升美学效果的方法呢?

综合文献资料和我们团队的工作经验,认为可从以下两方面入手,既适合大多数病例又不显著增加临床费用,且能简单实用地提高美学修复疗效:①采用牙色、龈色或透明的卡环材料使卡环隐蔽;②改变常规卡环的设计,使之在行使口腔功能时不易显露。在保留可摘局部义齿本身其他种种优点的基础上,尽可能让患者拥有无金属显露的自然笑容(图 1-2)。

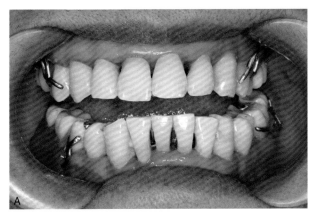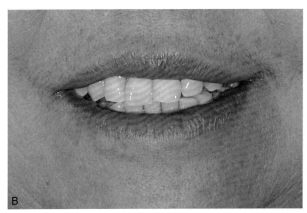

图 1-2　让患者拥有无金属显露的笑容
A. 开口器牵开后戴入美观卡环设计可摘局部义齿的口内照　B. 戴入美观卡环设计可摘局部义齿的口唇微笑照

第一节　实现卡环隐蔽技术的改良材料

目前通过材料改良的卡环隐蔽技术有以下方法:①通过选用牙色、龈色或透明的树脂材料替代金属卡环,改变卡环颜色与口腔组织协调,但不改变卡环形态与固位区位置;②通过使用高弹性铸造合金使卡环的形态更细小、更隐蔽,并且利用美观固位区进一步提升卡环的隐蔽性,减少和消除金属的暴露。

一、弹性树脂

弹性树脂是制作隐形义齿的重要材料,1953 年出现,有医师开始采用这种高弹性、抗折裂力强、无毒无味的高分子材料来替代传统义齿的金属卡环和基托,目前已经应用临床多年。

除了人工牙,隐形义齿其余部分均有高弹性。没有常规的卡环,在基牙上由树脂基托伸出形成卡环包绕颈部,完全靠基托弹性固位,所以该固位部分也称作基托卡环。隐形义齿材料的色泽与天然牙龈组织相近,具有初步仿生效果的毛细血管和良好的透明度(图 1-3)。

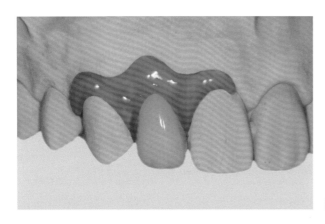

图 1-3 隐形义齿

但是伴随树脂老化,义齿会发生变色、弹性下降等问题。临床长期修复效果不佳,多用于临时修复,通常不适用于全口义齿修复。

二、牙色树脂

牙色树脂是以聚甲醛为基础合成的高分子材料。通过热凝注塑形成卡环,硬度较普通基托树脂要高。目前市面上已开发出多种牙色可供选择,还可以与染色树脂搭配使用,与余留牙几种牙色基本协调一致。适用于局部可摘义齿、临时修复体和牙周夹板等。

但是因为树脂材料物理性能的局限,无法替代金属形成整个义齿支架。在制作时要在金属支架上机械结合树脂卡环,制作步骤较烦琐。另外树脂存在老化变形的问题,长期使用会导致卡环固位不良。

三、透明树脂

同牙色树脂卡环的构造、工作原理一致,不能单独铸造构成整副义齿的支架,必须与金属支架结合使用。由于颜色透明,可以在美观区域取代唇颊侧的金属卡环,但由于同样存在树脂材料的弊端,无法使用在游离端缺失病例,临床使用范围局限。

四、高弹性铸造合金

由于树脂材料的机械力学性能长期稳定性不良,所以铸造金属支架仍是可摘义齿卡环材料的最佳选择。但是金属本身不具备透明性亦不容易改变其颜色,所以只能通过合理利用美观固位区遮蔽金属,并改良卡环设计来减少金属暴露,例如缩短、缩窄卡环臂,隐藏等。但长度或宽度的减少就意味着卡环固位性能的降低。为了获得固位补偿,可以将卡环臂更深入到倒凹区。只有具有足够弹性和强度的合金才能满足此类型卡环设计。目前使用的支架金属中,符合相应要求的材料包括金合金和高弹性钴铬钼合金。

其中，金合金的弹性最好，但是硬度小，强度欠佳，费用高。相比之下，主要成分为钴、铬、钼的高弹性支架合金因其生产时遵循专有的元素比例以及提纯工艺，具有比普通钴铬金属更强的高弹性、理想的延展系数和维氏硬度（图 1-4）。

使用钴铬钼合金铸造的支架变形和折断的可能性小，因此设计更加灵活。卡环臂可以更细小，支架可以更精巧。在具备良好固位力的基础上改善了卡环的美观性，是最适合设计和制作各类型金属美观卡环的材料（图 1-5），亦可应用于传统设计的可摘义齿支架。

铸造金属卡环具备其他材料无法超越的优点，铸造美观卡环的设计更加灵活多变，种类众多。可摘局部义齿主要由整铸支架技术来支撑，材料和工艺的发展都较成熟，所以铸造金属美观卡环在目前临床应用上更值得推广。

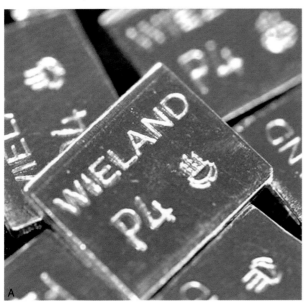

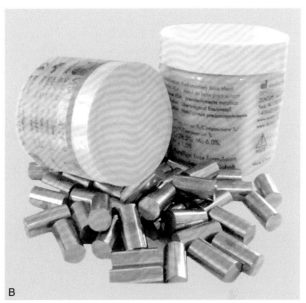

图 1-4　支架用口腔科铸造合金
A. 金合金　B. 高弹性钴铬钼合金

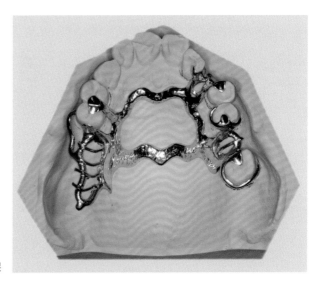

图 1-5　高弹性铸造合金可摘义齿支架

第二节　改变卡环设计

一、美观基牙

（一）微笑暴露区

在露齿微笑时（一般为姿势性微笑或社交性微笑）口腔内软硬组织所暴露的区域,称为微笑暴露区（图1-6）,主要包括显露的牙及牙龈部分。不同个体存在个体差异。微笑可以跨越种族、性别与年龄障碍,不用语言就把人与人之间的距离拉近。口腔微笑美是提升个人外表魅力的重要因素,是人类社交的重要资本。

牙冠暴露量在微笑中占重要地位,主要由笑线高低及开唇口角距离等决定。笑线是指上唇边缘在微笑时伸展的假想线（图1-7）,一般与年龄、性别等个体因素有关,可分为以下几类:

1. 高位笑线　能显露75%的邻间牙龈和全部边缘龈,看到牙颈部3mm以上的牙龈,在美学上是可以接受的,超过这个尺度则判断为露龈微笑。

2. 中位笑线　被认为是最理想的微笑线,龈缘与上唇下缘平行,上颌前牙切缘触及下唇内缘。研究显示年轻女性笑线普遍比男性高。

3. 低位笑线　仅显露有限的牙齿（牙体的20%）。

大多数中青年人在正常微笑时,下颌前牙颈部一般不暴露,当需用下颌前牙作基牙时,可以设置低位卡环在下颌前牙的颈部,如此可以达到隐藏卡环的效果。

相关研究表明随着人年龄的增长,面部肌肉的紧张度降低,龈组织退缩。老年人唇部和面颊肌肉弹力下降而变得松弛下垂,下唇笑线降低（图1-8）,下颌前牙及牙龈的暴露量则会随之增加。反之,上颌前牙及牙龈的暴露量会减少。

（二）美学区域牙位

露齿微笑或言语时容易显露出的牙位,称为美学区域牙位（图1-9）。多数人可显露前牙和前磨牙,少数人可以显露到第一磨牙甚至第二磨牙。

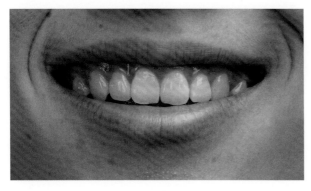

图1-6　微笑暴露区

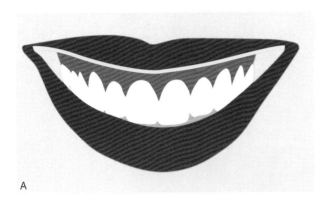

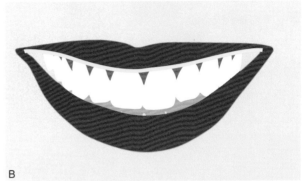

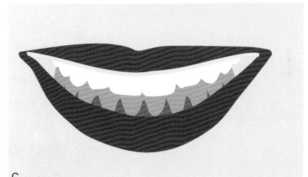

图 1-7　笑线分类
A. 高位笑线　B. 中位笑线　C. 低位笑线

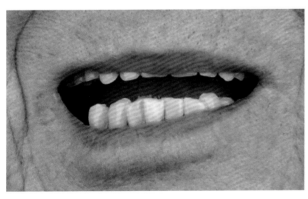

图 1-8　老年人的下唇笑线

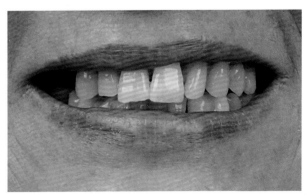

图 1-9　美学区域牙位

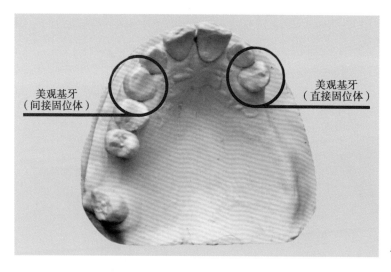

图 1-10 美观基牙

13 设计间接固位体,23 设计直接固位体,均属于美观基牙

(三)美观基牙

位于美学区域牙位,被选为固位体基牙的天然牙,称为美观基牙。

基牙的选择是可摘局部义齿修复中的重要环节。当牙列游离端缺失或少数前牙缺失时,美学区域牙位的天然牙常被选作基牙(图 1-10)。

如果遇到需要在尖牙或前磨牙区设计固位体的情况,就尽可能选择放置于前磨牙。当需要用下颌前牙作基牙时,可以设置低位卡环在下颌前牙的颈部,达到美观的效果。在合理设计的前提下,尽量选择最满足美观性的基牙。如何选择美观基牙在第三章有详尽阐述。

传统卡环对基牙形成尽可能大的环抱以获得固位,但唇颊侧金属卡环部分却容易暴露。与天然口腔组织不协调的金属颜色,会严重影响面部的整体美观。美学区域牙位处于牙弓前部,卡环对容貌美观的不良影响会更明显,传统的卡环设计已无法满足美学区域牙位的美观要求。

二、美观就位道

(一)倾斜获得的美观就位道

可消除或减少美观基牙上金属暴露,提升义齿美观性的就位道称为美观就位道,是就位道的一种。

通常模型观测的时候都会先选定就位道方向,再描绘观测线。模型观测时,可将模型倾斜调至使美观基牙上卡环不易暴露的角度,再综合口腔情况确定就位道。

(二)旋转获得的美观就位道

义齿围绕横轴旋转使固位体依次就位,能够有效减少前牙卡环的暴露,这种就位道称为旋转就位道。旋转就位道是美观就位道的一种特殊类型。

应用时支架前端设计为硬性固位体,结合后端的一个或多个传统卡环。硬性固位体由𬌗支托和小连接体组成,主要发挥固位作用的是小连接体的龈端伸展部分。义齿戴入时硬性固位体先就位,后端卡环依次就位。根据旋转中心的不同,可分为以下两类:

1. Ⅰ类旋转就位道 旋转中心位于𬌗支托延长部分的末端,硬性固位部件位于小连接体的牙龈伸长部分。戴牙时,旋转中心"O"首先就位,小连接体的牙龈伸长部分在义齿旋转时先进入倒凹,发挥固位作用,然后支架的其余部分就位(图1-11)。

2. Ⅱ类垂直-旋转就位道 旋转中心位于作为硬性固位体小连接体的牙龈伸长部分,具有双重就位道。第一步沿垂直就位道使旋转中心首先就位,第二步沿旋转就位道使𬌗支托及支架其他部分就位(图1-12)。

就位设计旋转就位虽优点突出,但仍存在以下缺点:①临床操作不容易掌握,初戴义齿调磨费时,取戴不方便;②省去前牙卡环,对义齿的稳定性产生一定影响,需要采取措施如增加𬌗支托的厚度和长度。

目前,在国内可能是由于部分临床医师并没完全领会旋转就位的原理或者难以得到技师的支持,还可能因为尚无旋转就位长期成功率的证据,缺乏必要的信心,旋转就位义齿的临床应用不多。

(三)美观观测线

模型观测时,通过调节模型倾斜角度,使其描画出的观测线以下倒凹区不超出美观固位区范围,就是美观观测线(图1-13)。可根据美观固位区来预测美观观测线的位置范围,然后综合考虑选择美观就位道的角度。

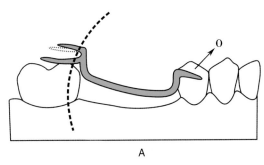

图 1-11 消除前牙卡环的Ⅰ类旋转就位道
A. 部分就位 B. 安全就位

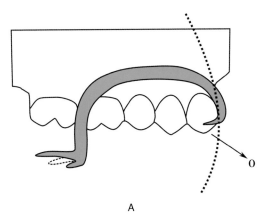
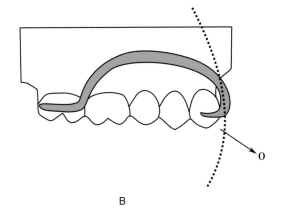

图 1-12 消除前牙卡环的Ⅱ类垂直-旋转就位道
A. 部分就位 B. 完全就位

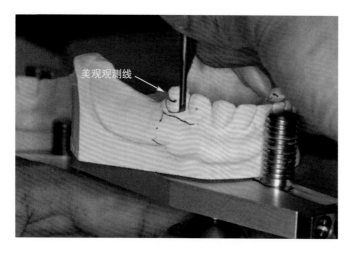

图 1-13　美观观测线

三、美观固位区

（一）卡环暴露区

张口动作时，基牙上所暴露卡环金属部件的区域，称为卡环暴露区。

由于基牙及口腔组织本身的解剖特点，或者观察的角度的不同，卡环金属部件并不会完全被看到，只有部分显露，其余部分会被基牙本身、邻牙或唇颊肌肉所遮挡。

无论何种卡环，基牙舌侧的金属部分必然会被基牙本身遮挡，而卡环颊侧部分的暴露情况相对复杂。控制唇颊遮挡的因素主要为患者的笑线高度和开唇口角距离，例如，在必须使用中切牙放置卡环的病例中，如果患者笑线位置高，前牙区牙龈均位于微笑暴露区，基牙唇面上的金属就很难遮挡，卡环臂部分甚至可以全部看得到；如果笑线位置低，卡环可以被唇部遮挡，没有被遮挡的部分就是卡环暴露区（图 1-14）。

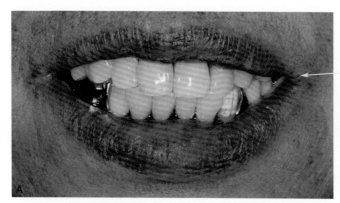
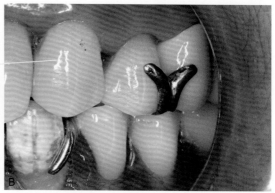

图 1-14　卡环的暴露与遮挡

A. 微笑时口唇照见下颌义齿有金属暴露，而上颌义齿没有暴露　B. 口内局部放大图见上下颌义齿的卡环设计不同

控制邻牙和基牙遮挡的因素主要是所选基牙在牙弓中所处的位置。同样长度的卡环臂包绕于不同牙位的基牙，则越是接近牙弓前部靠近面中线的牙，唇颊侧卡环臂将暴露越多。以上颌为例，若卡环置于上颌侧切牙可能不会得到任何邻牙遮挡；若置于位于牙弓转角处的尖牙，轴嵴远中的部分区域会被自身所遮挡（图1-15）；若置于第一前磨牙，其位置更加靠后，不仅它的轴嵴远中被自身遮挡，近中区域的卡环还可得到相邻尖牙的遮挡，这时卡环暴露区更少。

这里要特别说明的是，由于观察角度的不同，比如正面观、侧45°观或90°观，基牙本身与邻牙形成的遮挡隐蔽区会发生变动。平视、仰视或俯视，亦会导致唇颊遮挡的视觉变化。在日常社交生活里，最常见的是面对面的交流，正面观及水平侧面视角更有临床应用价值。

美观卡环的目的就是尽量减少卡环暴露区，将传统卡环中唇颊侧暴露的金属部分尽可能隐藏起来，以提高可摘局部义齿的美学性能。

（二）卡环固位区

基牙上提供固位力的倒凹区，在该倒凹固位区内放置卡环所产生的固位力能够确保义齿正常行使功能。

卡环的固位主要源于卡环臂与天然牙之间的摩擦力。天然牙体的形态是凸状曲面，最凸点以下的部分就是倒凹。通常卡环弹性臂的游离端会紧贴基牙倒凹区，脱位时为了通过最凸点卡环臂会产生弹性形变，同时会对基牙有一个正压力，继而产生阻碍卡环脱位的摩擦力。固位力的大小必须确保义齿能正常行使功能。

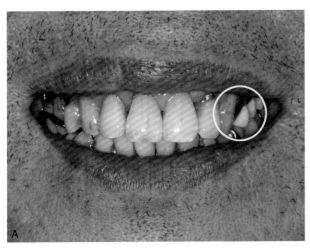 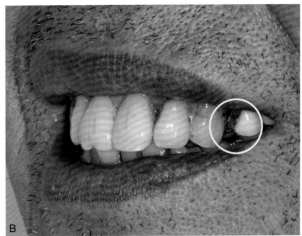

图 1-15　不同观察角度有不同的遮蔽效果

A. 正面观示尖牙颊轴嵴远中的卡环被基牙自身遮挡　B. 侧面观示尖牙颊轴嵴远中的卡环部分暴露

所有天然牙均存在不定量的固有倒凹可供选用,可以通过调整就位道方向来改变倒凹的大小和位置,无适合倒凹时可以进行牙体预备得到所需倒凹。

（三）美观倒凹区

美观倒凹区位于美观基牙上不影响美观的部分倒凹区,通常包括基牙颊轴嵴远中倒凹区、远中邻面倒凹区、舌侧倒凹区和颈 1/3 倒凹区。

（四）美观固位区

美观观测线相交在美观倒凹区以下的牙体部分。以美观和功能两者兼顾为目的,卡环暴露区应尽量减少其在微笑口腔暴露区中的范围,这样便可提高义齿在日常交往和功能活动时的美观性能。同时,所选用卡环固位区的大小起码要保证卡环产生的固位力达到临床应用所要求的最小值。这就是卡环美学设计的原理,由此引出一个全新的概念——美观固位区（图 1-16）。这类倒凹区在正常功能活动时,受到唇、颊、邻牙的遮挡而不显露。

在支架可摘义齿中,固位是保证义齿行使功能的前提,这项工作主要由卡环承担,所以完全消除卡环是不可能的。基牙的倒凹中总有一些隐蔽的倒凹可以利用,卡环尖位于美观固位区内,不仅具备固位作用,还兼顾美观。

美观固位区的存在可以说是设计和制作美观卡环的重要前提。

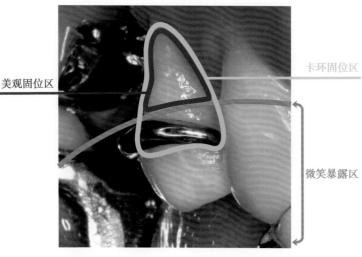

图 1-16　美观固位区

第三节　美观卡环的力学原则与固位力比较

一、力学原则

（一）固位

固位是指可摘义齿在口腔内就位后行使功能时，不会因为外力作用而发生脱位。抵抗殆向或与就位道相反方向脱位的力，称为固位力。固位力的来源包括固位体与基牙间的摩擦作用、基托和黏膜间的吸附力以及大气压力。对于不同支持类型的可摘局部义齿，这三种固位力所占的比例也不尽相同。

固位体的固位力主要受三个因素影响，即倒凹、卡环材料和卡环形态。

倒凹可以用三个因素进行描述，即倒凹位置、倒凹深度和倒凹坡度。首先根据牙体外形确定倒凹位置，例如，B 区第一前磨牙颊面颊轴嵴远中、C 区第二磨牙舌面。倒凹深度是指观测器的分析杆至倒凹区牙面的某一点的水平距离，倒凹深度越大，固位力越大。倒凹坡度是倒凹区某一点的牙面与基牙牙长轴之间的构成角度，倒凹坡度越大，固位力越大（图 1-17）。

卡环倒凹测量尺一般有三种深度，即 0.25mm、0.5mm 和 0.75mm。不同的材料进入倒凹的深度也不同——材料弹性越大，使卡环变形移位的力越小，因而要提升固位力就要进入更深的倒凹。弯制钢丝卡环需进入 0.5~0.75mm 的倒凹，金合金需进入 0.5mm，钴铬合金需进入 0.25~0.5mm。

卡环尖要有弹性，卡环臂的 1/2~1/3 进入固位倒凹区，这一原则极其重要。如果不存在弹性，患者就无法使义齿就位。当卡环固位臂发生弹性形变，越过牙体外形高点时产生的力大于使义齿脱离基牙的力时，义齿才是有固位作用的。但固位力也不宜过大，在能够抵抗适度脱位力的前提下尽量小，否则会取戴困难，严重时甚至会造成基牙损伤。

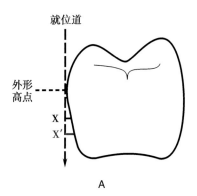
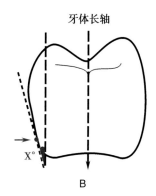

图 1-17　倒凹深度和倒凹坡度
A. 倒凹深度　B. 倒凹坡度

（二）环抱

卡环必须包绕基牙最大周径 180° 以上，从轴面的倒凹区到非倒凹区，可以连续接触也可以非连续接触（点接触），与牙面至少有三个区域的接触（图 1-18）。一是可防止压力状态下牙体脱离卡环的限制；二是可防止基牙受力移动。

（三）稳定

应尽量避免基牙受倾斜的作用力，卡环要能减小基牙的旋转移位。尤其对于紧邻义齿游离端缺隙的基牙，最好通过调节支架自身的设计和结构，使之具有应力中断的作用。这个可以利用近中𬌗支托改变杠杆支点实现（图 1-19）。

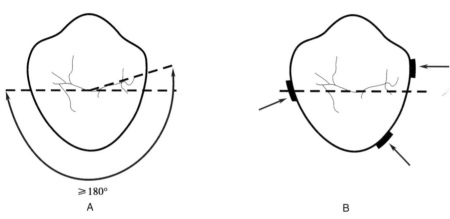

图 1-18　180° 环抱
A. 三点连续接触　B. 三点非连续接触

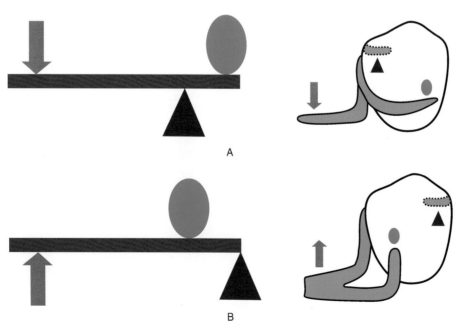

图 1-19　不同的𬌗支托位置产生不同的杠杆作用
A. 远中𬌗支托形成省力杠杆　B. 近中𬌗支托形成费力杠杆

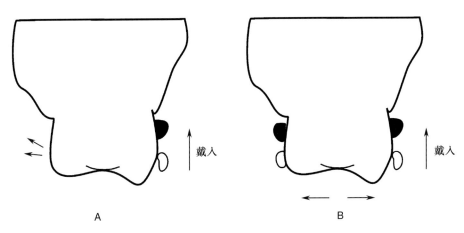

图 1-20　对抗
A. 无对抗作用　B. 有对抗作用

（四）支持

必须设置殆支托，防止义齿龈向移位。

（五）对抗

对抗臂是位于固位臂相反牙面上的刚性部分，其作用是抵消在脱位过程中固位臂通过最大周径时对基牙产生的侧向力，迫使固位臂变形，保护基牙（图 1-20）。一般来说，每一条固位臂都需要有一条对抗臂与之产生交互作用。此外，对抗臂也可由舌板或者高基托来替代，具有同样的对抗效果。

（六）被动

除了义齿行使功能活动和取戴义齿以外，卡环固位臂与基牙之间不该存在压力，即卡环卡抱在基牙上时，是被动、静止的零压力。

（七）平衡

卡环应尽量分散在牙弓两侧，可以互相制约。牙弓两侧的固位力要尽量均衡，达到平衡。

如果没有设置导平面准确控制义齿就位道，卡环固位臂应左右对称设计，即两侧牙弓的固位臂均位于颊侧或均位于舌侧。对于肯氏Ⅲ类缺失的两侧基牙，固位臂设置为左右相反也可以。

二、固位力的比较

目前有关美观卡环设计的报道大多为描述性质而缺乏科学性证据。卡环的基本性能是固位，但大部分美观卡环的卡环臂长度都低于常规设计。长度的减小会造成接触面积的减小、金属变形回弹力增大，但是对美观卡环的固位力究竟有怎样的影响？能否达到临床所需的固位要求，也决定了卡环的应用价值，所以我们有必要对美观卡环进行固位力测试。

美观卡环固位力测试实验样本的制作,采用美观卡环最适合的材料——高弹性钴铬钼金属。以天然前磨牙为基牙,设计和制作10种美观卡环(颊侧短固位臂卡环、舌侧固位短颊臂卡环、改良RPI卡环、RLS卡环、Saddle-Lock鞍锁卡环、板杆卡环、舌侧固位L形卡环、C形卡环、L形卡环和Terec邻面隐藏式卡环),对照组为传统三臂卡环,倒凹深度为0.25mm,采用Instron万能材料试验机进行拉伸脱位力测试(图1-21)。

根据实验结果,可认为10种美观卡环的固位力均小于传统三臂卡环,但仍可以达到临床的适用范围(图1-22)。其中改良RPI卡环、C形卡环、舌侧固位L形卡环和Saddle-Lock鞍锁卡环的固位力没有明显差异性,相较于其他美观卡环固位效果较好。固位力最低的是RSL卡环。Terec邻面隐藏式卡环和Saddle-Lock鞍锁卡环最隐蔽,固位力满足临床要求,是值得推广的美观卡环。

各种美观卡环的分类设计将在下面章节中详尽叙述。

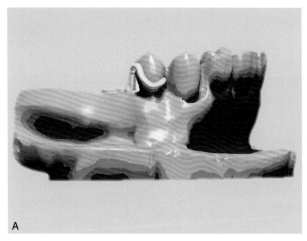
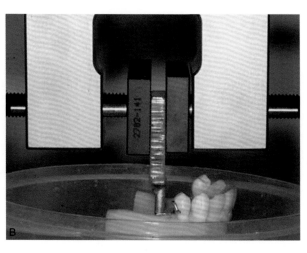

图1-21 美观卡环固位力测试
A. CAD/CAM设计卡环 B. 万能测试仪测量卡环固位力

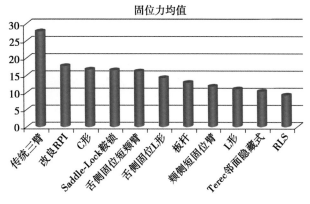

图1-22 10种美观卡环与传统三臂卡环固位力均值的比较

第二章　美观卡环的分类设计

　　美观卡环是一种兼顾义齿整体美观与功能的卡环。根据卡环放置牙位的不同，可分为前牙美观卡环和后牙美观卡环；根据固位面的不同，可分为颊面固位卡环、邻面固位卡环和舌面固位卡环。

　　本章以基牙牙位为分类标准，对美观卡环的设计、特点和适用范围进行详细阐述。

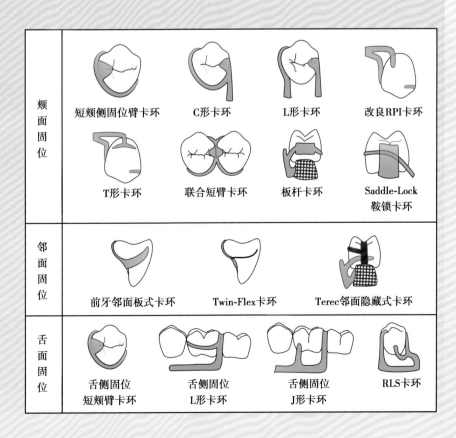

颊面固位	短颊侧固位臂卡环	C形卡环	L形卡环	改良RPI卡环
	T形卡环	联合短臂卡环	板杆卡环	Saddle-Lock 鞍锁卡环
邻面固位	前牙邻面板式卡环	Twin-Flex卡环	Terec邻面隐藏式卡环	
舌面固位	舌侧固位 短颊臂卡环	舌侧固位 L形卡环	舌侧固位 J形卡环	RLS卡环

第一节　美观卡环的概念

美观卡环是一种使用基牙美观固位区固位,或采用美学修复材料制作的、在保证可摘局部义齿(RPD)正常履行功能基础上,以提升义齿整体美观性能的新分类设计卡环的总称。美观卡环源于义齿整体美观性能上对卡环新的分类,既有部分常见的卡环,也有全新设计的卡环。美观卡环目前主要由高弹性钴铬钼金属或牙色、龈色或无色的非金属材质制作。金属类美观卡环通常放置于美学区域牙位上,固位源自基牙上隐蔽的美观固位区,患者进行功能活动时不易暴露或少暴露卡环金属,目前临床上比较常见。而非金属类美观卡环的材料由于与牙、牙龈等颜色相近而获得隐身效果,常用于暂时性或过渡性可摘局部义齿修复。

第二节　前牙美观卡环

前牙美观卡环的特殊性在于,前牙没有像后牙一样容易利用且面积较大的𬌗面,舌面固位区小,颊面固位区暴露在美学区域,对美观影响很大,因此,前牙美观卡环的美观固位区选择、设计选择均有一定难度。

一、短颊侧固位臂卡环

短颊侧固位臂卡环由传统三臂卡环改良而来。传统三臂卡环包括𬌗支托、固位臂和对抗臂。改良后的卡环缩短了固位臂的长度,位于颊轴嵴远中,不越过颊轴嵴,减少了颊面卡环暴露。

（一）结构

短颊侧固位臂卡环由颊侧短固位臂、舌侧对抗臂、远中邻面板和远中𬌗支托组成（图 2-1）。

（二）特点

颊侧固位臂位于基牙颊轴嵴远中,不越过颊轴嵴,远中邻面板可起到辅助固位的作用（图 2-2,图 2-3）。

（三）适应证

前牙和后牙均适用。要求牙列缺隙前后都要有基牙,且基牙颊面远中有合适的倒凹。因此,不适用于远中末端游离缺失的基牙。

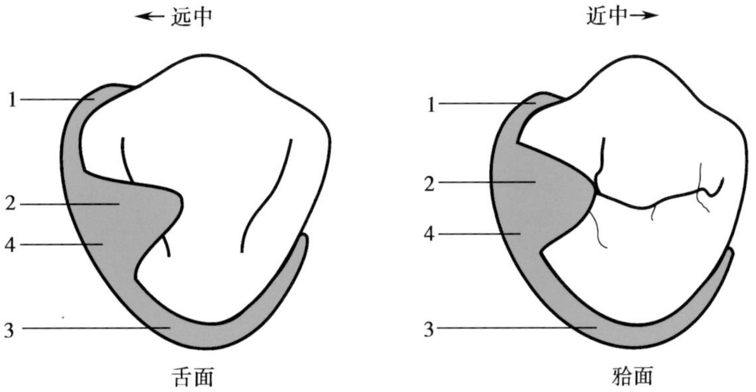

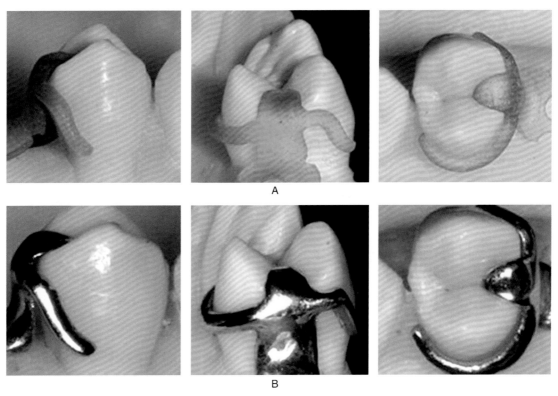

图 2-1 短颊侧固位臂卡环（前牙舌面、后牙殆面）

1. 颊侧短固位臂 2. 远中殆支托

3. 舌侧对抗臂 4. 远中邻面板

图 2-2 短颊侧固位臂卡环

A. 蜡型 B. 铸造后

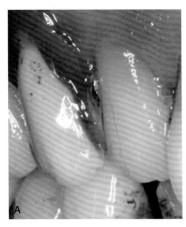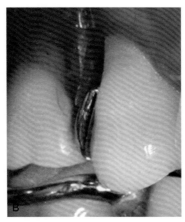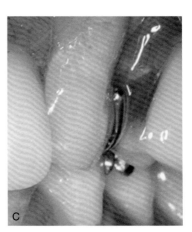

图 2-3　短颊侧固位臂卡环（口内效果）

A. 右侧上颌尖牙上卡环的隐蔽效果　B. 右侧上颌第二前磨牙上卡环的隐蔽效果　C. 左侧上颌侧切牙上卡环的隐蔽效果

二、C 形卡环

C 形卡环由传统圈卡改良而来。传统圈卡固位臂包绕基牙舌面、邻面和颊面，越过颊轴嵴，与基牙接触面积较大，故而自洁作用较差。改良后的 C 形卡环不仅提升了美观度，并且自洁作用更好。

（一）结构

C 形卡环由缩短的固位臂、小连接体和𬌗支托组成。固位臂起自近中𬌗支托，环绕基牙舌侧轴面，卡环尖止于邻颊线角处（图 2-4）。如果基牙近中无邻牙接触起对抗作用，可设置对抗板与𬌗支托相连。

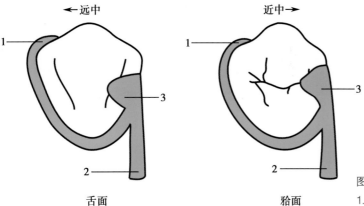

图 2-4　C 形卡环（前牙舌面、后牙𬌗面）

1. 固位臂　2. 小连接体　3. 近中𬌗支托

（二）特点

由于C形卡环的卡环尖位置与人工牙相邻，𬌗支托位于基牙近中，受到脱位力作用时易形成制锁作用，可有效地阻止义齿鞍基向𬌗方翘起。受咀嚼力时基托与卡环臂同时下沉，可减轻基牙负担，减少或避免对基牙施加的扭力（图2-5）。

（三）适应证

C形卡环适用范围广，尤其适用于远中游离端缺失的病例（图2-6）。但是对于基牙舌侧非倒凹区过于靠近𬌗方的基牙，或者前牙舌侧卡抱空间不足，C形卡环舌面的卡环臂往往会影响咬合。因而衍生出另一个改良型——L形卡环。

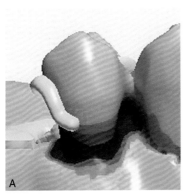 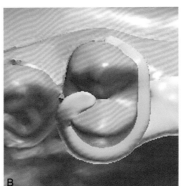 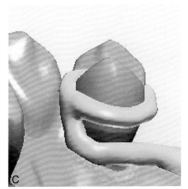

图 2-5　C 形卡环 CAD 设计
A. 颊面　B. 𬌗面　C. 舌面

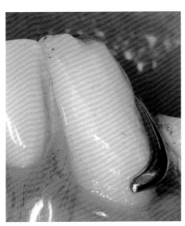 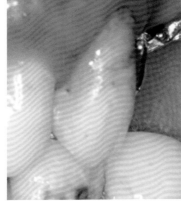 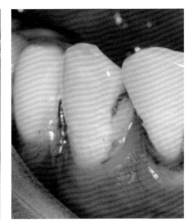

图 2-6　C 形卡环（口内效果）

三、L 形卡环

L 形卡环是 C 形卡环的进一步改良。为了提升基牙舌面自洁作用，减少与金属的接触面积，避免对颌牙牙尖咬到舌面卡环臂，同时又满足远中游离端缺失病例，将 C 形卡环固位臂与𬌗支托分离，远中固位臂直接与小连接体连接。因为分离后的固位臂从邻面看呈 L 形，故称为 L 形卡环。

前牙和后牙均可放置 L 形卡环，但要根据患者实际情况判断，避免显露金属。

（一）结构

L 形卡环由固位臂、小连接体和𬌗支托组成（图 2-7）。

（二）特点

L 形卡环由独立的固位臂和近中𬌗支托组成主体结构，固位臂呈 L 形（图 2-8，图 2-9）。

对于基牙前后均有缺隙，没有近中邻牙作为对抗时，L 形卡环可增加一个近中对抗板，𬌗支托位于近中与对抗板相连，与卡环臂分离，该设计适用于牙冠较矮的基牙。

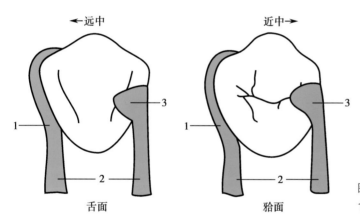

图 2-7　L 形卡环（前牙舌面、后牙𬌗面）
1. 固位臂　2. 小连接体　3. 近中𬌗支托

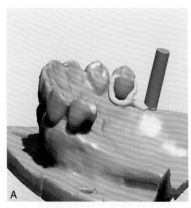
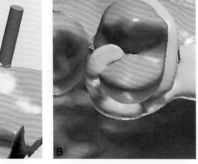
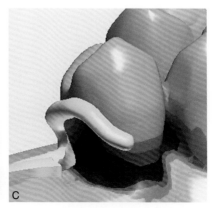

图 2-8　L 形卡环 CAD 设计
A. 舌面　B. 𬌗面　C. 颊面远中

（三）适应证

L 形卡环适用范围及特点与 C 形卡环相似,适用范围广,尤其适用于远中游离端缺失的病例（图 2-10）。对于基牙舌侧非倒凹区过于靠近殆方而影响咬合者或基牙较低平者,C 形卡环不适用,则可选择 L 形卡环。

当 L 形卡环用于切牙和尖牙时,由于基牙形态限制,卡环臂已不是 L 形,并且固位力与稳定性均有所下降,建议与远中基牙其他卡环同时使用,尽量不要用于游离端缺失的末端基牙。

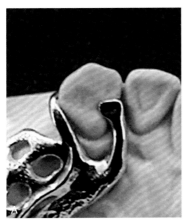
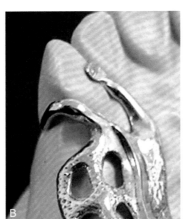
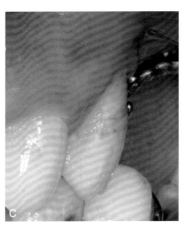

图 2-9　L 形卡环
A. 舌面　B. 邻面　C. 口内效果

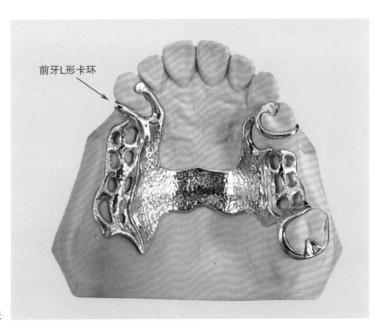

图 2-10　L 形卡环适用于远中游离缺失

前牙L形卡环

四、改良 RPI 卡环

传统设计中的 RPI 卡环也属于美观卡环的范畴。I 杆与基牙的接触面积较小,置于基牙颈 1/3 倒凹区基本上不会影响美观。但如果遇到笑线较高的患者,放置在近中的 I 杆则有可能会暴露。

对传统 RPI 卡环进行改良以适应多种情况。改良后的 RPI 卡环结构包括 I 杆、远中邻面板和近中殆支托,但 I 杆改为放置在基牙颊轴嵴远中,金属更加隐蔽,而且更能阻止游离鞍基向殆方翘起。

（一）结构

改良 RPI 卡环由 I 杆、远中邻面板和近中殆支托组成（图 2-11）。

（二）特点

I 杆位于基牙颊轴嵴远中,更加隐蔽（图 2-12）。

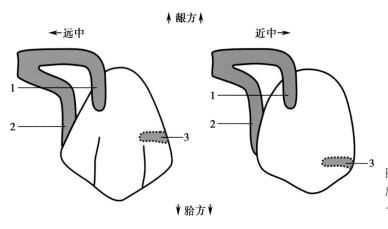

图 2-11　改良 RPI 卡环（前牙颊面、后牙颊面）
1. I 杆　2. 远中邻面板　3. 近中殆支托

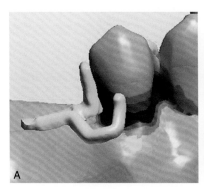
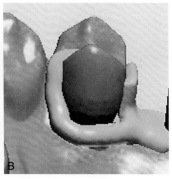

图 2-12　改良 RPI 卡环 CAD 设计
A. 颊面　B. 舌面

（三）适应证

改良 RPI 卡环适用于游离端缺失的末端基牙,导线靠近龈 1/3。不适用于基牙颈部和邻近组织有较大的倒凹、前庭沟过浅或者基牙过度颊舌侧倾斜的情况。

改良 RPI 卡环 I 杆放于颊轴嵴远中,与放于近中相比更能有效地阻止游离鞍基向拾方翘起。

当义齿承受咀嚼压力时,远中游离鞍基围绕近中拾支托转动下沉时,远中 I 杆的移动几乎呈垂直于龈方的方向,I 杆与基牙脱离接触,能减少或避免卡环对基牙施加的扭力,对基牙起到保护作用。

五、T 形卡环

与 I 形卡环类似的低位卡环还有 T 形卡环,两者结构相似,故适应证也基本相同,均适用于游离端缺失的基牙。相比于 I 形卡环,T 形卡环因为与基牙接触面积较大,因此固位力更好。

（一）结构

T 形卡环由 T 杆、远中邻面板和近中拾支托组成(图 2-13)。

（二）特点

隐蔽性较好的低位卡环,T 形的两只短臂可以根据实际情况改良设计(图 2-14)。

（三）适应证

T 形卡环适用于游离缺失的末端基牙,不适用于前庭沟过浅或导线接近拾面的基牙。因为导线过于接近拾面会导致 T 杆与口腔组织之间有较大空隙,容易嵌塞食物,而且不容易遮蔽金属(图 2-15)。

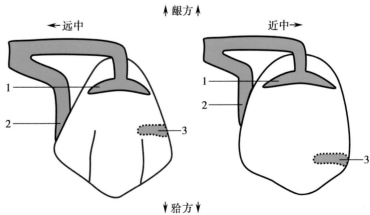

图 2-13　T 形卡环(前牙颊面、后牙颊面)

1. T 杆　2. 远中邻面板　3. 近中拾支托

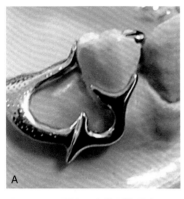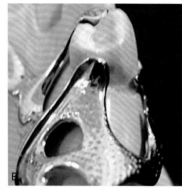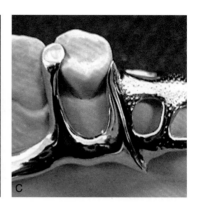

图 2-14 T形卡环（模型效果）

A. 颊面 B. 远中面 C. 舌面

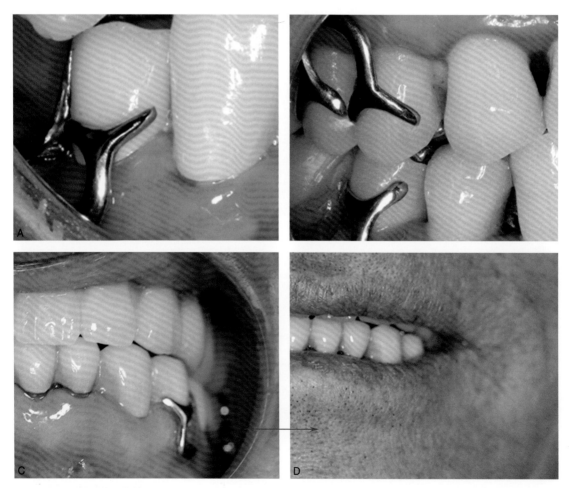

图 2-15 T形卡环（口内效果）

A. 右侧下颌第一前磨牙上卡环颊面图 B. 右侧上颌第一、第二前磨牙上卡环颊面图 C. 左侧下颌第一前磨牙上卡环颊面图 D. 微笑无金属暴露

以上介绍的 5 种卡环根据传统卡环改良而来,缩小了金属在基牙颊面固位区的体积,从而提升美观性。但是如果患者笑线很高,美观区域较大,暴露在颊面的金属无法通过唇、邻牙遮蔽,美观效果则会不尽如人意。因此,合理利用邻面固位区,也是设计前牙美观卡环的一个重要方向。下面介绍两种邻面固位美观卡环——前牙邻面板式卡环和 Twin-Flex 卡环。

六、前牙邻面板式卡环

前牙邻面板式卡环是利用前牙邻面倒凹区进行固位,固位臂呈月牙形板状,从覆盖基牙舌面的腭板远中端伸出,进入倒凹区,止于邻颊线角,不暴露在颊面,故而美观性好。

（一）结构

前牙邻面板式卡环由腭板和固位臂组成。固位臂位于邻面,呈月牙形板状,不延伸至颊面（图 2-16）。

（二）特点

前牙邻面板式卡环是利用前牙邻面固位区进行固位,固位臂呈板状（图 2-17）。

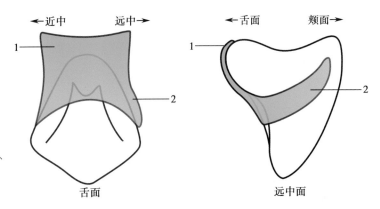

图 2-16　前牙邻面板式卡环（舌面、远中面）
1. 腭板　2. 固位臂

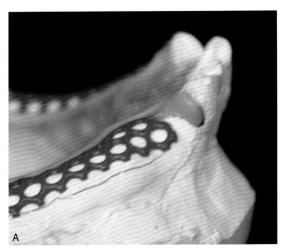
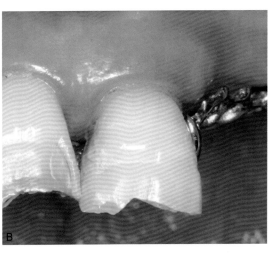

图 2-17　前牙邻面板式卡环
A. 蜡型　B. 口内效果

（三）适应证

前牙邻面板式卡环适用于对美观要求较高的患者，邻面需有足够倒凹的切牙或尖牙。由于固位力较小，应与远中基牙其他卡环同时使用，不适用于游离端缺失的病例（图 2-18）。

七、Twin-Flex 卡环

Twin-Flex 卡环是一种特殊结构的美观卡环，由美国 Ticonium 公司设计，金属大连接体组织面有一条预制管道，供卡环臂的连接体通过。由于颊侧无金属暴露，Twin-Flex 卡环适用于前牙。

（一）结构

Twin-Flex 卡环由邻面固位臂、连接体和固位臂管道组成（图 2-19）。

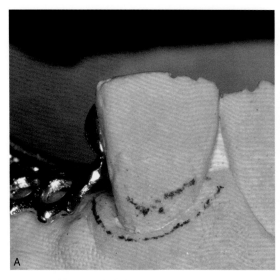
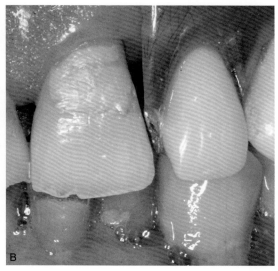

图 2-18　前牙邻面板式卡环
A. 模型效果　B. 口内效果

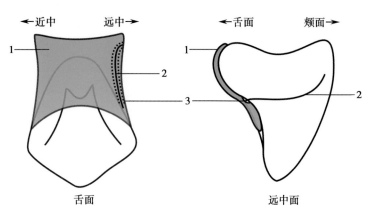

图 2-19　Twin-Flex 卡环（舌面、远中面）
1. 连接体　2. 邻面固位臂　3. 固位臂管道

（二）特点

采用弯制钢丝等弹性固位体，对基牙不会产生太大的扭力，并且还能够调节卡环的力量。利用基牙邻面的倒凹固位，因而不需要颊侧固位臂，所以很少显露金属。

（三）适应证

Twin-Flex 卡环因其卡环臂较短且弹性较小，不适用于倒凹过大的牙齿，倒凹区小于 0.25mm 时可选用此种卡环；同时，还适用于颊舌侧倒凹不足的后牙缺失病例。可通过焊接法和整铸法制作 Twin-Flex 卡环，注意要与其他卡环联合使用。

第三节　后牙美观卡环

一、联合短臂卡环

联合短臂卡环由传统联合卡环改良而来，缩短了颊侧联合固位臂长度，卡环尖止于相邻两基牙颊面近远中转角处，隐蔽于外展隙内。这是我们团队设计的一种卡环。

（一）结构

联合短臂卡环由短颊固位臂、舌侧对抗部、联合卡环体和联合𬌗支托组成（图 2-20）。

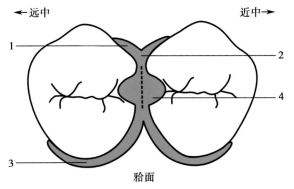
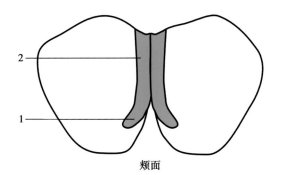

图 2-20　联合短臂卡环（𬌗面、颊面）

1. 短颊固位臂　2. 舌侧对抗部　3. 联合卡环体　4. 联合𬌗支托

（二）特点

颊侧卡环外形与邻间钩相似，但是有卡环尖伸出并进入倒凹区。两条短颊卡环臂止于相邻两基牙颊面的近远中转角处，能够提供一定的固位力，同时又隐蔽于基牙的外展隙内，美观性得到了显著提高（图 2-21）。

（三）适应证

联合短臂卡环适用于游离端缺失的基牙。基牙牙冠短而稳固，或相邻两牙之间有间隙者（图 2-22）。

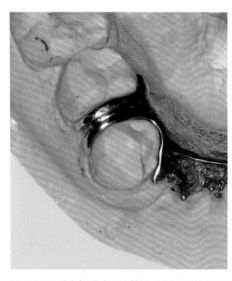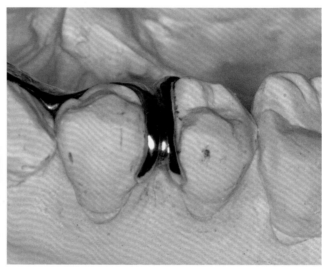

图 2-21　联合短臂卡环（铸造金属𬌗面）（模型效果）

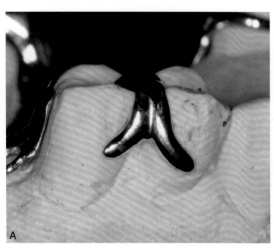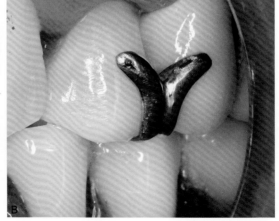

图 2-22　联合短臂卡环（铸造金属）
A. 模型效果　B. 口内效果

二、板杆卡环

L 形卡环用于后牙时,如果基牙前后均有缺隙,没有邻牙起到对抗作用,则会对基牙造成伤害。此外,基牙远中面依靠 L 形固位臂进行固位,当远中缺隙咬合力过大时,会造成固位臂下沉,带动基牙扭转并影响咬合功能。为了解决这个问题,在 L 形卡环的基础上进一步改良,以适应后牙咬合特征,故产生了板杆卡环。这也是我们团队设计的一种卡环。

（一）结构

板杆卡环由短固位臂、杆状连接体、远中邻面板和近中𬌗支托组成（图 2-23）。

（二）特点

板杆卡环由大连接体伸出杆状连接体,连接远中邻面板,短固位臂从邻面板延伸而出。与 L 形卡环相似,设计近中𬌗支托与卡环臂分离（图 2-24）。

远中邻面板在义齿就位或脱位中,与基牙导平面呈平面式接触。既保护基牙健康,又可辅助义齿固位,防止义齿与基牙间食物嵌塞。为保证固位臂具有弹性,邻面板与鞍基无连接。

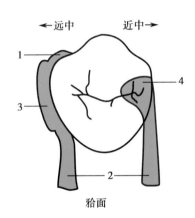
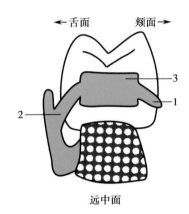

图 2-23 板杆卡环（𬌗面、邻面）
1. 短固位臂 2. 杆状连接体
3. 远中邻面板 4. 近中𬌗支托

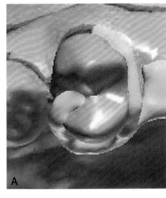
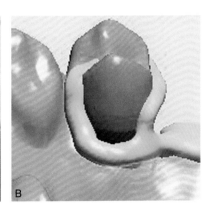
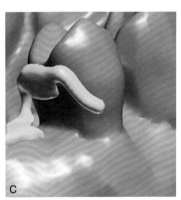

图 2-24 板杆卡环 CAD 设计
A. 𬌗面 B. 舌面 C. 颊面远中

（三）适应证

板杆卡环可用于远中游离端缺失病例，一般放置在前磨牙和磨牙，邻面需要制备导平面。

三、舌侧固位卡环

前牙由于舌面固位区面积不够，设计美观卡环时更多考虑的是颊面或邻面。而对于有充分牙冠高度的后牙，可以考虑设计舌面固位美观卡环，让固位臂位于基牙舌侧。舌侧固位卡环又分为舌侧固位短颊臂卡环、舌侧固位 L 形卡环和舌侧固位 J 形卡环 3 种类型。

（一）舌侧固位短颊臂卡环

舌侧固位短颊臂卡环从𬌗面观察近似于短颊侧固位臂卡环，所不同的是前者固位臂在舌面，短对抗臂在颊面；后者短固位臂位于颊面，对抗臂在舌面。无论如何设计，暴露在颊面的卡环臂均要缩短长度，同时卡环包绕基牙的角度要超过 180°。

1. 结构　由舌侧固位臂、颊侧短对抗臂和远中𬌗支托组成（图 2-25）。

2. 特点　颊侧短对抗臂位于基牙颊轴嵴远中，由于位置在观测线之上，故接近𬌗面（图 2-26）。

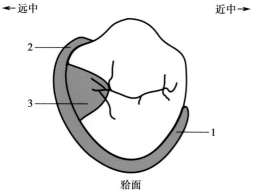

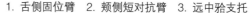

图 2-25　舌侧固位短颊臂卡环

1. 舌侧固位臂　2. 颊侧短对抗臂　3. 远中𬌗支托

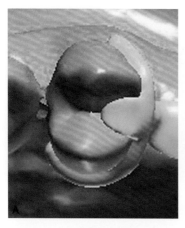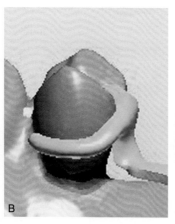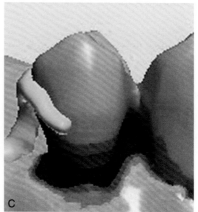

图 2-26　舌侧固位短颊臂卡环 CAD 设计图
A. 𬌗面　B. 舌面　C. 颊面

3. 适应证 多用于前磨牙上,适用于缺隙前后都有基牙的情况,与远中基牙其他类型卡环联合使用,也可用作间接固位体。颊侧短固位臂与舌侧固位短颊臂卡环(图 2-27),两者固位臂与对抗臂的位置恰好相反,两者均适用于缺隙前后均有基牙的前磨牙。

(二)舌侧固位 L 形卡环

利用舌侧固位的卡环还有以下设计,呈对抗作用的结构不是卡环臂,而是向颊侧稍稍延伸而出的小对抗板,与横跨两基牙𬌗面的𬌗连接体相连,因此,根据其形态命名为舌侧固位 L 形卡环和舌侧固位 J 形卡环。

1. 结构 由𬌗支托、小对抗板、舌侧固位臂和𬌗连接体组成(图 2-28)。

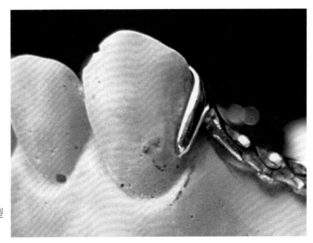

图 2-27 舌侧固位短颊臂卡环(铸造金属)(模型效果)

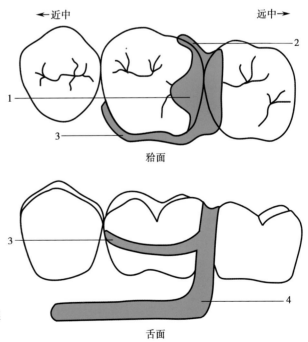

图 2-28 舌侧固位 L 形卡环(𬌗面、舌面)
1. 𬌗支托 2. 小对抗板 3. 舌侧固位臂 4. 𬌗连接体

2. **特点**　取消对抗臂,将𬌗支托向颊侧延伸形成一个位于远中颊面的小对抗板,与横跨两基牙𬌗面的𬌗连接体相连,固位臂从舌面观察呈 L 形。

3. **适应证**　可用于单侧缺失病例,放置于缺隙对侧牙列的基牙上。舌侧固位臂的区域接触面积较大,减弱了自洁作用。

（三）舌侧固位 J 形卡环

由于 L 形自洁作用较弱,故在 L 形基础上做了改动,设计出了 J 形,舌侧固位臂由面接触改为点接触,以保证正常的自洁作用。

1. **结构**　由𬌗支托、小对抗板、舌侧固位臂（J 形）和𬌗连接体组成（图 2-29）。

2. **特点**　舌侧固位臂改为 J 形,将 L 形固位臂的线接触变为点接触。

3. **适应证**　同 L 形一样适用于单侧缺失的病例,放置于对侧牙列的基牙上。但由于固位力会有所降低,因此应用时要权衡考虑。

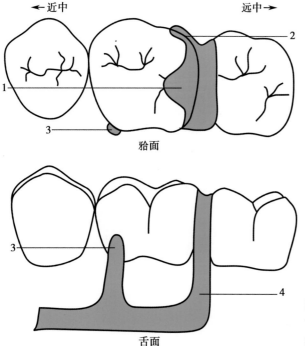

图 2-29　舌侧固位 J 形卡环（𬌗面、舌面）

1. 𬌗支托　2. 小对抗板　3. 舌侧固位臂　4. 𬌗连接体

四、RLS 卡环

RLS 卡环（rest L-bar stabilize clasp）亦是一种舌侧固位美观卡环，因其结构与 RPI 卡环类似，不同之处是将 I 杆设置于基牙舌面倒凹，故亦有"反向 RPI""舌侧 RPI"之称。

（一）结构

RLS 卡环由舌面 I 杆、远中稳定器和近中殆支托组成（图 2-30）。

（二）特点

RLS 卡环可以看作一种反向 RPI 卡环，有近中殆支托。远中的稳定器相当于邻面板，与固位部分有交互稳定作用，提供固位的 I 杆被设计在舌侧。颊侧无暴露金属，美观性很好（图 2-31）。

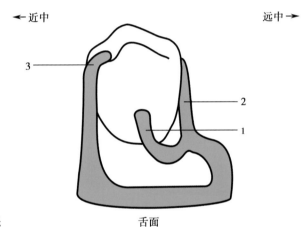

图 2-30 RLS 卡环（舌面）
1. 舌侧 I 杆 2. 远中稳定器 3. 近中殆支托

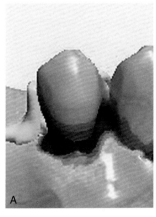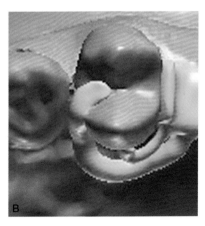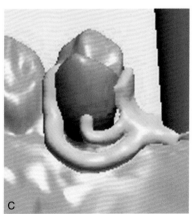

图 2-31 RLS 卡环 CAD 设计
A. 颊面 B. 殆面 C. 舌面

（三）适应证

RLS 卡环适用于游离端缺失病例，可放置于有适宜舌侧倒凹的前磨牙或磨牙上。但要提醒患者注意口腔卫生清洁，以免基牙舌侧菌斑堆积。

五、Terec 邻面隐藏式卡环

Terec 邻面隐藏式卡环（Terec hidden clasp）利用邻面固位，由 Terec 牙科工作室发明并以其命名，它可以被看作一种分离式的三臂卡环。由于需要利用邻面倒凹固位，所以固位臂要与小连接体、对抗臂分离，以保证卡环臂有足够的长度进入倒凹，实现良好固位的同时具有一定的弹性。

（一）结构

Terec 邻面隐藏式卡环由邻面固位臂、舌侧对抗臂、小连接体和殆支托组成（图 2-32）。

（二）特点

邻面固位臂由大连接体伸出，位于舌侧对抗臂下方，隐藏于邻面倒凹。小连接体只与殆支托及舌侧对抗臂相连，与邻面固位臂并无接触（图 2-33）。

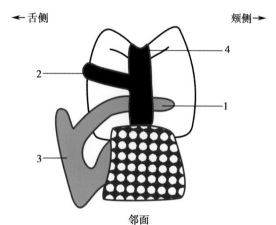

图 2-32　Terec 邻面隐藏式卡环（邻面）
1. 邻面固位臂　2. 舌侧对抗臂　3. 小连接体　4. 殆支托

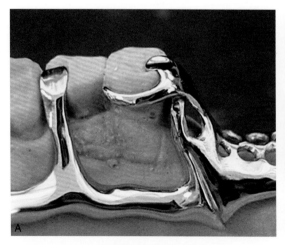
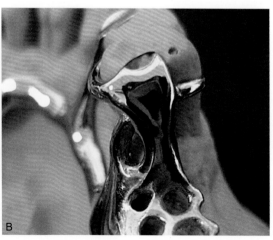

图 2-33　Terec 邻面隐藏式卡环（模型效果）
A. 铸造后舌面　B. 铸造后邻面

由于利用邻面固位，所以该卡环颊侧几乎不暴露金属，美观性好。其缺点是结构复杂，制作困难，基牙可提供的水平倒凹较小，铸造卡环臂的回弹性差，容易导致永久性形变。

（三）适应证

Terec 邻面隐藏式卡环由于邻面结构复杂，所以要求基牙近缺隙侧有适度倒凹。由于固位臂和对抗臂分离，属于应力中断设计，适用于游离端缺失的基牙（图 2-34）。

六、鞍锁卡环

Saddle-Lock 鞍锁卡环（Saddle-Lock clasp）是一类为使卡环固位臂拥有弹性而设计的美观卡环系统，以其发明者 Saddle-Lock 牙科实验室命名。

鞍锁卡环有以下两种分型，即用于游离端缺失基牙上的 Saddle-Lock 鞍锁卡环 A 型和用于牙支持式的 Saddle-Lock 鞍锁卡环 B 型。两型虽适应证不同，但其共同特征都是邻面板内有一条凹形槽供固位臂通过，固位臂虽与邻面板有接触，但是相互分离没有连接为一体。主要区别是殆支托是否与邻面板相连。

（一）Saddle-Lock 鞍锁卡环 A 型鞍锁

1. 结构　由弹性固位臂、对抗板（基牙近远中都有缺隙，无邻牙提供对抗时使用）、邻面板和近中殆支托组成（图 2-35）。

2. 特点　固位臂起始于大连接体，通过邻面板栓道后止于基牙远颊或邻颊线角处，与邻面板接触但没有连接，短固位臂仍然具有一定弹性。近中殆支托在咀嚼运动时，固位臂可向龈方移动，以减轻基牙的转矩，达到保护基牙的目的。

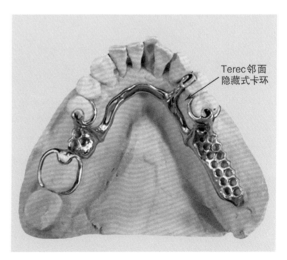

图 2-34　Terec 邻面隐藏式卡环适用于游离端缺失病例

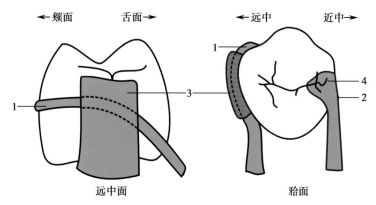

图 2-35　Saddle-Lock 鞍锁卡环 A 型
（远中面、𬌗面）

1. 弹性固位臂　2. 对抗板　3. 邻面板
4. 近中𬌗支托

3. 适应证　适用于末端游离缺失的基牙上。为了提供空间给卡环臂与邻面板，对基牙有一定高度要求，边缘嵴到龈乳头之间最好有 4~5mm 的间距。

若非游离缺失牙列中，缺隙远端基牙被诊断为松动，可能早失，那么近端基牙应设计为 Saddle-Lock 鞍锁卡环 A 型。

（二）Saddle-Lock 鞍锁卡环 B

Saddle-Lock 鞍锁卡环 B 型适用于牙支持式可摘义齿，其中根据形态不同又分为了两类，即 I 类和 II 类。

当基牙近中有余留牙，与固位臂相对应产生对抗作用时，可以去除近中𬌗支托，而将其直接与远中邻面板相连，此为 B 型 I 类（图 2-36），可放置在牙列缺隙的近中基牙上。

对于缺隙的远中端基牙，则为 B 型 II 类设计（图 2-37）。其对抗作用则由环绕基牙远端的舌侧卡环臂提供。

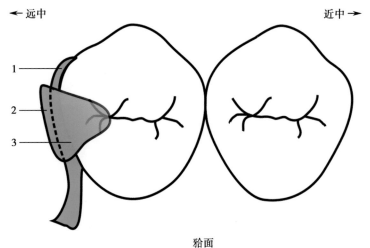

图 2-36　Saddle-Lock 鞍锁卡环 B 型
I 类（𬌗面）

1. 弹性固位臂　2. 邻面板　3. 远中𬌗支托

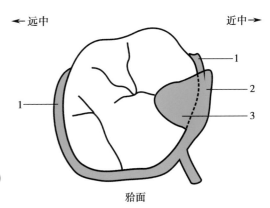

图 2-37 Saddle-Lock 鞍锁卡环 B 型 Ⅱ 类（殆面）
1. 弹性固位臂　2. 邻面板　3. 远中殆支托

第四节　几种美观卡环的比较

几种外形相似美观卡环的比较如下：

L 形卡环		卡环臂包绕邻面，远中无邻面板、无小连接体。固位区位于颊面，适用于牙冠较短的基牙
板杆卡环		远中固位臂与邻面板相连，固位区也在颊面，对基牙高度有要求
addle-Lock 鞍锁卡环 A 型		有邻面稳定板，固位臂与之接触但不连接。固位区位于颊面，对基牙高度有要求

续表

| 短颊侧固位臂卡环 | 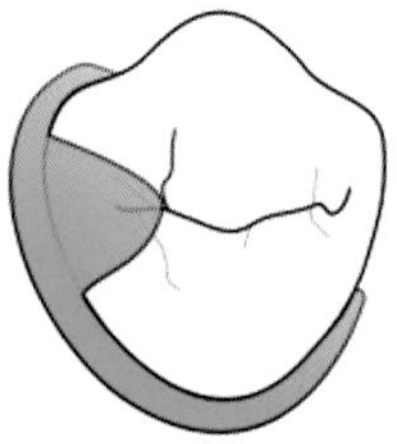 | 固位区位于颊面远中,颊侧为短固位臂,对抗臂在舌面 |
| 舌侧固位短颊臂卡环 | 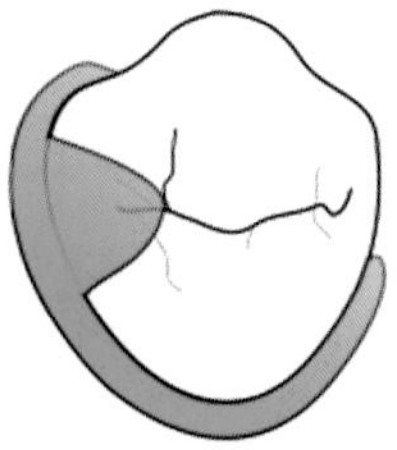 | 固位区位于舌面,颊侧为短对抗臂 |

续表

第三章　数字化可摘局部义齿修复技术的临床路径

　　为了更好地在可摘义齿上设计美观卡环,美观卡环修复技术的临床路径十分重要。临床医师只要认真遵循临床路径,工作就可以有条理地进行。

　　本章的目的是帮助医师高效地完成美观卡环修复技术的临床操作流程,为患者提供优美又舒适的美观卡环义齿。

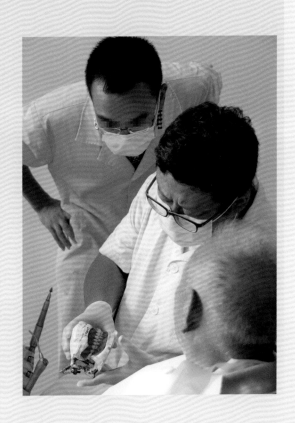

第一节　第一次就诊

一、接诊

（一）记录基本信息和主诉

患者来到诊室后，接待并安排椅位。询问姓名、性别、年龄、联系方式等基本信息。

了解患者是否有系统性疾病及乙肝、艾滋病等传染病。对于患有心脏病、高血压等系统性疾病的患者，需注意即时监护和临床操作技巧。

记录患者的主诉要求后（图3-1），对患者的口腔情况进行初步检查。

（二）口腔检查

口腔检查包括以下内容：

1. 缺失牙　用部位记录法记录口内缺失牙位。

2. 松动牙　检查余留牙松动情况，记录松动度。

（1）Ⅰ度松动：牙在颊舌方向的松动度在1mm以内，其他方向无动度。

（2）Ⅱ度松动：有两种类型，一种是牙在颊舌方向的松动度在1~2mm；另一种是牙在两个方向（颊舌向及近远中向）都有松动度。

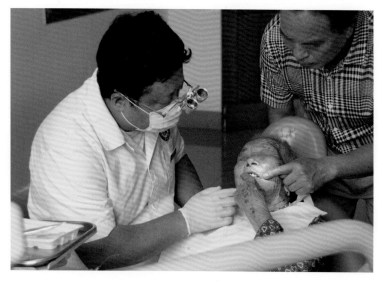

图3-1　接诊并记录基本信息和主诉

（3）Ⅲ度松动：也有两种类型，一是颊舌方向的松动度超过2mm；二是牙存在3个方向（颊舌向、近远中向和垂直向）的松动度。

3. 牙列　检查是否有移位、倾斜、伸长的余留牙，牙列是否存在殆干扰。必要时，先行正畸治疗。对于严重伸长、倾斜的牙齿，如果调磨的损耗量过大，可以先行根管治疗，然后全冠修复恢复正常殆曲线。

4. 牙体　检查余留牙的缺损和患龋情况，是否存在楔状缺损、隐裂等。检查余留牙是否有探痛、叩痛，可以结合根尖片检查。

5. 牙周　检查牙周情况是否良好，包括牙菌斑和牙结石附着情况、牙周病、牙龈状态及龈退缩程度等。如果牙菌斑较多、口腔卫生状况较差，建议患者进行口腔洁治后再行修复治疗。

6. 黏膜　检查口腔黏膜色泽是否正常，有无黏膜病。

7. 其他口腔治疗　询问患者之前是否做过其他口腔治疗并检查当前治疗效果。例如，拔牙创是否愈合，固定修复义齿是否保存良好等；如果之前做过根管治疗，应拍摄根尖片检查根尖周情况。

在进行修复治疗前，口腔组织的情况应达到以下几点要求：

（1）已完成必要的外科治疗（残根、Ⅲ度松动牙拔除等）。

（2）无不良修复体。

（3）无牙髓病，缺损牙体已完成修补。

（4）牙周病已得到完善处理，牙结石和牙垢已清除干净。

（5）无黏膜病，口腔黏膜健康。

（6）已完成优化设计需要的正畸治疗（矫治过度扭转牙等）。

二、分析设计

完成了接诊，就可以开始第二步流程——分析设计。这个过程包括对患者面容、笑容以及牙列的分析及设计（图3-2）。分析设计对可摘义齿最终的美观效果起到决定性作用。

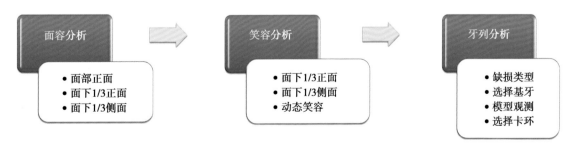

图 3-2　分析设计流程的三大部分

（一）面容分析

分析设计的第一步是面容分析，即对患者下颌姿势位面容的观察、判断和信息记录。

1. 面部正面

（1）面下 1/3 高度：根据"大三停"理论，沿着患者的眉间点、鼻下点作横线，可以将面部分为水平三等份：面上 1/3（发际至眉间点）、面中 1/3（眉间点至鼻下点）、面下 1/3（鼻下点至颏下点）（图 3-3）。当患者缺失牙较多时，会导致面下 1/3 高度不足，这个规律可以用来确定面下 1/3 高度。

（2）颜面部表面标志的位置与形态

1）鼻唇沟：鼻面沟（鼻外侧的长形凹陷）与唇面沟（上唇与颊部之间的斜形凹陷）的合称为鼻唇沟（图 3-4）。鼻唇沟较深的患者给人衰老的印象。

2）口角：观察口角在颜面部横向的坐标位置。

3）口裂：是上下唇之间的横形裂隙。观察修复前患者下颌姿势位时口裂的形态（上扬、平行、下垂）。

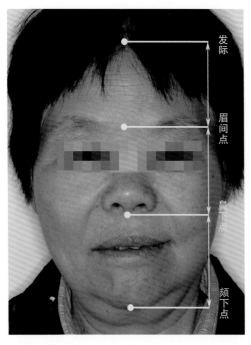

图 3-3　面部正面（大三停）

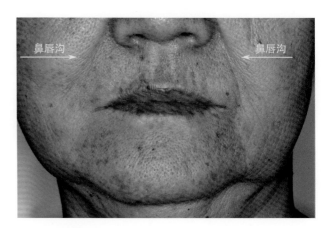

图 3-4　鼻唇沟

2. 面下 1/3 正面　面下 1/3 正面的垂直范围包括鼻尖到颏下点,目的是观察上唇部分与下唇部分的比例。根据小三停理论,鼻下点至口裂点、口裂点至颏下点之比应接近 1:2(图 3-5)。面下 1/3 高度不足可能是两部分均太短造成的。

3. 面下 1/3 侧面　面下 1/3 侧面的垂直范围与特写正面相同,包括鼻尖和颏下点。角度包括 45° 与 90°。

(1)45° 面下 1/3 侧面

1)人中:观察人中与人中嵴(人中两侧各有一条与其平行的皮肤嵴)是否向内塌陷、下垂、不对称。如果人中部分丰满度不足,可以通过适当厚度的基托恢复面容外形(图 3-6)。

2)颏唇沟:观察下唇与颏部之间的横形凹陷是否塌陷(图 3-6)。

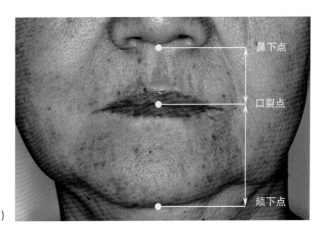

图 3-5　面下 1/3 正面(小三停)

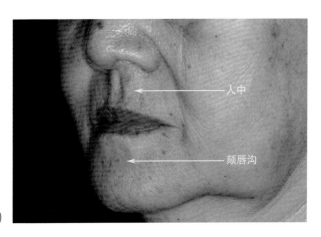

图 3-6　45° 面下 1/3 侧面(人中、颏唇沟)

（2）90°面下1/3侧面

1）侧三停：以耳屏中心为顶点，分别向发际中点、眉间点、鼻尖点和颏前点作连线，形成3个夹角，其夹角差小于10°则符合审美要求。

2）Ricketts审美线：将患者鼻尖点与颏前点连接构成直线，下唇应该位于该直线上（图3-7）。

3）鼻唇角：鼻小柱与上唇构成的夹角，正常范围在90°~100°，是判断上唇是否恢复丰满度的一个标志。

4）鼻颏角：在恢复面下1/3垂直距离高度时，可以由鼻颏角判断恢复位置。由鼻尖分别至鼻根点和颏前点连线，两线相交形成鼻颏角，正常范围在120°~132°。

（二）笑容分析

完成对患者下颌姿势位的面容分析后，进行的第二步工作是笑容分析。观察微笑暴露区，确定美学区域牙位，为美观基牙的选择提供依据（图3-8）。

1. 面下1/3正面　通过观察患者修复前的微笑暴露区，首先判断笑线类型，然后分析微笑暴露区的暴露量（牙体组织和软组织），记录美学区域牙位，最后根据缺牙间隙位置初步判断美观基牙。

2. 面下1/3侧面　45°、90°面下1/3侧面是正面特写的辅助参考。通过确认患者微笑时口角延伸到的美学区域牙位，侧面观察美观基牙的暴露情况。此外，还可以观察患者微笑时颜面部的表面标志（图3-9，图3-10）。

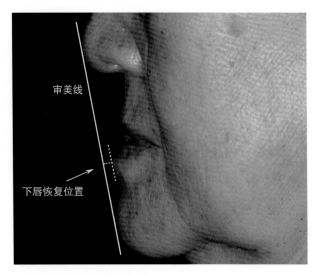

图3-7　90°面下1/3侧面（审美线）

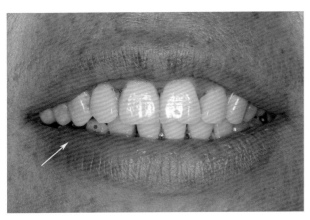

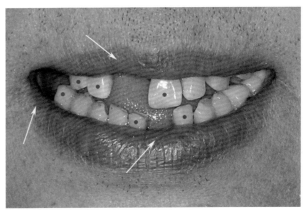

高位笑线

　　上唇没有覆盖上颌切牙颈部，上颌前牙区牙龈暴露。下牙列暴露量较少，下唇曲度上扬，后牙颈部得到遮蔽；

　　美学区域牙位是15—25、35—45；

　　缺牙间隙位于左侧下颌前磨牙区，初步判断美观基牙是43

中位笑线

　　上唇覆盖到上颌牙颈部，上、下颌均无牙龈暴露。下唇曲度与下牙列一致，牙颈部均得到遮蔽；

　　美学区域牙位是15—25、36—46；

　　缺牙间隙包括右侧上下颌前牙区以及右侧上颌、左侧下颌后牙区，初步判断美观基牙是12、13、21、31、35、42

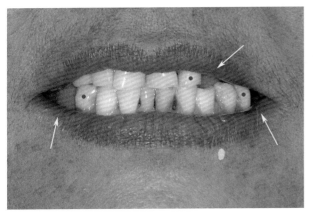

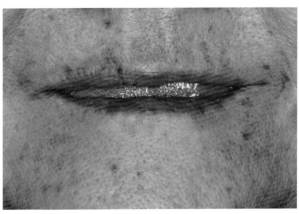

低位笑线

　　上颌暴露量少，但是下颌暴露量较多。可见下牙列所有余留牙牙颈部。在老年人群中常见；

　　美学区域牙位是13—23、36—46；

　　缺牙间隙包括左侧上颌前牙区以及下颌后牙区。初步判断美观基牙是22、34、45

特殊笑线

　　大部分牙齿缺失导致患者正面微笑形貌接近无牙颌；

　　在这种情况下要尽量利用余留牙

图 3-8　静态笑容分析（面下 1/3 正面）

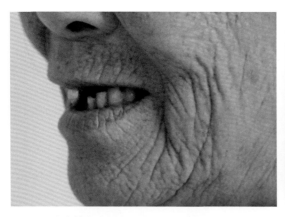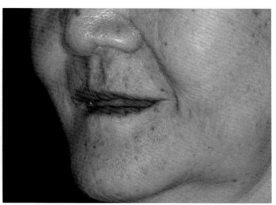

图 3-9　静态笑容分析（45°面下 1/3 侧面）

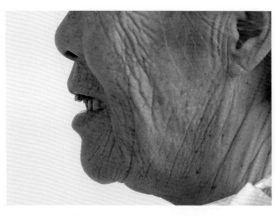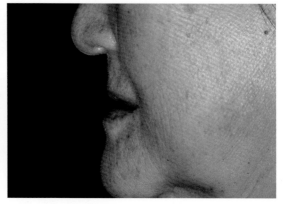

图 3-10　静态笑容分析（90°面下 1/3 侧面）

3. 动态笑容分析　在分析完患者的静态口腔暴露区，医师可以通过与患者交谈的方式，观察患者自然开闭口、言语、微笑等动作时口腔暴露情况，进一步确定要放置卡环的基牙，判断美观卡环的类型与种类。

由于动态笑容的多变性，也可以使用数码摄像机进行动态记录，这样信息量将更加丰富、准确。固定相机使之与患者面下 1/3 保持同一水平，正面与 45°侧面均应拍摄。让患者阅读一段文字，或者通过与患者对话，拍摄口唇动态影像。经过仔细审看录像，有助于医师与技师判断义齿的挑选、卡环的位置与种类、基托的颜色等。

影像记录是患者重要的修复病例资料，也是将来再次接受修复治疗的参考。

至此，分析工作的第二部分——笑容分析完成。主要流程如下（图 3-11）：

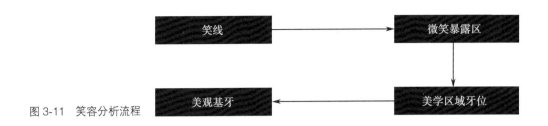

图 3-11　笑容分析流程

（三）牙列分析

分析设计的第三部分是牙列分析，即分析患者的研究模型。首先判断患者是何种牙列缺损类型，不同的缺损情况有不同的设计原则。然后依据美观基牙结合研究模型，最终确认基牙。基牙要通过模型观测确定美观固位区，最后根据美观固位区挑选合适的美观卡环。

先挑选一个合适的托盘为患者取一副模型。这副模型不光可以作为研究模型帮助医师分析牙列，还可以制作个别托盘，最后还可以保存下来作为记存模型，可谓一举多得。

1. 牙列缺损类型及设计原则　牙列缺损的范围包括缺失一颗牙到剩余一颗牙，分型方法有很多种，在这里不一一赘述。下面主要根据 Kennedy 牙列缺损分类法，阐述设计要点。

（1）肯氏 Ⅰ 类、Ⅱ 类游离缺失

1）当缺牙较多且基牙无法承担较大咬合力时，可以设计可摘义齿的支持方式为黏膜支持式——黏膜承担起主要支持作用。为了减少牙槽嵴所受压力，可以减小义齿颊舌径宽度、高度甚至数量，或者增大基托面积以分散殆力。

2）余留牙较多且口腔组织情况良好时，可摘义齿的支持方式可为混合支持式——黏膜和天然牙共同支持殆力。混合支持式义齿的设计最为复杂，设计不当可能会导致基牙松动、黏膜压痛、牙槽骨加速吸收等后果。在设计此类型牙列时要注意以下 3 个"减少"：

①减少下沉：缺隙近中端基牙上的殆支托要尽量设计在近中，形成费力杠杆；可以联合缺隙近中端两个基牙卡抱固位体，提高固位力（图 3-12）；游离端缺牙区要压力取模；义齿使用一段时间后要及时重衬组织面。

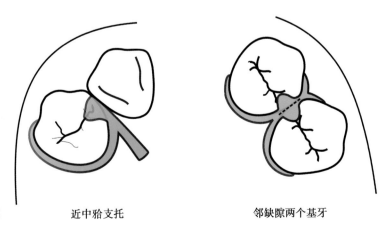

图 3-12　减小义齿下沉　　　　　近中殆支托　　　　　　邻缺隙两个基牙

②减少旋转：在支点的对侧放置间接固位体，位置要尽可能远离游离鞍基；可以适当扩大基托面积，使牙弓两侧基托互相制约。

③减少摇摆：刚性连接的大连接体可以抵抗扭转；减少人工牙的颊舌径宽度、牙尖高度；在缺隙近中端基牙远中面设计邻面板。

（2）肯氏Ⅲ类非游离缺失：肯氏Ⅲ类缺失牙列的缺隙前后均有基牙，即义齿为牙支持式，此种支持方式通常能提供良好的固位、支持、稳定作用。需要注意的一点是除非缺隙较小可以选择隐形义齿修复，可摘义齿要尽量避免设计成单侧义齿——仅牙弓一侧有义齿，以免义齿的冠状面旋转。

（3）肯氏Ⅳ类前牙缺失：肯氏Ⅳ类牙弓缺失了前牙，美观基牙一般都位于美学区域牙位。从美观的角度考虑，缺隙侧基牙上要避免设计颊侧卡环，可以使用邻面固位美观卡环（前牙邻面板式卡环、Twin-Flex卡环等）。邻面固位美观卡环必须搭配其他卡环一起使用，否则不能满足固位力需求。可以在非美观区域牙位上放置传统卡环。

如果缺失牙不多，可以只在缺隙侧基牙上放置邻面板。缺失牙较多时，为了避免义齿下沉，要在基牙上放置支托。

2. 选择基牙

（1）首先选择邻近缺隙的基牙，提升固位力、稳定性，并缩小义齿结构尺寸。

（2）当患者余留牙较少时（不大于四颗），要尽可能利用每一个可能的基牙。余留牙数量较多、条件较好时，基牙数量最好不要超过4个。太过复杂的支架结构不利于患者摘戴和清洁，并且由于侧向力增加，可能造成牙周创伤。

（3）基牙的分布要尽可能满足三点面式分布，直接固位体的连线形成的平面的中心要尽可能位于义齿的中心，达到理想的稳定性。

（4）在合理设计的基础上，尽量使用非美观区域牙位的卡抱式卡环。

（5）尽量选择牙周膜面积较大的基牙，例如尖牙、第一前磨牙。同时，也要选择牙周健康良好的基牙，如果患者有牙结石或牙周病，建议进行牙周治疗后再行修复治疗。基牙牙长轴方向应尽可能与咬合力平行，增大牙周潜力，并且减少基牙所受的多余负荷。

（6）尽可能选择牙冠完整、固位形好的牙齿作为基牙，具备一定的倒凹深度和倒凹坡度。对于有龋坏的牙齿，卡环的卡抱会影响其自洁作用而加速龋坏进程，必须先进行治疗再作基牙。有缺损的基牙在放置固位体前应该先用嵌体或充填等方式恢复外形。

（7）患有牙髓病的牙必须经过根管治疗后才能选为基牙；死髓牙牙体硬组织强度较低，固位体的施力可能会导致其发生断裂，所以死髓牙应用桩核、冠等修复体加强强度后再放置固位体。牙本质敏感的牙如果经过脱敏治疗后仍对外界刺激敏感，则要避免选作基牙。

3. 模型观测　利用观测仪确定可摘局部义齿的就位道，并控制影响就位道方向的因素的过程，称为观测（图3-13）。观测是医师设计可摘义齿的关键步骤。美观卡环修复技术中的模型观测流程，最主要的目的是确定美观固位区。

观测仪由一个垂直固定的分析杆和一个可以调整三维方位的水平台构成。分析杆只能水平、上下移动,代表了义齿戴入和取出的路径。就位道可以随着水平台倾斜程度的改变而改变。通过分析杆与模型上牙齿、软组织的接触,就可以看到固位区的范围与大小。

(1)定位美观就位道:美观就位道的主要影响因素有3个,即固位区、干扰区和美观。

1)固位区:倒凹的存在提供了固位力。各基牙倒凹区的量要分配均匀,不能这个基牙上的倒凹特别深,而在另一个基牙上特别浅。

此外,导平面通过与牙体摩擦也能提供部分固位力。导平面要与就位道平行,互相之间也要平行。

2)干扰区:口腔软硬组织上影响就位的区域称为干扰区,常见的干扰区包括牙体舌倾区域(图3-14),一般可以通过调磨消除就位影响,但如果磨除的量实在太多则建议全冠修复,或者更改义齿部件的放置位置。

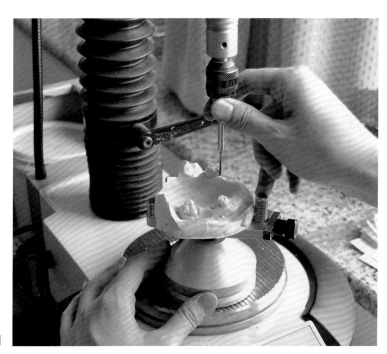

图 3-13　模型观测

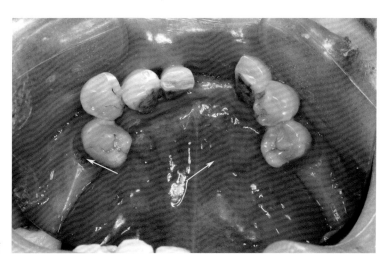

图 3-14　基牙舌倾

3）美观：对于前牙缺失，如果缺隙侧基牙邻面倒凹较大，可以通过调整就位道减少不美观的缝隙（图 3-15）。

经过面容分析、笑容分析后，医师应该对美观固位区大致位于牙体的哪一个位置已经"心中有数"。例如，为了不露金属，12 只能利用邻面；13 颊轴嵴远中只能依靠牙体遮挡一点点、14 颈 1/3 可以完全得到唇的遮挡等。依据这些判断对美观基牙进行观测，定位美观就位道，检查固位区的深度和坡度是否足够。

美观就位道侧重考虑美观因素，同时其他因素也必须满足临床实际需求。

（2）描绘美观观测线：就位道一旦确定，整副义齿的设计也就基本确定了。观测线是连接牙或软组织上最高点的连线。一副模型上可以有多种多样的观测线，选择哪一种观测线取决于医师的经验和义齿设计的侧重点。

义齿没有弹性的部分都位于观测线以上，卡环尖等弹性部分才能进入观测线以下。如果就位道和脱位道不在同一个方向，卡环尖会进入两者共同的倒凹区（图 3-16）。

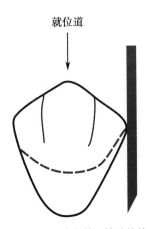
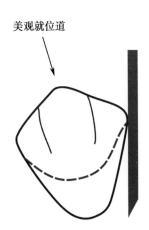

图 3-15　减少前牙缺隙的美观就位道

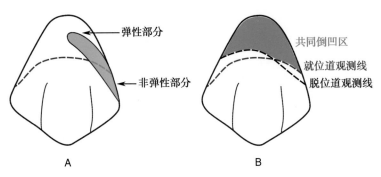

图 3-16　卡环尖与观测线关系

A. 卡环尖进入共同倒凹区　B. 弹性卡环尖进入观测线以下

（3）确认美观固位区：根据美观观测线确定美观固位区位置。一般临床上常用的美观固位区包括颊轴嵴远中、颈1/3和邻面（图3-17）。

4. 选择美观卡环　根据美观固位区所处牙面，选择美观卡环（图3-18），然后依据美观基牙牙位（前牙、后牙），最终确定美观卡环类型。

至此，牙列分析全部完成，其主要流程如图3-19所示。

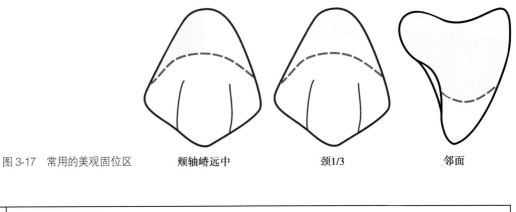

图 3-17　常用的美观固位区　　　　颊轴嵴远中　　　　颈1/3　　　　邻面

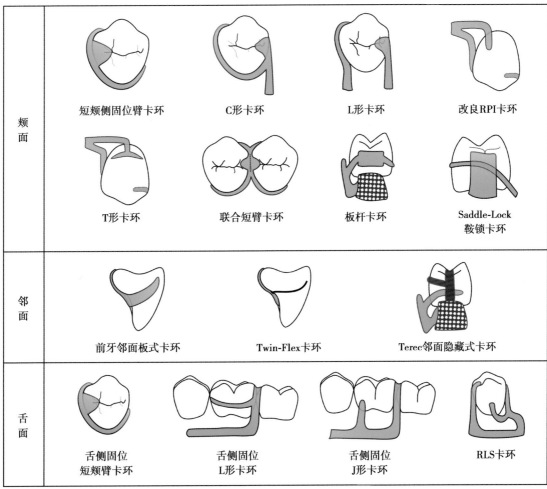

图 3-18　按固位区位置分类的美观卡环

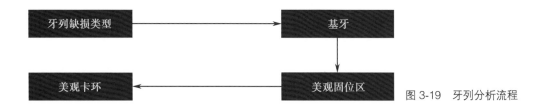

图 3-19　牙列分析流程

三、填画工作授权书

完成美观卡环的挑选后,在预备基牙之前应该先把设计单画好,以便备牙时检查核对。图 3-20 所示 15 种美观卡环的简易图标,简单明了,易于识别,具有唯一性,主要是供医师与技师之间信息传递。具体填画工作授权书的流程及"美观卡环修复技术工作授权书",将在第七章详细说明。

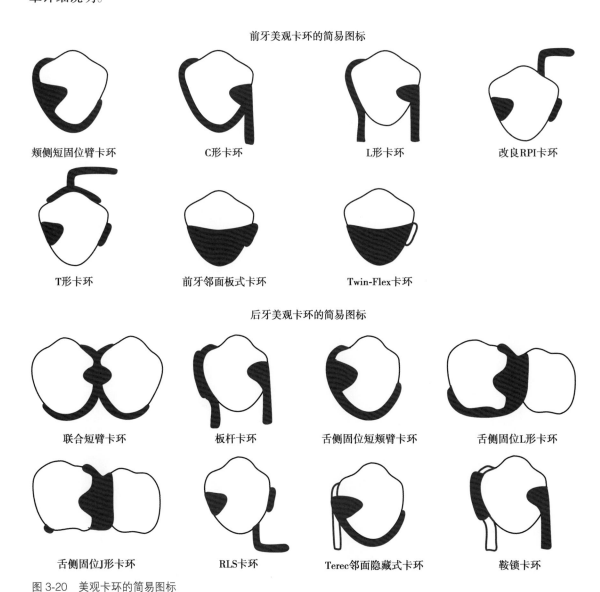

图 3-20　美观卡环的简易图标

四、制作个别托盘

由于个体之间存在差异,诊室内的托盘通常不可能适合所有患者的多样个体情况。患者的个体差异包括牙弓形状和大小、牙齿排列、系带等软硬组织情况。为了取得完整且精确的印模,对于大部分患者来说(尤其是缺失牙较多的患者),制作个别托盘非常有必要。下面介绍如何使用自凝树脂快速制作个别托盘。

1. 描绘模型　用软质铅笔在研究模型上描绘出托盘边界。注意要离开黏膜转折处一段距离,要给印膜材料的溢出留出通道。

2. 填倒凹与缓冲　将模型浸泡在清水中 1 分钟,烫热蜡刀,充填模型倒凹部分。对于牙槽嵴上的尖锐骨突,可预先用 0.5mm 蜡片进行覆盖缓冲。

3. 覆盖蜡层　将 2 层红蜡片烤软,覆盖在模型上。有余留牙的部位较厚(4~5mm),黏膜部位较薄(2~5mm),这样取印模时材料不容易流失。注意不要遮盖住铅笔画的边界线。

4. 涂分离剂　将分离剂涂布到模型上自凝树脂可能接触到的部分。在蜡层表面一定要涂够分离剂,否则会给后续的打磨修整工作带来困难。

5. 制备自凝树脂材料　自凝牙托树脂材料分为牙托水和牙托粉,按照厂家指示用量取牙托粉,将牙托水滴入容器中直到粉剂完全浸没,静置到面团期即可取出塑形。

┌───┐
小窍门:取出树脂在水龙头下蘸取少量水,一边冲洗一边搓,可以使面团不黏手。
└───┘

6. 压制薄片　使用手或光滑的小木棍对树脂团进行压制,厚度最好小于 2mm。

7. 覆盖并切割　将树脂片覆盖到蜡层表面,轻轻按压使之均匀贴合。按照边缘线的指示切割掉多余的材料。

8. 制作把手　将多余的材料捏成需要的形状,连接端口浸湿牙托水,安放在托盘上,也可用旧的托盘把手,但注意把手不能妨碍口唇运动。

9. 打磨与抛光　等待 20~30 分钟,待树脂完全凝固,小心地将托盘与模型分离。清洁干净多余的蜡和分离剂后,用砂轮打磨掉飞边。注意系带等软组织部分的避让。最后用棉布轮对托盘表面抛光,以免刮伤患者的口腔黏膜。

10. 试戴　最后一步工作是将制作好的个别托盘放入患者口内,检查边缘是否有足够空隙,托盘是否影响软组织活动。

五、牙体预备

完成个别托盘后即可开始牙体预备。预备基牙的目的是为可摘义齿提供更可靠的支持、固位和稳定效果。

（一）预备支托凹

支托是可摘义齿上提供支持力的重要部件。支托与基牙拾面/舌面相贴合,将拾力沿牙体长轴传导至基牙上,不损伤支持组织。

　　基牙上的支托凹给支托提供了空间,保证了金属厚度。支托凹的位置对于𬌗力的正确传导具有重要意义。

　　1. 𬌗支托凹　𬌗支托凹呈圆钝三角形,从𬌗面边缘嵴向中部逐渐变窄,尖端指向正中。宽为边缘嵴的1/3~1/2,长为牙体近远中径的1/3~1/4。𬌗支托凹的边缘要圆滑,与边缘嵴自然过渡为一体,避免锐利的线角。

　　𬌗支托凹的深度需大于1mm,以保证𬌗支托金属的强度。可以让患者咬住烤软的蜡片检测厚度;也可用刻度车针进行精准预备。支托凹的底面要向牙中心倾斜,与邻面形成交角,角度可小于90°(图3-21)。这样预备的目的是确保主动就位,义齿不会沿着远离基牙的方向滑动。

　　2. 舌支托凹　制备前牙舌支托凹时尽量选择牙根粗壮、舌隆突处牙釉质饱满的尖牙。理想的舌支托凹位置位于对颌牙接触区的根方(图3-22A)。

　　使用球形金刚砂车针,起始于基牙边缘嵴,止于舌隆突切方,从舌面观察沟呈半月形(图3-22B)。舌支托凹在边缘嵴处要适当加宽,边缘打磨圆滑。

　　此外,还有另外一种舌支托凹,位于舌隆突龈方,沿着舌隆突呈U形(图3-22C),要求基牙牙体有一定高度。这种舌支托凹除了将𬌗力沿着牙长轴传递外,还起到对抗臂的作用,提升义齿的稳定性。

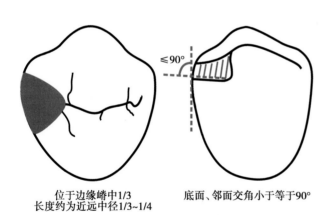

位于边缘嵴中1/3
长度约为近远中径1/3~1/4

底面、邻面交角小于等于90°

A

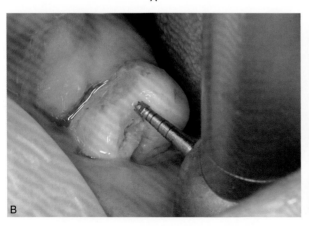

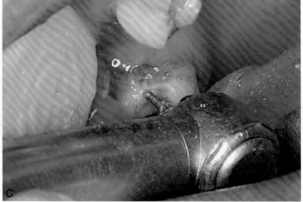

图3-21　𬌗支托凹

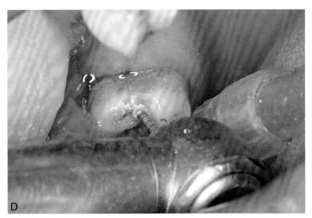

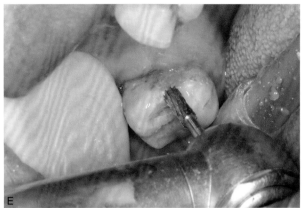

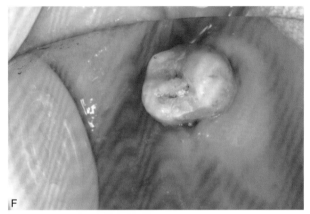

图 3-21（续） 𬌗支托凹

A. 𬌗支托凹示意图 B. 定深孔 1 C. 定深孔 2 D. 定深孔 3
E. 制备𬌗支托凹 F. 完成的𬌗支托凹形状

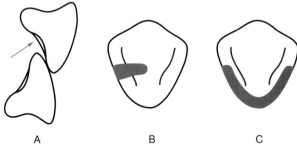

图 3-22 舌支托凹

A. 咬合接触区龈方 B. 舌隆突切方 C. 舌隆突龈方

（二）扩大外展隙

备牙时要考虑留给金属支架的空间是否足够,例如卡环肩、小连接体等可能影响咬合的结构（图 3-23）。使用细的锥形金刚砂车针磨除少量牙釉质,线角圆钝。

（三）预备导平面

导平面一般位于缺隙侧基牙的邻面（缺隙侧）,引导义齿的摘戴,与义齿就位道和脱位道平行。可摘义齿上与导平面接触的部位为邻面板。由于导平面和邻面板相接触产生摩擦力,所以导平面也有提供固位力的作用。制备要点如下:

1. 使用圆柱形金刚砂车针沿着牙体外形进行预备,要均匀、最少量地磨除牙体,尽量维持牙体的外形而不是单纯磨成一个平面,并抛光;也可用高刃数的钨钢车针一次完成（图 3-24）。

2. 后牙导平面宽度约等于颊舌尖距离,高度为 2~4mm。

3. 前牙导平面位于邻舌面,不要影响唇面近远中。

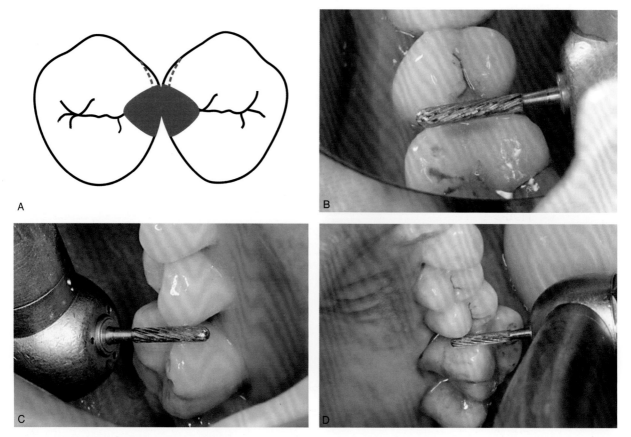

图 3-23　扩大外展隙为金属支架预留足够空间

A. 扩大外展隙示意图　B~D. 口内使用细的锥形金刚砂车针磨除少量牙釉质扩大外展隙

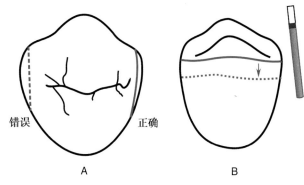

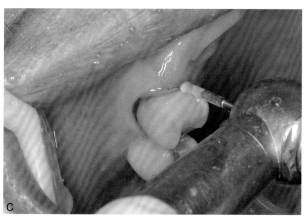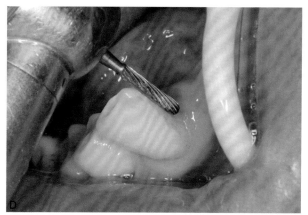

图 3-24 导平面要顺应基牙牙体外形
A. 沿着牙体外形均匀磨除示意图 B. 制备轴面示意图 C、D. 口内应用 HX-04 轴面粗细二合一车针制备

（四）预备轴面

预备轴面的目的在于降低观测线，改善卡环的位置。倾斜移位的牙齿使得观测线的位置不合适，卡环无法卡抱在理想固位区，整体义齿就位受影响。

首先参考研究模型上的观测线，选用圆柱形金刚砂车针或钨钢车针，放置在牙体牙釉质表面上，微微倾斜形成新的角度。磨除牙釉质直到形成新的外形高点。注意保护牙体，表面应抛光或经过矿化、脱敏处理。如果倾斜角度过大导致牙体修改量大，理想方案是先对基牙实施全冠修复。

（五）显微定深孔牙体预备

传统牙体预备修复技术主要依据临床规范及术者的经验，数量的控制比较模糊。即使用相对更有参照物的金刚砂车针的定深沟预备，虽有车针作为参考，但由于车针直径跟切入深度的关联性差，无法测量控制；同时，预备时跟车针长轴一个方向，目测困难，因此也是不准确的方法。笔者团队提出了目标修复体空间（target restoration space，TRS）的概念，找到了牙体预备的数量设计方法，在显微镜下通过一种精确制备定深孔来引导备牙，全程控制牙齿磨除量，实现精准的牙体预备。

显微精准定深孔牙体预备修复技术是依托有刻度的定深钻针,并联合显微镜使用的一种精准实施牙体预备的方式,具有预备体形态以及最终修复效果可控性、预见性强等特点,特别适合于前牙美学修复。该项修复技术具有操作流程化、技术敏感性低、患者口内操作时间短、舒适性高及预备精准等优点。

以下介绍利用笔者团队自主研发转化的 HX-6 微创刻度钨钢车针实施显微定深牙体预备的主要流程。

1. 用铅笔在牙面上标记定深孔(图 3-25)。

2. 使用 HX-01 进行定深孔制备 定深车针在标记点处垂直于牙面钻至设计深度,用铅笔描洞底,从而为备牙提供全程指示(图 3-26,图 3-27)。

3. 使用 HX-06 测量定深孔深度 牙线穿过测量杆末端凹槽并固定,再将牙线固定于手指上,预防测量杆滑落患者口内,此测量杆用以核对定深孔深度,防止定深刻度车针磨耗对孔深产生的影响(图 3-28,图 3-29)。

4. 使用铅笔在定深孔底部标记(图 3-30)。

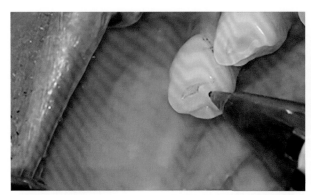

图 3-25 标记定深孔

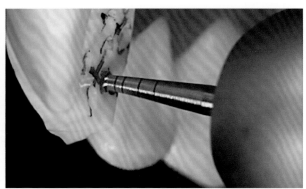

图 3-26 选择 HX-01 定深车针

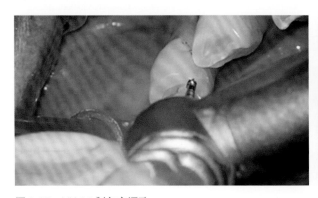

图 3-27 HX-01 制备定深孔

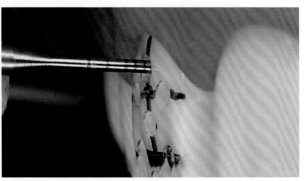

图 3-28 HX-06 测量杆实测深度

5. 使用HX-03均匀磨除 HX-03为切削与抛光二合一设计的定深车针,以车针直径作为参考,从而指导预备深度(图3-31,图3-32)。

6. HX-04修整光滑 HX-04车针采用切削与抛光二合一设计,在唇面磨除定深孔底以上的牙体组织(图3-33)。

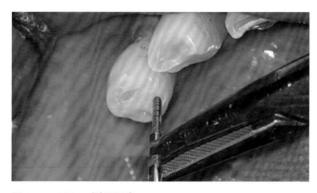

图3-29 HX-06测量深度

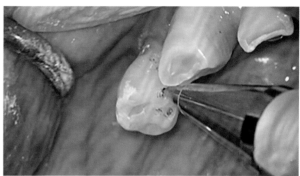

图3-30 使用铅笔在定深孔底部标记

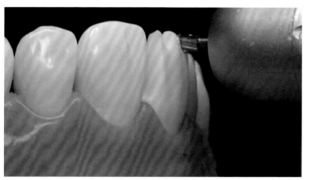

图3-31 选择HX-03切端定深磨除车针

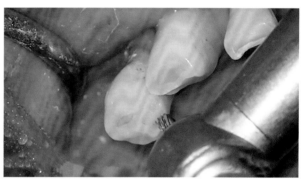

图3-32 HX-03均匀切除

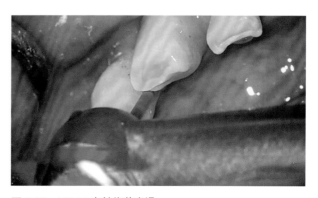

图3-33 HX-04车针修整光滑

六、取模与工作模型

（一）取模

下面以目前临床上常用的藻酸盐印膜材料为例，介绍取模的操作要点。首先介绍以下两种不同的印模。

1. 解剖式印模和功能性印模

（1）解剖式印模：记录的是口腔软硬组织的静止状态，适用于牙支持式和黏膜支持式义齿。取解剖式印模是一次性记录口腔解剖形态。

（2）功能性印模：记录的是牙槽嵴承受𬌗力时的表面形态，意义在于更好地保护软硬组织。其适用于混合支持式义齿，多用于 Kennedy Ⅰ 类和 Kennedy Ⅱ 类游离缺失牙列。游离缺失牙列配戴义齿受力时，基牙与黏膜上的义齿下沉程度不同，按照解剖式印模制作的义齿会使基牙承受较大的扭转力，因而需要制备功能性印模。

取功能性印模时可以使用选择性加压法。通过控制印模材料的流动性，获得主承托区（游离端牙槽嵴上黏膜）的支持力。

在个别托盘主承托区减少缓冲量（比如在组织面铺垫蜡层或其他非流动性材料）增加压力，非承托区部分打排溢孔或增大缓冲区减少压力。通过蜡型缓冲和增加排溢孔控制印模材料的流动性，可以形成不同的移位量，实现组织的功能状态记录。

2. 操作步骤与要点

（1）检查托盘：将个别托盘放入患者口内检查大小是否合适，边缘和手柄是否阻碍口唇运动。

（2）调整椅位：为了避免患者有恶心呕吐反应，建议医师升高椅位，让患者下颌𬌗平面与地面平行。患者需漱口清除口内食物残渣等。

（3）水粉调和：按照产品使用说明量取印模材料粉液，倒入橡皮碗内，用石膏调拌刀沿着同一方向快速调拌，呈光滑均匀糊状时置入托盘。

（4）取模：对于印模材料不易流到的地方，例如深倒凹、颊侧间隙等部位，可以用手指挖取印模材料先涂布在这些区域。口镜牵开口角一侧，托盘以侧向旋转方式送入口内，之后将个别托盘从后向前逐步就位。印模材料凝固前要进行肌功能整塑。

（5）检查印模：等待印模材料固化完全，从口内取出，对照口内检查牙列形态是否完整，黏膜转折处是否取到位。小气泡可以重新调和印模材料填补，大气泡则需要重新取模。印模要立即送去灌注石膏模型。

（二）工作模型

1. 清洗与消毒 印模表面上的残余唾液会影响石膏模型的准确性，并有可能传播病菌，因而必须在灌注石膏前清洗（图3-34），并用紫外线或臭氧等进行模型消毒（图3-35）。硅橡胶模型最好浸泡消毒。

2. 灌模

（1）按照产品说明精确称量石膏粉与水，将粉撒入水中，调拌约30秒钟直到形成光滑、有流动性的膏状物，中途不要再添加水或粉。使用真空搅拌机效果更理想。

（2）橡皮碗在振荡器上振荡，使气泡溢出表面，然后从印模最高点处灌注。振荡印模并不断加入石膏，直到流满印模的各个部位。

（3）形成底座，底座厚度不能小于16mm。

（4）模型放置20分钟后初步凝固，2小时后硬度达到最高，即可将模型从印模中取出。

（5）对于可摘义齿的工作模型，黏膜转折处的记录非常重要，工作模型要延伸边缘至此部位。

至此，第一次就诊的工作全部完成。

第一次就诊的工作量是最大的，其中分析设计最为关键。按照流程按部就班地进行，医师可以条理明晰地完成第一次治疗。

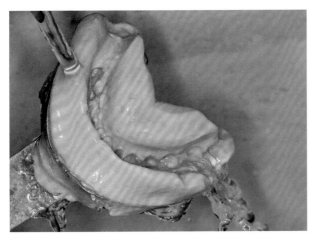

图 3-34 流水清洗

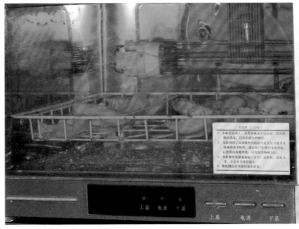

图 3-35 消毒柜灭菌

第二节　第二次就诊

一、试戴支架

试戴支架步骤的目的是让支架顺利精确就位,同时不能影响咬合关系,并为下一步记录咬合关系做好准备。

（一）就位

按照初诊时设计的就位道戴入支架（图 3-36）。如果无法顺利戴入,使用咬合纸指示阻碍区域,用绿色磨石或其他粗磨车针打磨掉阻碍点。

调整阻碍点时必须注意"少量多次",尤其是导线龈方固位区内的结构,例如卡环尖。要注意避免过多调整,导致支架与牙面不贴合,固位力下降。调整过程中支架要不断浸泡冷水,以免金属过热和产生氧化膜。

（二）调𬌗

支架上影响咬合高度的一般为支托和横跨𬌗面的卡环臂（图 3-37）。用咬合纸印出咬合高点,先调牙尖交错𬌗,再调前伸𬌗和侧方𬌗。如果上下颌分别戴入支架,先调整上颌（或下颌）再调下颌（或上颌）,最后两个一起戴入后再检查咬合。调磨时注意要用卡尺测量金属厚度,以免局部过薄导致强度不足。

（三）检查

所有调磨工作结束后要再次检查支架是否与基牙贴合,包括支托凹、卡环臂、卡环尖、小连接体和前牙舌面板等。注意调磨过的部位要抛光。

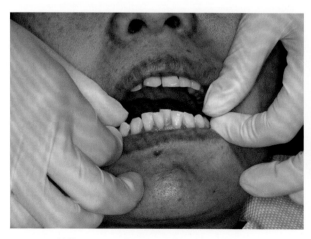

图 3-36　就位

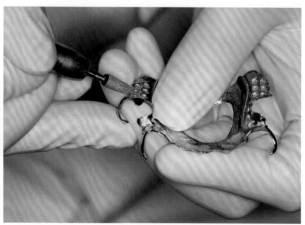

图 3-37　调𬌗

二、取咬合记录

（一）缺失牙较少时

当缺失牙较少、颌位关系明确时，只需在模型上确认咬合关系即可。另外一种情况是尽管缺失牙不多，垂直距离可以确定，但无法确定明确的颌位关系，此时可以使用咬合印记材料，例如蜡片或印模材料，让患者在正中关系咬合。

（二）缺失牙较多时

当缺失牙较多时，例如游离缺失，垂直高度无法确定，则需要使用蜡堤记录咬合关系。

1. 浸湿工作模型表面，将已经试戴好的支架戴入模型就位，观察支架组织面的空隙大约有多少。

2. 小蜡刀烫热，在支架末端网状上滴蜡，让流动的蜡充填满支架的组织面（图 3-38）。注意必须确保蜡层不影响支架恢复正确就位（没有升高、扭转支架）。支架下无明显间隙后，可取下支架查看，补好蜡不足处。在模型上还原支架。

3. 使用红色蜡片，烤软折叠成 8~10mm 宽，长度为缺隙长度，根据颌间距离调整蜡堤高度，通常为 12~14mm（图 3-39）。烫热蜡堤底部并黏附在支架缺失牙区（图 3-40），烫牢接好后，在蜡还是软的时候，戴入患者口内检查高度、宽度是否合适（图 3-41），末端边缘是否影响咬合。不合适处应该尽快修改。

4. 若蜡变硬，可加热大蜡刀烫软蜡堤𬌗面，戴入患者口内，并让患者做牙尖交错位咬合。

5. 取出后在冷水中冷却、清洗，然后放回口内再次确认咬合，避免蜡堤因冷却产生变形。

国内大部分义齿加工厂和医院均在使用简单𬌗架，其他复杂的𬌗架如半可调或全可调𬌗架的使用差别很大，在此不专门论述。

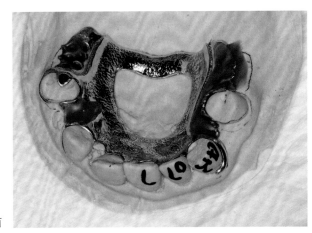

图 3-38　滴蜡充填满支架组织面

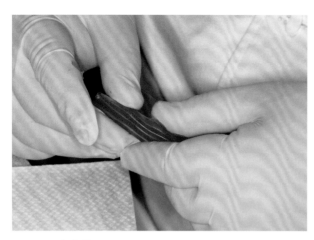

图 3-39 制作蜡堤

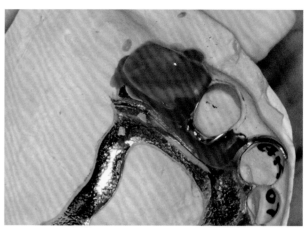

图 3-40 蜡堤黏附在支架缺失牙区

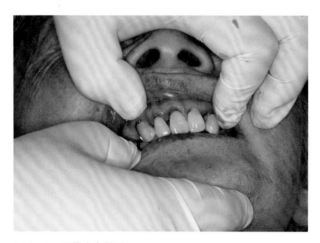

图 3-41 记录咬合关系

三、设计人工牙

人工牙设计三要素包括颜色、形态和排列。技师可以根据模型上的余留牙确定牙齿的形态与排列。但是颜色信息只能依靠医师记录,或拍摄标准的余留牙照片传递给技师参考。

当人工牙位于非美观区域时,只要与邻牙、对颌牙协调一致即可,以满足功能为首要,而涉及美学区前牙义齿的美学要求则高许多。与固定修复一样,人工牙需要进行准确比色。比色的标准和信息的传递参考固定修复(图 3-42)。

如果前牙缺失较多且信息量不足时,在参照口内余留牙的基础上,医师还可以根据天然牙颜色变化的规律、患者肤色以及个人喜好来综合考虑。随着年龄增加,牙齿透明度降低,饱和度增加,色素沉着而变黄。

随着材料技术的进步,人工牙中也出现了模拟天然牙不同层次包绕效果的高仿真人工牙,可以是烤瓷牙或全瓷牙等,颜色和大小轮廓、表面纹理等更逼真(图 3-43)。为了达到更好的美学效果,技师还可以在成品人工牙的基础上进行表面树脂染色,像固定修复的饰面瓷一样,增加树脂牙颜色的仿真度(图 3-44,图 3-45)。

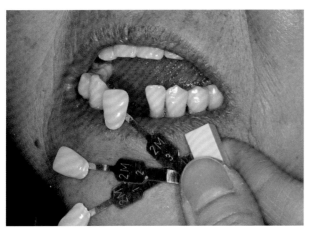

图 3-42　比色

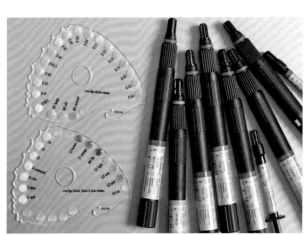

图 3-43　仿真材料

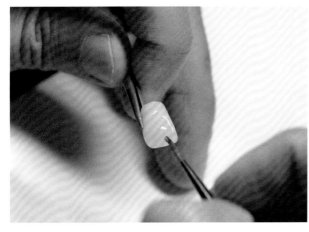

图 3-44　沟纹仿真

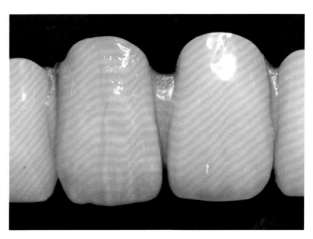

图 3-45　美学人工牙与普通人工牙的对比

四、设计基托

基托设计包括两大要素,即颜色和形态。同人工牙一样,技师可以通过参考工作模型上邻近的龈组织,模仿出龈缘、根部等形态,但基托颜色的信息要依靠医师记录、传递。

（一）红白美学效果

两个完全不同的物体并列在一起会给人视觉上的冲击感受,同时更加突出各自的特点。红润的牙龈与白亮的牙形成鲜明对比,搭配适宜则能传递出充满健康活力的信息,称为"红白美学效果"。牙龈与牙的颜色关系不是简单的红白对比,而是颜色递进、光与暗的对比关系。

（二）仿血丝效果

除了颜色与周围软组织的协调,美学基托最好选用仿生树脂,加入类似红血丝的树脂纤维,具备一定的仿生效果（图3-46）。

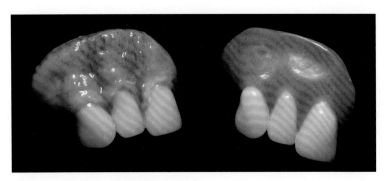

图3-46　美学基托与普通基托的比较

第三节　第三次就诊

医师一直保持对细节的关注,并严格按照操作流程进行,那么最终为患者配戴义齿时就会比较轻松。

一、调整就位与咬合

1. 戴入义齿前,医师先检查义齿是否有锐利边缘或突起。

2. 检查义齿是否充分就位,包括卡环与基牙的密合度、基托与黏膜的密合度。

3. 主要调改树脂基托,检查患者是否有压痛。在牙槽嵴上涂布甲紫等指示剂,戴入义齿,取下后轻微磨除着色处,依然遵循"少量多次"原则。

4. 调改过长的基托边缘（图 3-47）。

5. 使用咬合纸调整咬合。如果上下颌均为义齿，则分别戴入调殆后，再上下一起戴入调殆。

二、打磨抛光

经过调整后的义齿一定要用棉布轮打磨抛光（图 3-48），并清洁干净咬合纸印记。

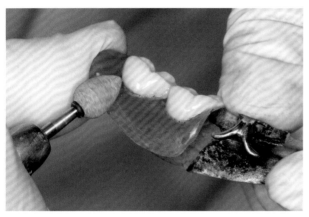

图 3-47 调整

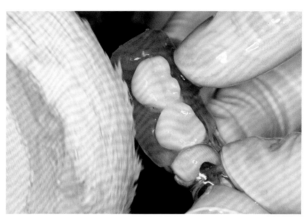

图 3-48 打磨抛光

三、医嘱

戴上义齿先练习说话，慢慢克服异物感，待说话顺畅后就开始吃粥等流质食物。吃流质食物没问题了，再开始吃固体食物。不要啃硬东西，因为可摘义齿比不上天然牙齿，咀嚼效率的恢复有限，因此要有耐心。

吃完东西取下来冲一冲，用软毛的牙刷轻轻刷一刷，注意抛光面和组织面的沟沟缝缝都要刷到。晚上睡觉前一定要取下义齿，不能戴着睡觉，泡在冷水里或者使用义齿清洁片。

注意，患者不要自行修改义齿，觉得不舒服需及时复诊调改。建议半年复查一次。

美观卡环修复技术的临床路径如图 3-49 所示。

第一次就诊	第二次就诊	第三次就诊
接诊	试戴支架	调整
分析设计	记录咬合	打磨抛光
绘制设计单	设计人工牙	医嘱
个别托盘	设计基托	
牙体预备		
取模与工作模型		

图 3-49　美观卡环修复技术的临床路径

第四章　数字化可摘局部义齿的虚拟设计与数控制造

过去,修复体的制作全是手工完成,医师和技师的工作划分泾渭分明,修复体制作的成败与美观效果常由技师的技术与经验决定。医技对技术效果信心不足和沟通的匮乏,使得修复体的整体质量参差不齐。随着数字化技术的迅猛发展,计算机辅助设计/计算机辅助制作(CAD/CAM)技术和与医学、口腔医学的整合改变了口腔修复体的制作环节。现在,借助 CAD 软件强大的功能,修复体设计的每一个环节均可以实现电脑的可视化操作,复杂多变的活动支架的设计环节完全可以在电脑上虚拟完成,并在数控设备上制造完成。

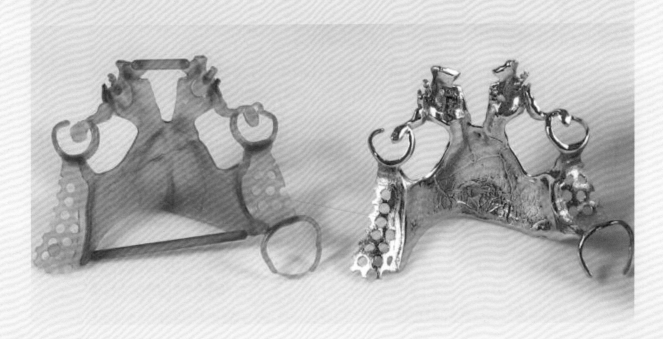

数字化口腔修复是指临床医师及技师参与口腔修复的过程中,采用数字化设备及相应软件完成对患者口内及面部数字化信息的采集、分析、传递、修复体的设计以及制作,具有较好的操作可重复性和效果可预见性,有利于修复流程的质量监督和风险管理,有利于临床-加工所路径的规范和统一。由此,数字化技术在口腔修复中的应用不只局限于数字化信息采集以及最终修复体的计算机辅助设计及制作(CAD/CAM),而是贯穿口腔修复的全过程,还包括术前模拟分析软件,例如数字线面设计(digital line-plane design,DLD)、数字微笑设计(digital smile design,DSD)等,以及方案的数字化记录与传递。

数字化技术在 RPD 中的应用大致分为 3 个流程,即方案设计、方案转移和方案实现。

1. 方案设计

(1)临床医师针对患者制订的个性化 RPD 方案;

(2)临床 RPD 决策系统辅助设计的方案。

2. 方案转移

(1)临床医师将设计方案通过工作授权书/设计单传递至技师;

(2)技师将医师二维设计转移至三维石膏以及耐火材料模型;

(3)扫描及设计软件将实体设计转移为数字化设计。

3. 方案实现

(1)临床医师行显微精准的牙体预备;

(2)技师通过 CAM 过程将数字化设计转化为实体。

数字化技术可应用于可摘局部义齿方案设计、方案转移以及方案实现的流程,对于需要接受可摘局部义齿修复的患者,临床 RPD 决策系统(RPD-designer)根据患者自身情况提供可选的设计方案,医师优化后完成方案转移,计算机辅助设计与计算机辅助制作(CAD/CAM)完成设计从模型向数字化数据,再从数字化数据向修复体的转换。

随着现代科学技术的进步和发展以及国家政策的支持,口腔医学领域数字化技术的运用也更加广泛,不仅在口腔固定义齿修复领域有了显著的成效,在口腔可摘义齿修复领域也快速发展,数字化可摘义齿采用数字化获取口腔及面部信息、数字化设计、数字化制作等一系列快捷高效的数字化流程,有效地提高了可摘义齿修复体的质量,提高了医师和技师的工作效率,减少了患者的就诊时间和次数;数字化的信息数据便于保存以及信息交流和传输,避免了空间占用和材料浪费;方便患者后期就诊时查看前期信息,也便于医师和技师后期进行二次制作。但是,现阶段仍存在的不足有软件设备成本较高、缺乏一定的直观性和实物感等。

数字化技术不仅在临床实践中得到了广泛应用,也逐步深入教学。数字化可摘义齿在教学方面的应用,目前主要体现在学校的教学和制作中心的学习指导。为适应数字化技术的发展,各院校和义齿制作中心逐渐开设数字化口腔技术课程,配备数字化扫描系统、数字化设计软件及数字化制作设备等。以理论教学为基础,先讲解软件和设备的操作方法,并进行操作示教,辅助操作练习,让学生更深入地了解数字化流程和操作。数字化软件设计内容包括学习掌握 Exocad 或 3Shape 的软件,进行多方面设计操作,掌握口腔相关修复体的设计制作,做到理论联系实践。数字化教学体现出其生动形象性、实践操作性、资源共享性及思维拓展性等优势,丰富和完善了教学内容,做到与时俱进,提高了学生的自主学习能力,拓展了学生的创新思维,充分调动了学生的学习热情和兴趣。

四川大学华西口腔医学院设立了虚拟仿真实验教学中心(图4-1),在数字化3D虚拟口腔解剖实习平台、数字化虚拟口腔技能培训系统、口腔医学仿真机器人等3个平台上专门建设虚拟实验教学中心,为同学们提供先进的数字化设备,供同学们进行学习和研究。相信在未来会有更多新材料和新设备投入到临床和教学,促使数字化技术不断发展。

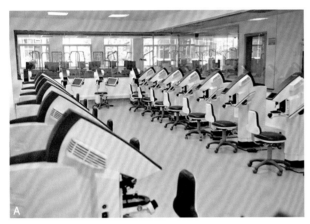
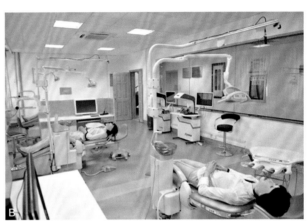

图4-1 虚拟仿真教学实验教学中心
A. 数字化虚拟口腔技能培训系统 B. 口腔医学仿真机器人

第一节 数字化设计的相关术语

数字化可摘义齿支架生产流程如图4-2所示。

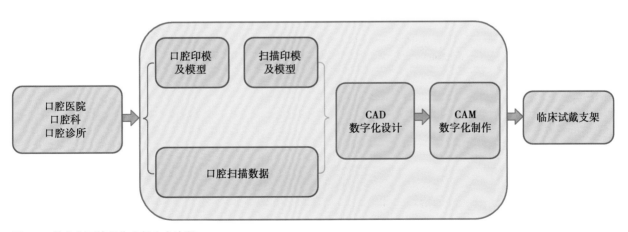

图4-2 数字化可摘义齿支架生产流程

一、数字化模型获取

运用影像和光电信息原理以及数字化处理系统对颌面部外形、预备体、邻牙、对颌牙及咬合关系等位置形态信息进行获取，以得到数字化模型。

精确的口腔扫描 / 印模数据是制作良好修复体的重要前提信息。

传统获取口腔信息的方法是制取印模，但在过程中会造成很多误差，例如，印模不完整不清晰、有气泡或取模发生形变；印模材料产生收缩变形；石膏模型的形变、气泡和磨损；多次翻制模型带来的误差；代型修整过度或破坏等，在印模和模型送到制作中心后，一些不可逆的操作可能会造成部分口腔信息的丧失。

数字化模型获取方法可分为直接法和间接法。直接法包括口内扫描（图 4-3）及颌面部扫描（图 4-4）；间接法包括模型和印模的数字化扫描。

（一）直接法

口内扫描结合光学、电子技术及计算机图像识别和处理技术，通过相应的扫描设备，将获取的光学信号转换为计算机所能识别的电子信号，将实体转换为虚拟数字信息，从而获得三维数字模型。

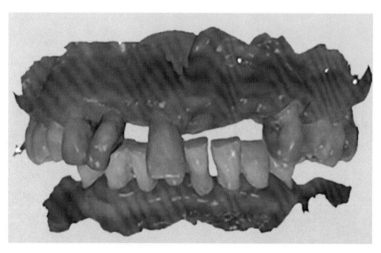

图 4-3　口内扫描

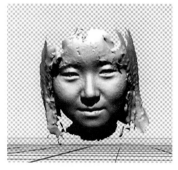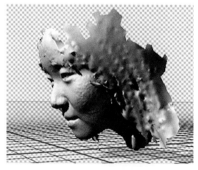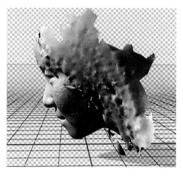

图 4-4　面部扫描

1. 口内扫描仪　目前口内扫描仪的工作原理主要有共聚焦显微成像技术、三角测量技术和主动波前阵面采样技术 3 种。具体如下：

（1）共聚焦显微成像技术：共聚焦显微成像技术采取逐层扫描模式，数据清晰度高、细节再现能力好，扫描精度高，但扫描速度较慢。代表产品有 Aoralscan（先临三维，中国）（图 4-5）、3D Progress（MHT，意大利）（图 4-6）和 Trios（3Shape，丹麦）（图 4-7）。

（2）三角测量技术：包括线激光扫描技术、结构光扫描技术和立体摄影技术等，特点是扫描速度快，但根据设备需要隔湿和喷粉。代表产品有 CEREC Bluecam（Sirona，德国）及其改进版 Omnicam（图 4-8）、Bluescan（A.TRON3D，奥地利）、IOS FastScan（IOS，美国）、MIA3D（Densys3D，以色列）以及 DirectScan（HINT-ELS，德国）。

（3）主动波前阵面采样技术：其代表产品有 Lava C.O.S.（3M，美国）以及最新型号 True Definition Scanner（图 4-9）。

部分口内扫描仪（如 3M Lava C.O.S.）需先在牙上喷粉，用于增加供系统扫描识别的参考点，但是需要注意的是在实际使用中，如果出现布粉不均匀的情况，将导致一些位点的扫描形态出现异常，同时喷粉操作容易使得患者产生不适，扫描头不能保持稳定的位置，从而影响扫描精度，使之可靠性降低。目前临床常用的口扫设备是 Trios（3Shape，丹麦），能真实反映口内软硬组织的色彩和形态特征，扫描精度可达到 5μm。

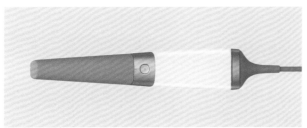

图 4-5　Aoralscan

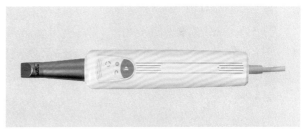

图 4-6　MHT 3D Progress

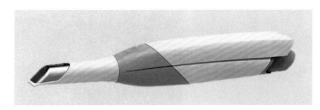

图 4-7　3Shape Trios

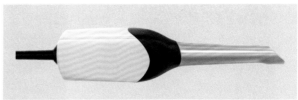

图 4-8　CEREC Omnicam

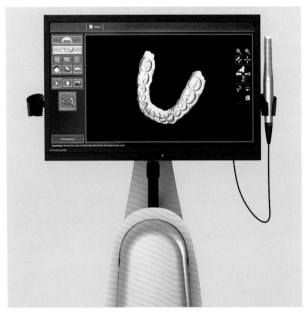

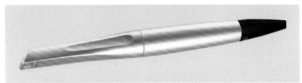

图 4-9　3M Lava True Definition Scanner

2. 常用的口内扫描系统

（1）CEREC 系统（图 4-10）：主要应用三角测量技术，其基本原理是发射光束到牙表面，光反射至电荷耦合器后成像，由于其表面不均匀的光反射会影响信息采集的准确性，故在牙表面喷布不透明粉末，以提高信息采集的质量。CEREC 系统属于封闭系统，其采集的信息借由专有格式文件传递，传递途径为 CEREC Connect®，其终端需为 Sirona 支持的 CEREC MC 和 CEREC In-Lab 等设备。

（2）Trios 系统：其原理基于共焦显微成像技术，独创结合特殊光路振荡系统的超快光学切除技术。该系统能够自动识别于聚焦平面上的物体聚焦平面变化，并同时保持扫描仪与被扫描物体间的相对位置关系固定。采集速度每秒高达 3 000 图像，减少了扫描误差。Trios 系统通过采集图像组合构建的方式最终形成立体三维图形，即为数字化印模。Trios 属于开放性系统，其扫描文件以 STL 格式传递，可用于其他 CAD/CAM 系统。3Shape 公司还提供手机终端，因而数字化印模可在手机或平板电脑上向患者、医师及技师展示，且可提供真彩扫描，故非常有利于医师、患者、技师三者之间的交流。

（3）Lava C.O.S 系统：由 3M 公司（美国）研发，采用主动波阵面采样技术（图 4-11）。Lava C.O.S. 为半开放系统，多数情况下该系统在专有平台上以专有格式传递文件，仅可通过其支持的特定 CAD 软件和 CAM 设备来设计和制作修复体，但其具备与其他软件的兼容性。

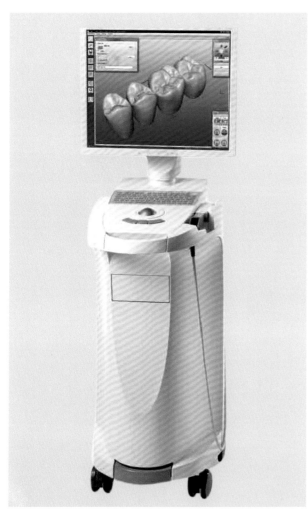

图 4-10　CEREC 系统

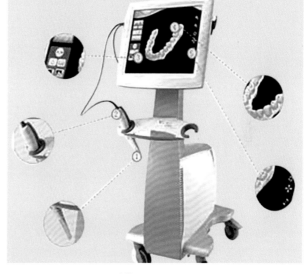

图 4-11　Lava C.O.S 系统

（4）iTero 系统：其原理为共聚焦显微成像技术，通过该系统获得的数据清晰度高、细节表现力好、扫描精度较高，但因采用逐层扫描模式，扫描速度相对较慢。iTero 系统使用红色激光器作为光源，通过平行共焦扫描可捕获口腔内的所有结构与材料，无需扫描粉末涂覆牙齿。iTero 系统是开放式系统，数据信息以 STL 格式传递，能与接受 STL 格式的软件兼容。通过无线系统传送到 Cadent 设备和技工室。

3. 常见的颌面部扫描仪

（1）美国 3dMD 扫描仪（图 4-12）。

（2）DS-FSCAN（图 4-13）：是一款基于结构光扫描技术的三维扫描仪，采用双目视觉系统，配备高帧率工业相机和 LED 光投影机，附加纹理模块，支持彩色纹理扫描。结构光扫描技术原理如下：LED 光扫描仪使用白色或蓝光 LED 投射光图案在物体表面，由一个或多个相机同时捕捉物体反射的光线，从而采集物体信息（图 4-14）。当配备了彩色相机时，就可以进行物体彩色信息的获取。最后，就得到了反映该面部或物体的一个高度精确的三维重建模型。可以用于从复杂物体的表面获取三维数据,快速而准确。其主要特征如下:①数据细节丰富,高度还原实物表面立体信息;②精度高,数据尺寸低误差;③高灵敏度,高分辨率,具有1 280×1 024 分辨率的摄像头;④兼容多种扫描模式与多种拼接方式;⑤LED 光对人眼睛更安全,可用于人体扫描;⑥扫描快速快,扫描过程约 5~10 秒钟,扫描过程需要被扫描对象保持静止;⑦大幅面可更快获取高细节度的物体三维数据;⑧纹理数据采集及处理;⑨文件输出,支持多种选项。

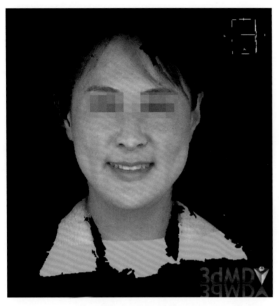

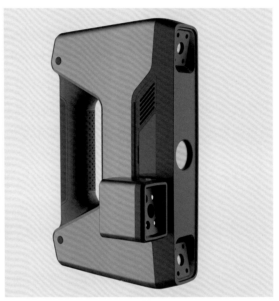

图 4-12　3dMD 扫描仪对受试者进行面部动态信息捕捉　　图 4-13　DS-FSCAN 手持面部 3D 扫描仪

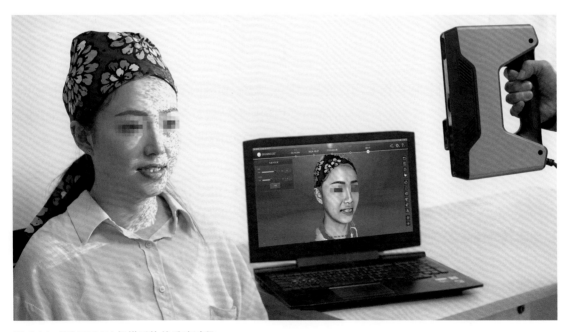

图 4-14　DS-FSCAN 扫描后软件重建过程

利用面扫数字化信息可实现面部及口内三维数据高精度的匹配,适用于颌面修复、前牙美学、咬合重建等面部及口腔科应用,以及修复或正畸前后、治疗中的面部变化分析。

利用口扫及面扫获取患者数字化信息时,精确度受以下因素影响:

1）扫描设备因素:扫描精度速度匹配度等。

2）操作者技术因素:操作角度手法等。

3）患者因素:患者的配合度、口腔内环境和空间等。

（二）间接法

体外利用扫描仪对制备的模型或印模扫描处理后,转化为 CAD 软件可编辑的三维虚拟模型为间接法获取数字化模型。目前常用的模型扫描系统有先临三维（图 4-15）、3Shape（图 4-16）、Dental Wings（图 4-17）、Sirona（图 4-18）、Girrbach（图 4-19）和 Wieland 等品牌,扫描精度可达到 15μm。

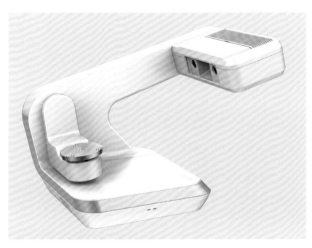

图 4-15　先临三维 DS-EX Pro

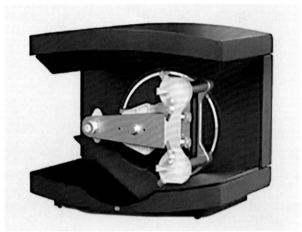

图 4-16　3Shape E3 扫描仪

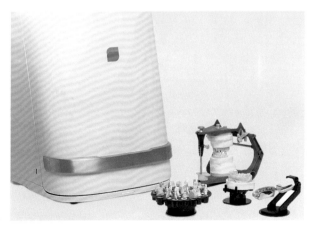

图 4-17　Dental Wings 扫描仪

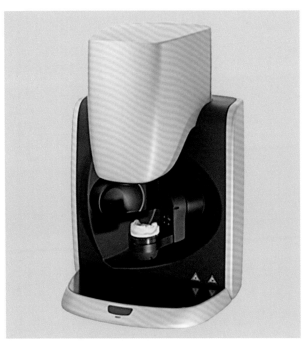

图 4-18　Sirona 扫描仪

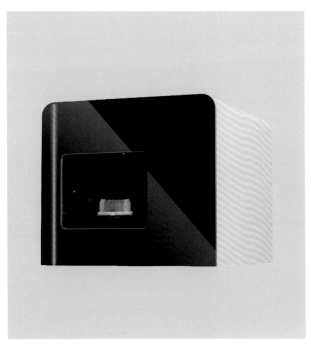

图 4-19　AmannGirrbach Ceramill Map 200⁺ 扫描仪

二、数字化分析

数字化分析是指术前利用二维或三维软件处理患者数码照片，结合制订的修复方案，获得医 - 患双方期望的最终修复效果的预告过程，有利于医 - 患双方在实行不可逆的口内操作前充分沟通交流，以提升诊治过程的质量。用于数字化分析的软件有 DSD（digital smile design）、DLD（digital line-plane design）和美齿助手（图 4-20）等。

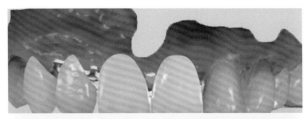

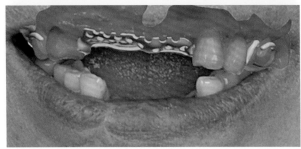

图 4-20　美齿助手

三、计算机辅助设计

可摘义齿卡环的计算机辅助设计（CAD）软件主要有 SensAble 公司的 SensAble system，3Shape 公司的 Dental system，AmannGirrbach 公司的 Ceramill 系统等产品，各有千秋，但其操作流程大同小异，具体如下：

1. 确定就位道，填倒凹。

2. 蜡型修整，预留卡环固位部分空间。

3. 依次设置固位网、大连接体、卡环、殆／舌支托和小连接体等结构。

4. 按需要设置花纹蜡、组织支点以及固位钉等辅助结构。

5. 按材料需要设置支撑杆，完成设计（图 4-21）。

传统支架的设计大多采用手工蜡型设计制作，存在人为误差，在设计上受到限制。而数字化设计支架运用口腔相关设计软件进行修复体设计，模型可视性强，各部分可以自由加减、删除、隐藏和修改等编辑工作，运用虚拟殆架模拟下颌运动，调整患者的咬合参数，清晰准确地展示了口内信息和数据，以便于获得更加精确的可摘义齿。在数字化设计的过程中应注意理论与实践的结合，根据不同病例情况设计合理有效的修复体。

6. 文件导入排版　计算机辅助制作之前需要在专用软件中对生成的 STL 文件排版（图 4-22），无论是减材制造还是增材制造，均需要在修复体合适的位置设置支撑杆，以保证加工过程中修复体的稳定性。完成排版后，将命令传递至 CAM 终端。

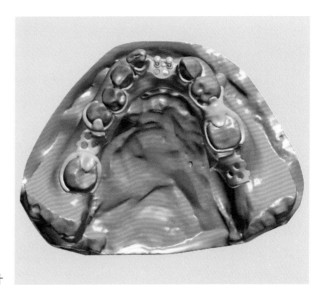

图 4-21　支架设计

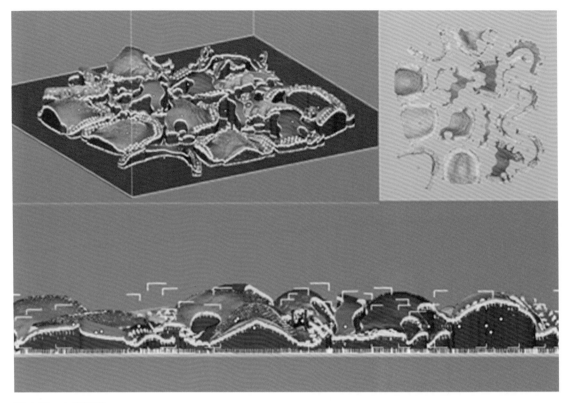

图 4-22 支架排版

四、计算机辅助制作

口腔修复领域数字化 CAD/CAM 中的计算机辅助制作（CAM）技术主要包括减材制造技术和增材制造技术。

（一）减材制造技术

减材制造（subtractive manufacturing, SM）即使用机械切削、化学处理、放电加工、激光加工等方式将材料选择性的从一块坯料中移除的技术，口腔修复中运用最广泛的是计算机数控（computer numerical control, CNC）切削系统。其优势在于加工精度高，制作的修复体表面光洁度高，无需过多后处理，可加工材料种类多，内部均质性好等，但同时材料浪费大，无法加工嵌套、镂空等复杂结构。

（二）增材制造技术

增材制造（additive manufacturing, AM）为一种与减材制造方法相反的制造思路，主要根据 3D 模型数据进行数字设计并以层层堆叠积累材料的方式创建制造物体的方法，又称快速成形（rapid prototyping）或 3D 打印，其优点在于可加工复杂结构，节约材料和加工效率高，但目前其成本较高，加工品表面较粗糙，可使用的口腔医用材料有金属（钴铬合金、纯钛等）（图 4-23）、树脂和蜡。

LaserCUSING®加工材料	CL 20ES	不锈钢（1.4404）
	CL 31AL	铝（AlSi10Mg）
	CL 41TI ELI	钛合金（TiAI64V ELI）
	CL 42TI	2 级纯钛
	CL 50WS	热作钢（1.2709）
	CL 91RW	不锈钢热作钢
	CL 92PH	沉淀硬化不锈钢（17-4PH）
	CL 100NB	镍合金（Inconel 718）
	CL 101NB*	镍合金（Inconel 625）*
	CL 110 CoCr*	钴铬铸造合金（F75）*
	remanium®star CL	钴铬铸造合金（德国登特伦）
	rematitan®CL	钛合金（德国登特伦）

图 4-23　Concept Laser 公司 Laser-cusing 加工材料

1. 增材制造成形方式　增材制造有多种不同的成形方式，按原材料的不同状态可分为以下三大类：

（1）第一类增材制造原材料为液体，如立体光刻成型（stereo lithography apparatus，SLA），主要用于制作口扫工作模型和种植导板。

（2）第二类增材制造原材料为片状或丝状，如叠层实体制造（laminated object manufacturing，LOM）、熔融沉积成形（fused deposition modeling，FDM）、电子束熔丝成形和等离子束熔丝成形。

（3）第三类增材制造原材料为粉末，如选择性激光熔化（selective laser melting，SLM）和选择性激光烧结（selective laser sintering，SLS），激光近净成形（laser engineered net shaping，LENS）和电子束选区熔化（electron beam selective melting，EBSM）。其中应用较多的 SLS 技术主要用于制作修复体蜡型、树脂熔模、金属修复体和导板等，SLM 技术主要用于制作金属修复体。

2. 常用的金属增材制造技术

（1）选择性激光熔化（selective laser melting，SLM）：1995 年由德国 Fraunhofer 研究所提出，并于 2003 年由德国 MCP-HEK 公司推出第一台 SLM 设备。SLM 技术采用高功率密度、小光斑激光束和高精度铺粉器，成形前无需加热粉末，成形过程中高能激光将粉体材料层层完全熔化，直接形成冶金结合的结构。

（2）选择性电子束熔融（selective electron beam melting，SEBM）：1994 年由瑞典 ARCAM 公司提出，并于 2002 年推出第一代设备 EBM S12。使用 SEBM 技术制造前，先对金属粉进行预热，一般需预热至 600~700℃，可以降低金属粉末在加工中的冷却速率，增加粉末颗粒在加工中的稳定性，采用高能高速的电子束选择性地轰击金属粉末，使其熔融成形。

（3）激光直接金属沉积（laser direct metal deposition，LDMD）：20世纪90年代由美国Sandia国家实验室首次提出，不同研究机构对此技术的称呼不同，美国Sandia国家实验室的激光近净成形（laser engineered net shaping，LENS）技术、美国Michigan大学的直接金属沉积（direct metal deposition，DMD）、英国伯明翰大学的直接激光成形（directed laser fabrication，DLF）和中国西北工业大学的激光快速成形（laser rapid forming，LRF）等。成形过程中，通过喷嘴将粉末聚集到工作平面上，同时激光束也聚集到该点，两点重合，粉末熔化，通过工作台或喷嘴移动，获得堆积的熔覆实体。LDMD技术可用于高熔点金属的直接打印，但其激光聚焦光斑大，一般在1mm以上，因此使用LDMD技术制造的零件尺寸精度和表面粗糙度都不太理想。

（4）选择性激光烧结（selective laser sintering，SLS）：1989年由美国得克萨斯大学奥斯汀分校Carl Deckard首次提出。采用液相烧结的冶金机制，成形过程中粉体材料发生部分熔化，保留其固相核心，并通过后续的固相颗粒重排、液相凝固粘接实现粉体致密化。SLS技术可加工的金属有钛及钛合金、钴铬合金、不锈钢和镍钛合金等，加工环境为惰性气体氩气或氮气环境，使用二氧化碳激光，可进行单向或双向扫描。SLS技术具有较高的材料利用率，且加工过程无需支撑，但也因为SLS采用半固液相烧结机制，粉体材料未发生完全熔化，成形件中仍会含有未熔固相颗粒，直接导致零件孔隙率高、致密度低、拉伸强度差以及表面粗糙度高等工艺缺陷。SLS的半固态成形体系中，固液混合黏度通常较高，导致熔融材料流动性变差，会出现SLS工艺特有的冶金缺陷——球化效应。球化效应不仅会增加成形件表面的粗糙度，更会导致铺粉装置难以在已烧结层表面顺利铺粉，阻碍后续的加工进程。

（5）纳米颗粒喷射（nanoparticle jetting，NPJ）：2016年由以色列XJET公司推出采用NPJ技术的金属3D设备。该技术将纳米尺寸金属颗粒注入黏合剂形成金属油墨，通过特制的喷头将金属油墨喷出打印，成形后高温蒸发黏合剂，留下金属部分完成制造。NJP打印速度是普通激光打印的5倍，尺寸精度高且表面质量优异，不足之处在于其耐温性相比于其他打印金属较低。

（6）喷墨3D打印/粘接剂喷射（inkjet 3D printing/binder jetting，3DP/BJ）：1993年由麻省理工学院提出，属于间接金属3D打印。该技术将粘接剂按照CAD设计喷出，金属粉末逐层黏合成形，而后在高温辐照作用下粘接剂挥发，打印完成后烧结完成零件制造。同时，该技术为材料喷射技术的一种变体，采用的粘接剂一般为水基粘接剂。3DP或BJ技术成形材料多样化，无需添加支撑，方便后处理，因此可以实现复杂零件的打印，一些设备可以实现大幅面成形，不存在大幅面失真的问题，但其精度相比于SLM较低。

（7）原子扩散增材制造（atomic diffusion additive manufacturing，ADAM）：2017年9月美国Markforged公司推出的金属3D打印机Metal X采用ADAM技术，属于间接增材制造。该技术使用金属粉末与树脂粘接剂混合形成丝材，机器将CAD文件放大后打印出"绿模"，脱树脂处理后烧结成形，最终零件与CAD文件一致。可用于ADAM技术的金属有Ti6Al4V、铜基合金和316L不锈钢等，零件致密度达95%~99%，使用ADAM技术科实现零件大批量制造，但生产准备时间长。

每一种修复体不一定只对应一种制造技术，活动修复主要应用金属 3D 打印技术和蜡型成形技术两大类。

（1）金属 3D 打印技术：SLM 采用激光有选择地分层熔化烧结固体粉末，并使成形的金属层层固化叠加成所需要的形状。其整个工艺包括 CAD 模型的建立及数据处理、铺粉、融化烧结以及后处理等。

（2）蜡型成形技术（图 4-24）：目前树脂熔模或蜡型成形技术主要分为以下两种：

1）立体光刻成形（stereo lithography apparatus，SLA）技术：由 Charles Hull 于 1984 年获得美国专利并被 3D Systems 公司商品化，是目前被公认为世界上研究最深入、应用最早的一种 3D 打印方法。该技术以光敏树脂液体为原材料，由计算机控制紫外线激光束，将液体状光敏材料逐个薄层的固化、叠加，最终生成三维实体模型，其优点是精度高、表面准确光滑。代表公司为 3D System（图 4-25）。

2）基于 DLP 的光固化成形技术：是数字光处理（digital light processing，DLP）技术和喷墨印刷技术实现的新型光固化技术。这种基于 DLP 的光固化成形技术因其成形精度高、价格相对低而发展迅速，并广受关注。但其缺点是很难完成大幅面的打印成形工作。代表公司为 BEGO（图 4-26）。

传统包埋铸造工艺存在铸造缺陷、铸件存在气孔等问题。数字化 3D 打印技术有效避免了气泡、裂纹和收缩变形，并转变为自动化生产模式，简化了义齿制作工艺流程，具有精确度高、材料浪费少、提高修复体质量等优点。可摘义齿支架材料性能要求是具有较高的强度，良好的延展性及加工性能，获得足够的固位力，保证支架坚固、不变形，防止基托发生断裂，减小修复体体积。钴铬合金因其优良的机械性能和耐腐蚀性，是目前常用的打印可摘义齿支架的材料。

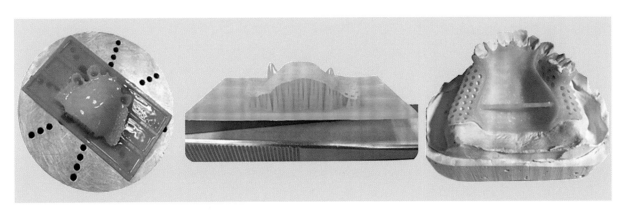

图 4-24　蜡型 3D 打印

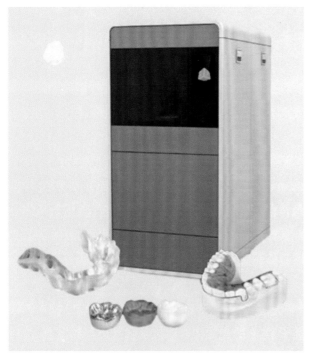

图 4-25　3D system 打印机

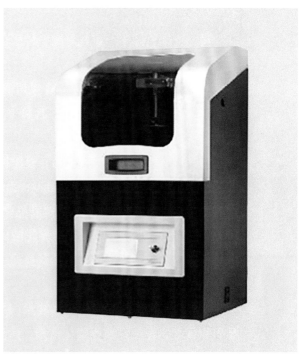

图 4-26　BEGO 打印机

五、后处理

3D 打印获得的金属修复体需要经过应力释放才能进入下一步操作,目的是消除 SLM 过程中修复体内部产生的热应力,防止不利形变的产生,保持修复体质量。

第二节　数字化设计的原理

一、数字化可摘局部义齿流程

（一）修复方案设计

临床医师根据患者口内情况制订个性化的修复方案,并明确地在工作授权书上绘制支架设计图,注明支架就位道、设计要点(受维度限制无法在工作授权书上展示出来的部分,尤其是杆卡和小连接体的走向)、支架材料(采用"分裂连接体"的应力中断设计和"短固位臂"的美观卡环时应保证金属材料强度,患者对支架金属材料过敏时更换金属材料或者选用非金属材料,如 PEEK 等)以及其他结构(是否设置固位钉以及固位钉的数目和位置)。

（二）数字化预告

术前获得患者各角度清晰的数码照片，或利用面扫获得患者面部的三维数据，利用数字线面设计（digital line-plane design，DLD）对支架修复效果进行数字化预告，向患者展示二维及三维修复方案并征得其同意。

（三）数字化模型获取

RPD 中肯氏Ⅲ类缺失的患者可以通过口内扫描设备（如 3Shape Trios）直接制取数字化模型，肯氏Ⅰ类、Ⅱ类和Ⅳ类患者首先按照要求制取印模，灌制石膏模型，再通过体外扫描仪（如 3Shape D800 或 3Shape E3）获得数字化模型。

肯氏Ⅲ类缺失的患者通常采用牙支持式可摘局部义齿，不需要特别考虑缺牙区的软组织情况，口扫模型能满足方案设计的要求；而肯氏Ⅰ类、Ⅱ类和Ⅳ类患者制作过程中常会采用"功能性"印模，目前口内扫描尚不能解决此类问题。另外，口扫设备在张口度过小，前庭沟过浅的患者中应用会受到一定的限制。

（四）计算机辅助设计

1. 3Shape 软件设计可摘局部义齿　具体流程如下：

（1）定就位道，填倒凹（图 4-27）。

（2）蜡型修整，预留卡环固位臂空间（图 4-28）。

（3）置固位网（图 4-29），按照模型上绘制的方案（图 4-30）转移设计，可选择不同类型的固位网（图 4-31），设置网格大小（图 4-32）。

（4）设计大连接体（图 4-33），调整边缘位置和形态，并进行开窗缓冲处理。

（5）设计卡环（图 4-34）、舌 / 𬌗支托（图 4-35）以及小连接体（图 4-36），依据材料类型设置宽度、厚度等参数，调整卡环及小连接体走向和舌 / 𬌗支托的形态。

（6）需要设置花纹蜡（图 4-37）、固位钉（图 4-38）等辅助结构。

（7）绘制终止线和组织支点（图 4-39）。

（8）设置支撑杆（图 4-40），完成设计（图 4-41）。

（9）个性化人工牙的设计：在制作个性化人工牙、金属𬌗面支架以及一体化可摘局部义齿时，可根据软件的牙型数据库以及排牙功能等进行个性化人工牙的设计（图 4-42~ 图 4-44）。

（10）基托的数字化设计：在设计数字化全口义齿或一体化可摘局部义齿时，可以选用软件中的基托设计功能或牙龈设计功能设计基托的外形（图 4-45）。

（11）一体化可摘局部义齿的数字化设计：如果需要设计一体化可摘局部义齿（图 4-46），在完成支架、人工牙、基托等部位之后，需要采用软件自带的布尔运算功能合并所有部件。

2. 软件排版　设置支撑（图 4-47），注意 3D 打印支架支撑材料应设置于支架的磨光面，而不能加在组织面，以免在磨除的时候破坏组织面形态，影响支架密合性。

3. 计算机辅助制作（CAM）

（1）数控切削获得金属支架或 PEEK 支架。

（2）3D 打印获得金属支架（图 4-48）或树脂 / 蜡型熔模（图 4-49）。

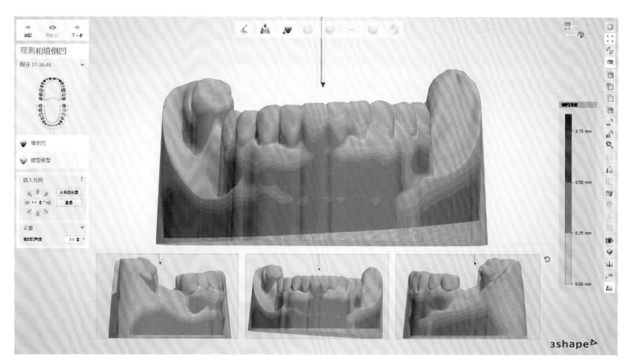

图 4-27　确定就位道,填倒凹

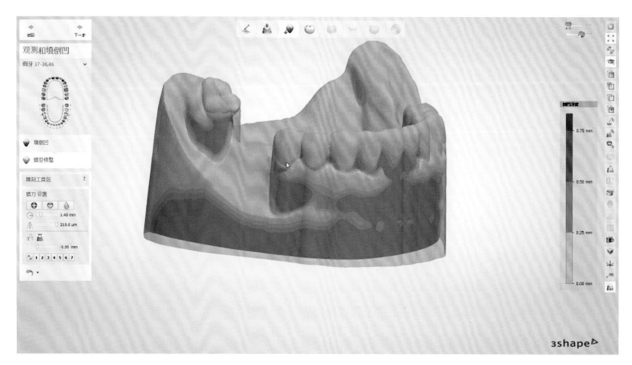

图 4-28　修整蜡型预留卡环固位空间

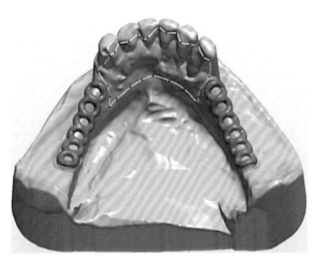

图 4-29　设置固位网

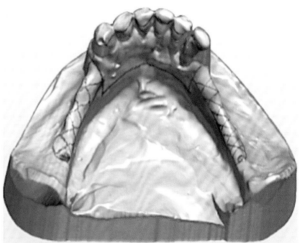

图 4-30　显示模型上已绘制的方案

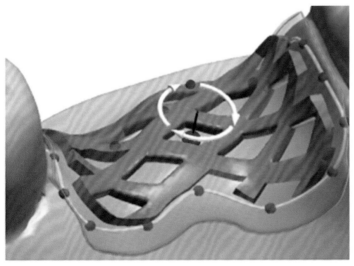

图 4-31　不同网格类型的固位网

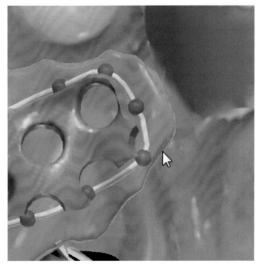

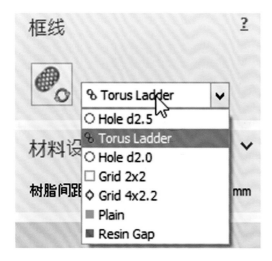

图 4-32　设置固位网参数

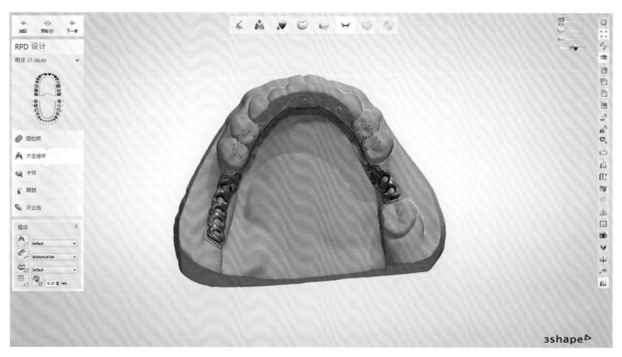

图 4-33　设计大连接体

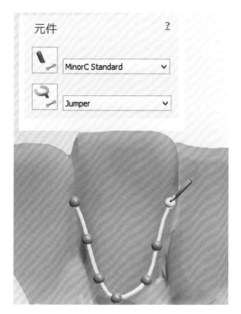

图 4-34 绘制卡环

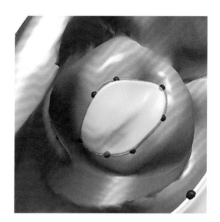

图 4-35 绘制𬌗支托

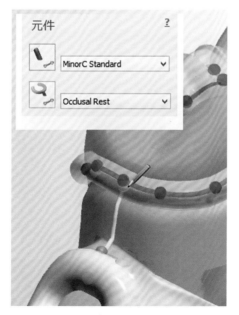

图 4-36 绘制小连接体

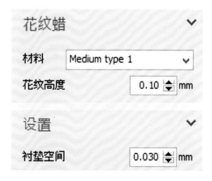

图 4-37 设置花纹蜡参数

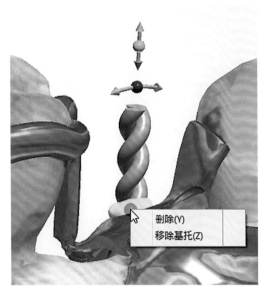

图 4-38　设置固位钉

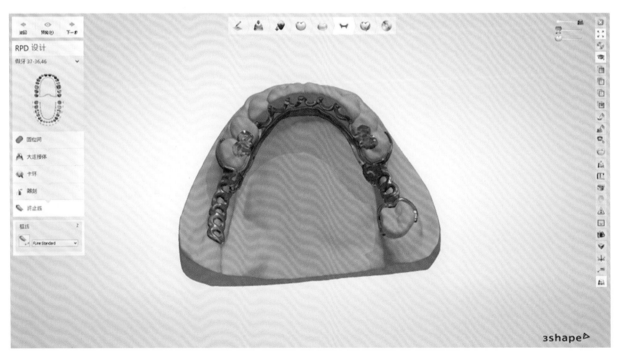

图 4-39　绘制外终止线

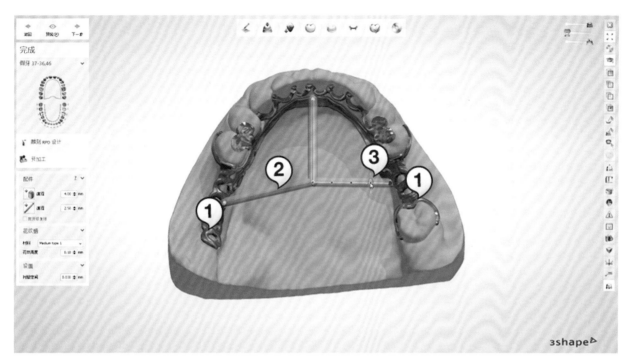

图 4-40　设置支撑杆

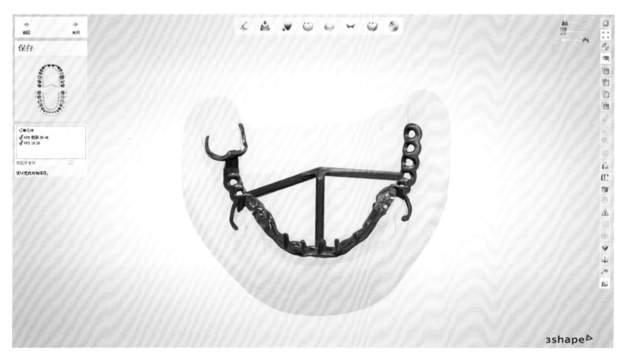

图 4-41　完成设计

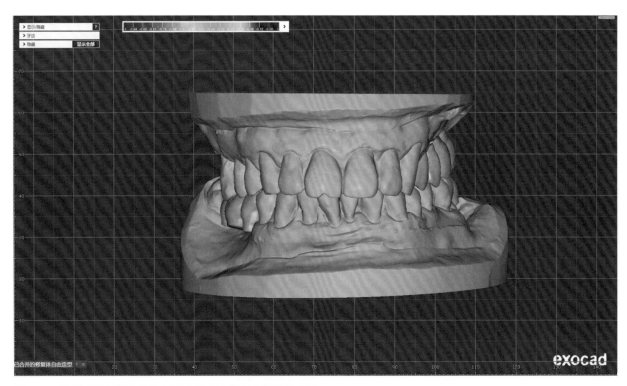

图 4-42   选择牙型数据库中的人工牙,选择合适的位置进行排牙

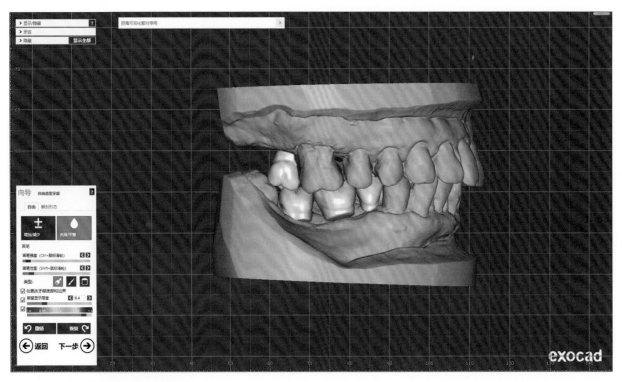

图 4-43   根据需要调整人工牙的外形

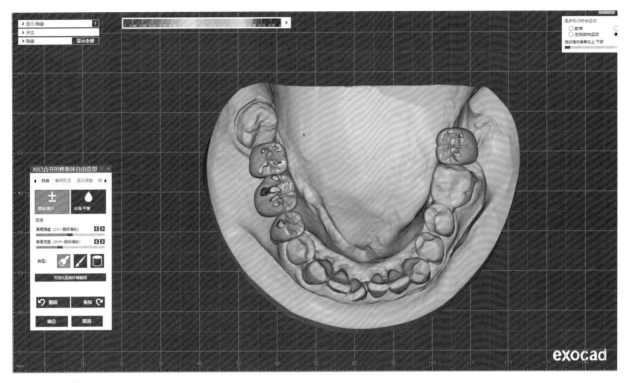

图 4-44　调整咬合

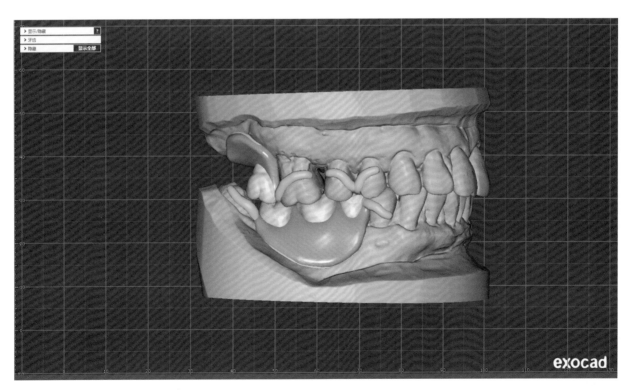

图 4-45　可摘局部义齿的基托设计

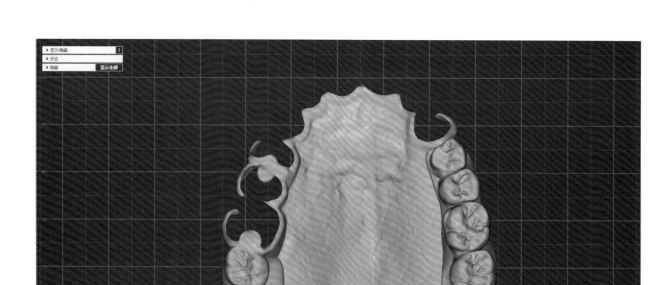

图 4-46　一体化可摘局部义齿

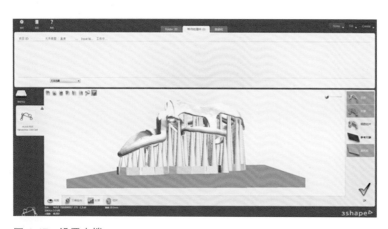

图 4-47　设置支撑

4. 后处理及后续操作流程　3D 打印金属支架需在打印完成后进行应力释放（图 4-50）的处理，然后切割支撑材料（图 4-51），打磨、抛光（图 4-52），清洗消毒，临床试戴无误后，排牙、注塑 / 充胶、热处理、打磨、抛光，完成金属支架可摘局部义齿的制作。数控切削金属支架和 PEEK 支架无需进行应力释放的处理。

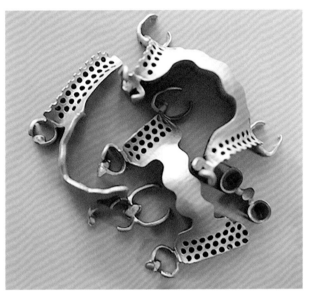

图 4-48　3D 打印钴铬合金支架

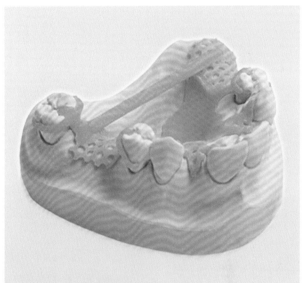

图 4-49　3D 打印蜡型熔模

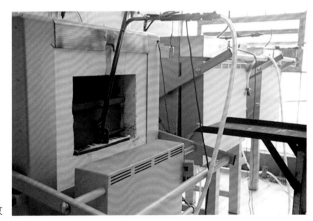

图 4-50　后处理——应力释放

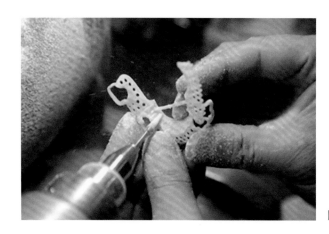

图 4-51　3D 蜡型熔模打印后去除支撑材料

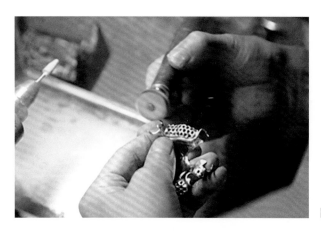

图 4-52　3D 打印支架抛光

　　3D 打印获得的树脂 / 蜡型熔模（图 4-53）通过包埋铸造制备金属支架（图 4-54），后续操作与上述流程相同。值得注意的是，铸造前要求翻制耐火模型，树脂 / 蜡型熔模在耐火模型上就位后包埋铸造，降低支架铸造中发生变形的风险。

　　与 3D 打印和数控切削金属支架相比，3D 打印树脂 / 蜡型熔模仍然包括传统加工流程中的包埋铸造过程，且该过程操作复杂、人为误差因素较多，如复制耐火模型中出现的误差会导致熔模就位困难甚至无法就位；包埋料粉液比不正确导致包埋强度降低，铸造过程中包埋料容易开裂，或包埋料颗粒脱落污染合金；包埋料膨胀率不能与金属匹配，金属支架铸造后无法就位；新旧合金混合导致其膨胀率不能确定，包埋料选择困难；铸道及储金池设置不当导致铸造不全等均会降低金属支架的质量。

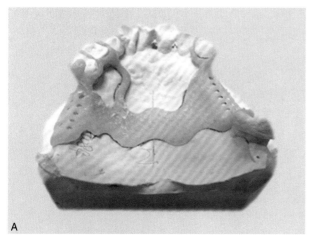

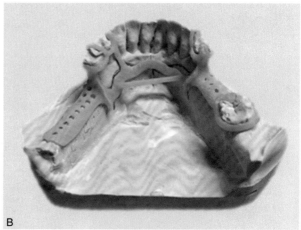

图 4-53 3D 打印支架蜡型熔模
A. 上颌支架蜡型熔模 B. 下颌支架蜡型熔模

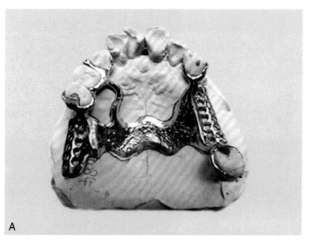

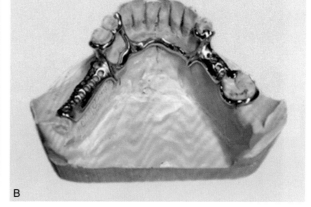

图 4-54 利用蜡型熔模铸造后获得金属支架
A. 上颌金属支架 B. 下颌金属支架

　　5. 个性化托盘的数字化设计与制作 个性化托盘的数字化设计是以数字化初模型为基础。首先根据初模型设定就位道,填除倒凹,可根据印模材料进行适当厚度的缓冲(图 4-55),然后选择伸展范围(图 4-56)和托盘厚度,生成具有初步外形的托盘,最后根据实际需要设计托盘手柄、孔(图 4-57)等。待托盘设计完成后(图 4-58)导出数据,可采用树脂打印机进行打印。

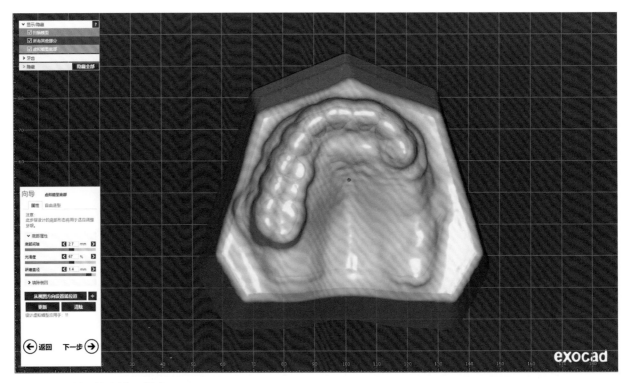

图 4-55　初模型填除倒凹、缓冲

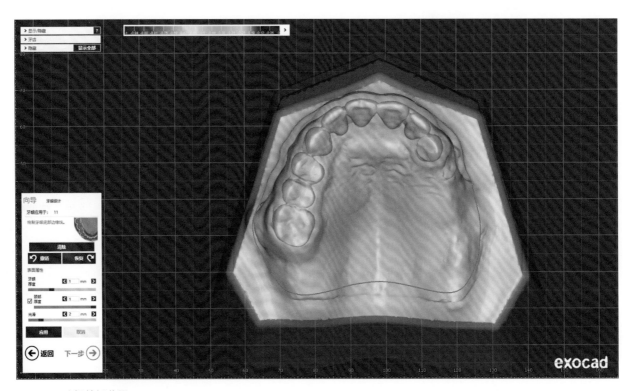

图 4-56　选择基托范围

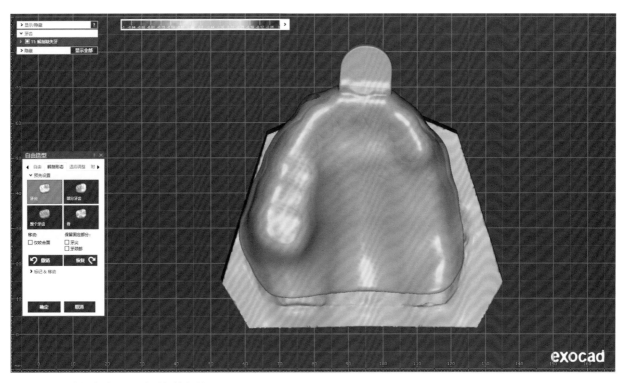

图 4-57 生成托盘外形、设计手柄等部件

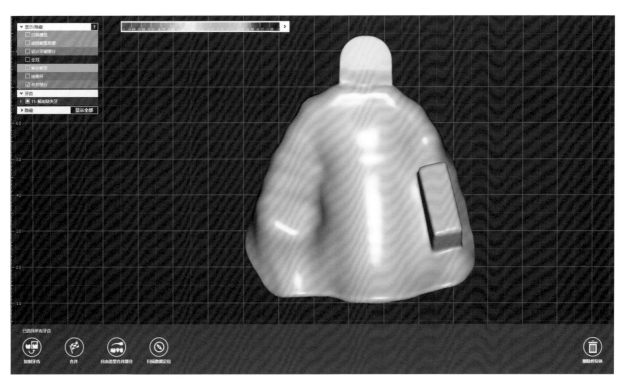

图 4-58 完成托盘的设计

二、数字化支架与传统支架的比较

传统的制作工艺主要流程如下：制取印模、灌注石膏模型、修整模型、制作蜡型、铸造包埋和打磨抛光等步骤。其过程主要依靠医师和技师的理论知识和操作经验，缺乏技术稳定性和客观的标准，在制作过程中容易产生误差，造成修复体不密合、铸造失败、材料浪费等一系列问题。

数字化设计通过设置可摘局部义齿固位网、大连接体、卡环、小连接体和终止线等结构的三维数字化模型，并应用计算机辅助制作技术完成支架或支架树脂蜡型熔模的切削或打印成形。

（一）临床分析设计

传统支架设计（图 4-59）由模型观测、模型处理、复制耐火模型和蜡型制作等环节组成。模型观测在观测仪上进行，根据模型观测结果来确定就位道方向和填倒凹区域。支架蜡型的制作多使用成品花纹蜡、卡环蜡手工完成。由于卡环蜡尺寸选择较少，卡环的尺寸也相对较为固定。

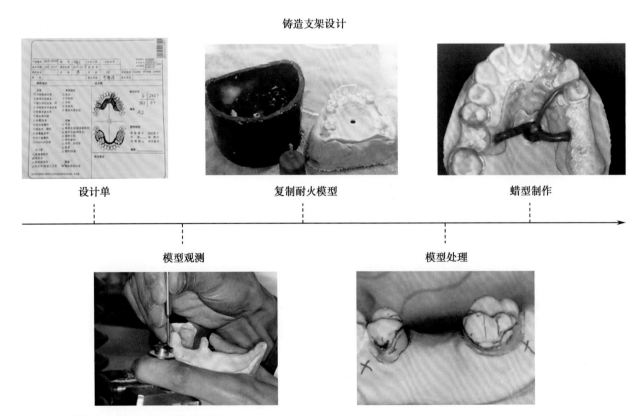

图 4-59　传统支架（铸造支架）设计流程

数字化支架设计首先通过口内或模型扫描仪扫描患者牙弓形态,得到数字化牙列信息(图 4-60)。再通过 CAD 设计软件,直观的进行支架形态的设计。支架的就位道方向可以通过软件来确定和调节(图 4-61)。改变就位道设置方向,可以直观观察到基牙倒凹变化情况(右侧颜色条码),从而选择合适的就位方向。图 4-61 中蓝色箭头所指方向即为就位道方向。在确定了就位道方向后,软件自动填补倒凹(红色蜡)(图 4-62),在基牙卡环(图 4-63)进入倒凹的部分需要去除相应倒凹蜡,留出合适的倒凹深度。

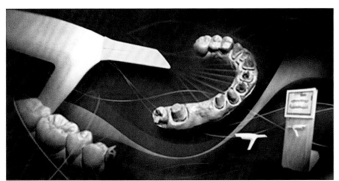
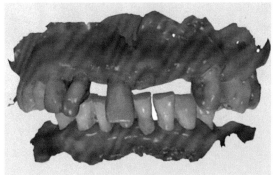

图 4-60　口内扫描

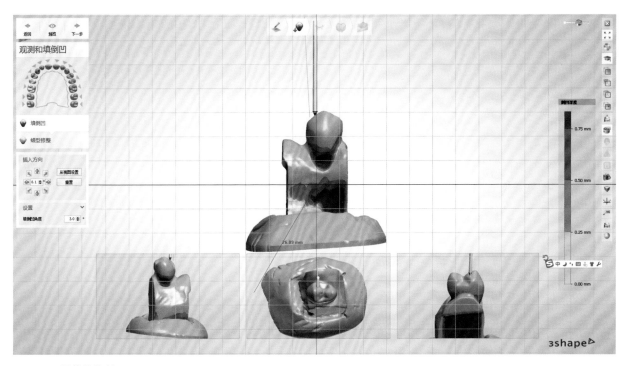

图 4-61　调整就位道

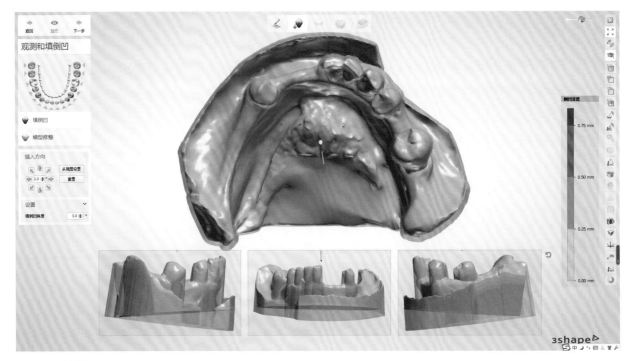

图 4-62 填倒凹

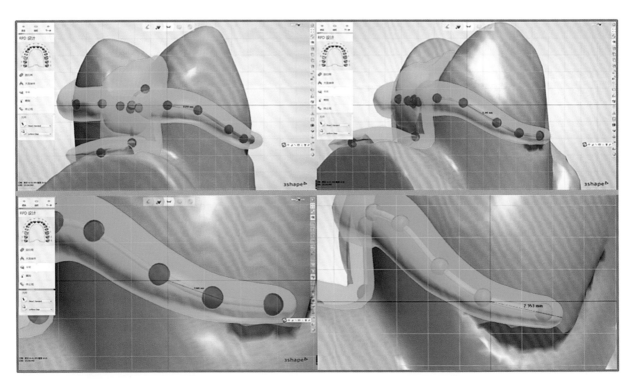

图 4-63 设计卡环

（二）加工制作

表 4-1 统计的是铸造支架的临床失败率，共统计 30 618 件义齿。在戴用 18 个月内，5 076 件纯钛支架式 RPD 中 89 件发生折断，失败率为 1.75%；25 542 件钴铬合金支架式 RPD 中 146 件发生折断，失败率为 0.57%。无论纯钛支架还是钴铬合金支架，卡环为最常见的折断位置。

表 4-1　铸造支架戴用 18 个月的临床失败率

支架材料	支架数量	折断率	支架各部位折断率		
			卡环	小连接体	大连接体
纯钛	5 076 件	89 件（1.75%）	49 件（55%）	16 件（18%）	24 件（27%）
钴铬合金	25 542 件	146 件（0.57%）	88 件（60%）	20 件（14%）	38 件（26%）

在传统支架制作中，由于存在人为误差和铸造缺陷，修复体的质量会受到一定影响。有学者统计了铸造 Co-Cr 支架的铸造缺陷，根据文献报道，90 个铸造 Co-Cr 支架的 258 卡环中，有铸造缺陷的卡环为 111 个，占总数的 43%。卡环的各部分缺陷的数目和比例见表 4-2，可以看出𬌗支托的铸造缺陷率最大，达到 24.18%。

表 4-2　铸造支架缺陷发生的位置及缺陷率

发生的位置	调查数量	缺陷数量	缺陷率
卡环整体	258 件	111 件	43%
固位臂	334 件	31 件	9.28%
对抗臂	326 件	28 件	8.58%
支托	215 件	52 件	24.18%
小连接体	204 件	43 件	21.07%
大连接体	90 件	18 件	20.00%

表 4-3 统计的是铸件上铸造缺陷的数量和普遍性。可以看出，在 90 个支架中，12 个支架无铸造缺陷，26 个支架有 1~2 个铸造缺陷，而 16 个支架有广泛的缺陷。

表 4-3　铸件上铸造缺陷数量及普遍性

	0	1	2	3	>3	普遍缺陷
缺陷数量	12	26	26	18	8	16
合计	90					

1. 相比传统支架，3D 直接打印金属支架的优势非常明显。

（1）几乎净成形能力：几乎没有金属粉的浪费，多余粉末可重新利用。

（2）优越的设计，几何结构的灵活性：可进行复杂的 3D 形状的制作，特别适合金属支架可摘局部义齿的设计。

（3）无微孔,高密度,高精度。

（4）多种材料选择:如 Co-Cr、钛合金等。

（5）省去模具制作,缩短制作时间。

（6）材料、能源、成本的最大限度利用。

2. 采用 3D 打印支架蜡型(图 4-64)再包埋铸造的优势

（1）支架设计同样用数字化完成,不存在手工制作的人为误差。

（2）相关机器成本较低,可以有效结合 3D 打印蜡型的精准和铸造的低成本两者的优势。

（三）时间、效率和流程

数字化支架流程(图 4-65)由 CAD 部分和 CAM 部分组成。CAD 部分,利用三维扫描仪采集数据进行处理和设计;CAM 部分,使用 3D 直接打印金属,或打印蜡型再包埋铸造,完成支架的制作。

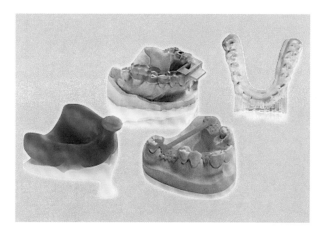

图 4-64　3D 打印树脂

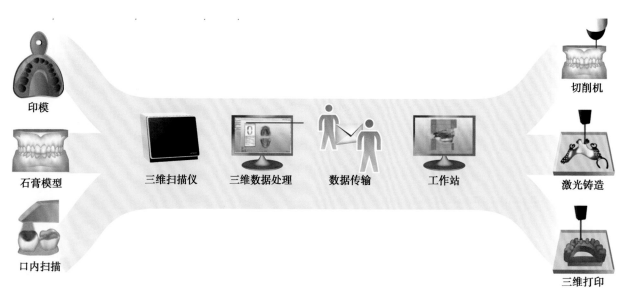

图 4-65　数字化支架流程

传统支架由印模制取、石膏模型灌注、卡环设计、支架蜡型制作,经传统铸造完成。而全 /半数字化支架中,肯氏Ⅳ类、Ⅰ类、Ⅱ类可扫描石膏模型进行数字化卡环设计,肯氏Ⅲ类可直接扫描牙列设计,然后通过选择性激光熔融(SLM)或 3D 打印蜡型铸造,完成数字化支架的制作(图 4-66)。

为比较传统支架和数字化支架的平均制作时间,我们选取了 20 个需要制作金属支架可摘局部义齿的样本,每个样本分别使用传统流程、数字化流程和半数字化流程三种方式来制作,由一位经验丰富的技师操作并记录每个支架每一步骤的时间,最后统计三种方式的时间(图 4-67)。单支架的平均制作耗时为:①半数字化流程耗时 4.12 小时;②数字化流程耗时 20.85 小时;③传统流程耗时 10.56 小时。

从单个支架的平均成本统计(图 4-68),我们看到半数字化支架成本平均为 54.95 元,数字化支架的成本平均为 95.05 元,而传统支架成本为 45.05 元。数字化支架的成本为传统支架的 2 倍左右,而半数字化支架的成本仅比传统支架多 22%。

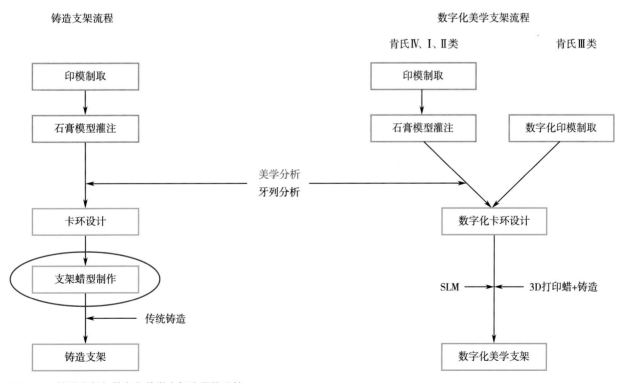

图 4-66 铸造支架与数字化美学支架流程的比较

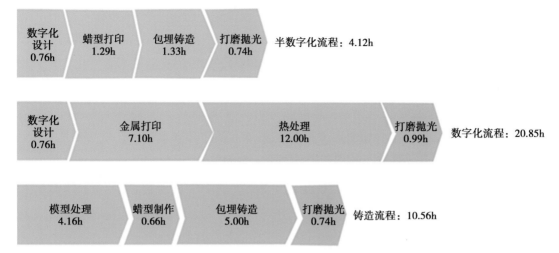

图 4-67　传统支架和数字化支架的平均制作时间

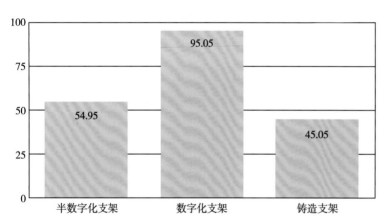

图 4-68　三种制作工艺单个支架的成本（单位：元）

1. 数字化可摘局部义齿（RPD）的优势

（1）可重复性：利于修复体质量控制和临床 - 加工所规范化管理。

（2）可预见性：利于医 - 技 - 患三方沟通交流。

（3）资源整合：利于新技术、新设备的高效应用。

（4）流程整合：利于各环节的整合，避免各环节信息传递中的误差。

（5）效率提高：精简操作流程。

（6）环境改善：计算机辅助设计和计算机辅助制作（CAD/CAM）取代传统制作中蜡型熔模制作、包埋铸造等过程，极大地改善了技师工作环境。

2. 目前数字化可摘义齿亟待解决的问题　具体如下：

（1）设备：现有设备精度和准确度还需要进一步提高，以便制作更加精密的修复体，打印成形的金属仍有缩孔等问题；打印时间较长，需要提升打印速率。

（2）材料：目前数字化可摘义齿打印多用钴铬合金及钛合金，需要研制更多可供选择的打印金属粉末。

（3）费用：目前设备和材料大多依赖进口，全数字化流程费用较高，我国应当自主研制设备和材料，以降低数字化制作费用，使得数字化应用更广泛。

数字化技术在口腔领域的应用，从对患者自身的解剖生理情况进行评估，修复体的设计到印模的提取，修复体的精密加工制作，完全通过计算机操控完成，使得口腔修复体成为一件功能完美的艺术品。随着新型材料和技术的不断发展，优化数字化操作，降低数字化成本，从喷粉到不喷粉，从粗略到精确，从繁琐到智能，从慢速到快速，从手动到自动，从大型机器到小型设备，配套设施从多到少，从复杂操作到简单易行，未来数字化技术必将为口腔医学领域带来全新的发展。

第三节　RD-designer 软件在可摘局部义齿中的应用

一、RD-designer

可摘局部义齿设计专家系统（RD-designer）是一款专门为可摘局部义齿设计而开发的临床决策系统软件，应用于临床可根据患者基本口内情况辅助医师完成可摘局部义齿支架方案的设计，以及提供一种标准可行的方案传递途径，是对可摘局部义齿数字化流程的补充。另外，还可以应用于教学中进行病例的虚拟分析和设计，增强教学与临床之间的结合。

二、RD-designer 工作原理

基于案例推理（cases-based reasoning，CBR）的方法是人工智能领域一项重要的推理方法，它通过以往案例知识的检索与匹配给出新问题的求解过程和结果。基于规则推理（rule-based reasoning，RBR）的系统又称为产生式系统，这种运行机制将规则通过逻辑关系串联起来，经过逻辑推导，得出需要的结论。结合 RBR 和 CBR，使其发挥各自的优点，最终是使用规则指导案例检索，并达到检索出来的案例应该尽可能的少；检索出来的案例应尽可能与目标案例相关、相似或匹配。

RD-designer 将 CBR-RBR 混合模型用于可摘局部义齿设计，处理步骤如下：

1. 获取医疗病例数据，进行预处理，提取病例特征。

2. 对测试病例数据进行 CBR 病例检索。

3. 对相似度较高的测试病例,认为病例库中最相似病案与其诊断结果是相同的,可直接将该最相似病案输出供医师诊断,并输出推理结果;对于相似度较低的测试病例,无法找到最相似的病例,使用 RBR 模块对其进行规则推理。

4. 记录推理结果的诊断效果,并将有效的病例推理结果作为新的案例加入到案例库,同时更新 RBR 模块的决策树规则。

三、RD 数字化可摘局部义齿流程

1. 建立病例(图 4-69),根据患者缺牙情况完成缺牙位的选择(图 4-70)。

2. 方案预判　软件根据缺失情况对可选方案进行初步预判(图 4-71),如前牙较少数缺失可考虑弹性义齿修复。

3. 一级方案设计　软件根据规则推荐最优方案以及备选方案(图 4-72)。

4. 二级方案设计　软件根据输入的基牙松动和倾斜情况,自主运算对一级方案进行调整(图 4-73)。

5. 三级方案设计　医师综合患者口内整体情况对使用卡环进行个性化调整,基本完成支架设计(图 4-74)。

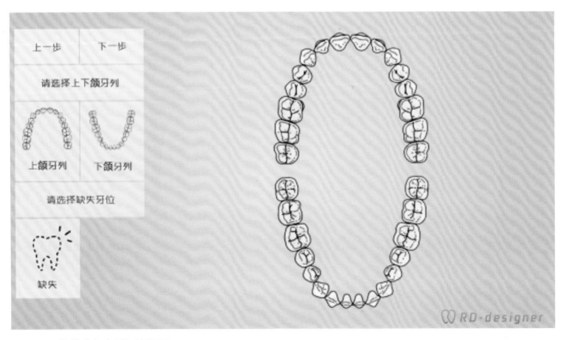

图 4-69　软件建立病例初始界面

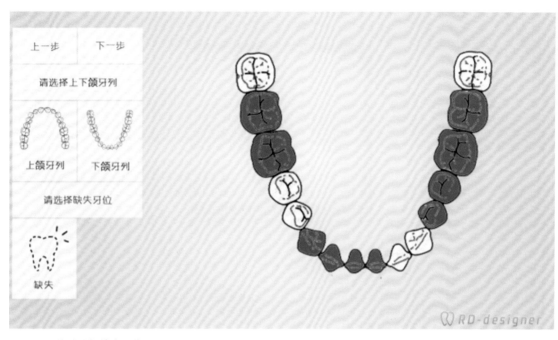

图 4-70　软件选择缺失牙位界面

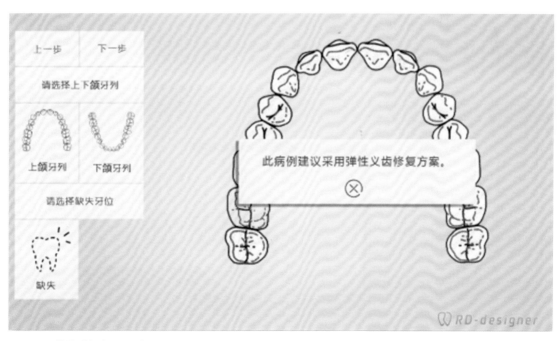

图 4-71　软件进行方案预判界面

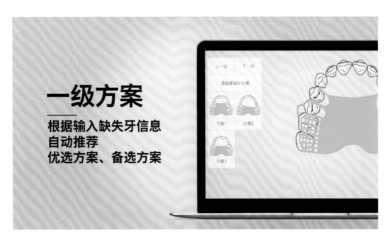

图 4-72　软件一级方案实现界面

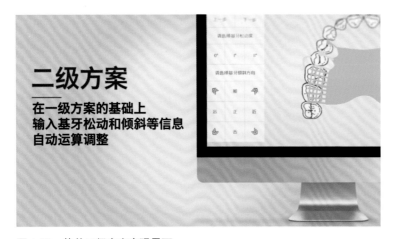

图 4-73　软件二级方案实现界面

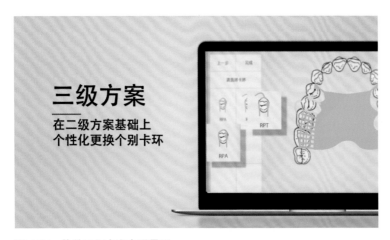

图 4-74　软件三级方案实现界面

6. 受力分析　软件根据支点线面法则对医师确定的方案进行受力分析（图 4-75），为支架合理性提供一定的参考。

7. 备牙指导　软件根据支架支托和邻面板的位置，分别生成基牙支托凹和导平面的预备方案（图 4-76），可摘局部义齿设计方案完成（图 4-77）。

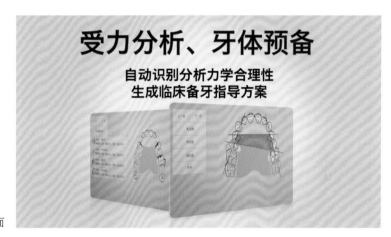

图 4-75　软件支架受力分析界面

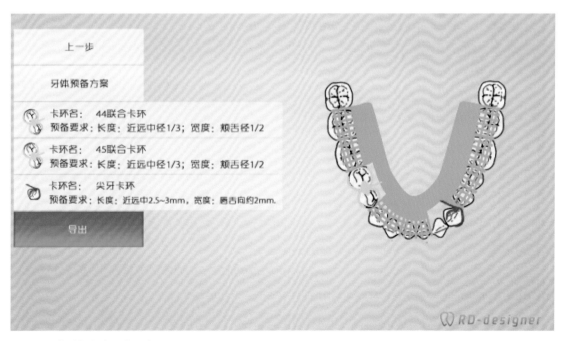

图 4-76　软件提供备牙指导方案界面

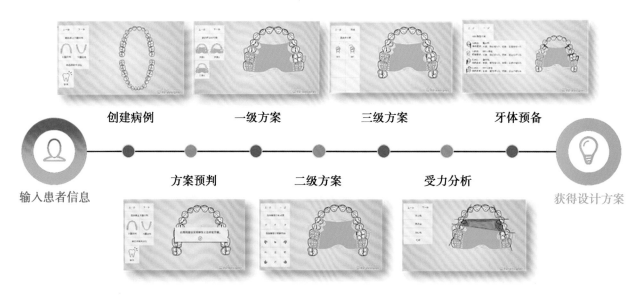

图 4-77　RD-designer 数字化可摘局部义齿流程

四、RD 软件的未来展望

1. 基于大数据深度学习,优化提升自身数据库。

2. 实时展示,维度增加,结合口扫、面扫数据,即时完成数字化美学预告。

3. 软件对接　RD-designer 与 CAD/CAM 软件对接,直接生成可编辑的 STL 文件,避免方案传递过程中遗留二维向三维转移出现的问题。

五、RD-designer 应用临床病例

（一）病例一

患者,男,47 岁。自述多颗牙缺失 10 余年。病史采集显示,患者 10 余年前牙齿陆续脱落,未行诊治,现来四川大学华西口腔医院修复缺牙。口内检查:上颌牙缺失,下颌 34—37、31—43、46、47 缺失,口内余留牙 32、33、44、45 叩诊、探诊及松动度检查均未见明显异常（图 4-78）。

结合临床及影像学检查制订治疗方案为上颌种植覆盖义齿、下颌可摘局部义齿修复。本病例为说明专家系统 RD-designer 的使用,只介绍下颌的修复过程。

1. 建立病例　在界面左侧选择“下颌牙列”,在主界面根据患者缺牙情况完成缺牙位的选择,其中灰色为缺失牙（图 4-79）。

2. 一级方案设计　根据缺牙位在数据库中匹配备选方案,在界面左侧显示缩略图。缩略图为根据经典教材在数据库中预设的修复方案。此案例中选择方案 4:因患者缺牙较多且为游离缺失,故 45 设计回力卡,44 设计 RPL 卡环,有一定的应力中断作用,减少咀嚼过程对基牙产生的侧向力;33 放置 RPT 卡环,相较于尖牙卡美观性提高,相较于 RPI 卡环固位力提高。

点选此方案后,其显示在主界面上。点击下一步(图 4-80)。

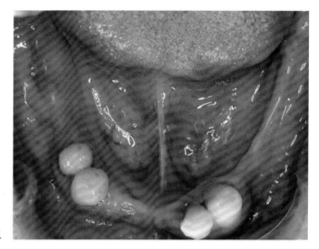

图 4-78　患者口内情况

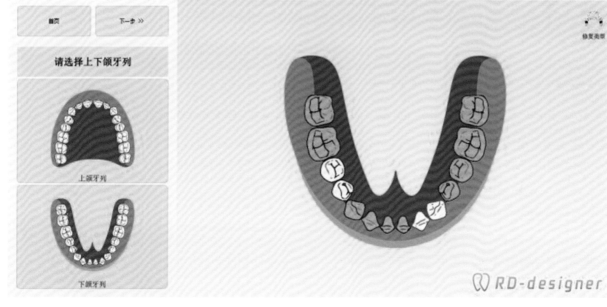

图 4-79　软件选择缺失牙位界面

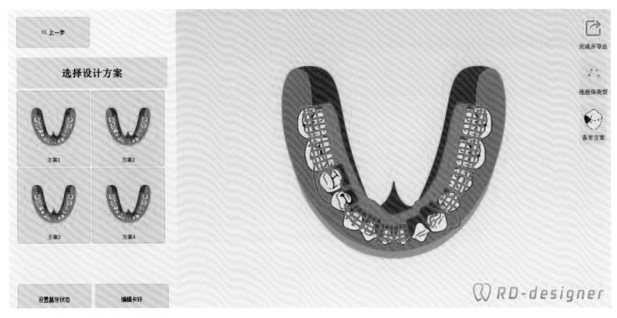

图 4-80　软件一级方案实现界面

3. 二级方案设计　点击一级方案下放置卡环的基牙,依次输入松动和倾斜情况。默认状态为无倾斜、无松动。

对于松动情况。如果基牙Ⅰ度松动,且存在相邻天然牙,则可选择使用牙周夹板类卡环,如连续卡环等。如果基牙Ⅱ度松动及以上,不适合作为基牙放置卡环,则需要进行卡环"跳转",即将卡环跳转调整至远离缺失牙的一侧。由于不同卡环所对应的牙位略有区别,若新基牙与跳转前基牙的同名卡环存在,则显示为同名卡环。若同名卡环不存在,则显示为三臂卡环。

对于倾斜情况,根据基牙的近远中及唇舌方向划分为 9 个倾斜状态。由于软件默认支托位置位于近中,故当基牙向近中方向倾斜时,弹出窗口提示"是否更换卡环支托位置"。当基牙有颊舌侧方向倾斜时,若卡环为杆型卡环,则弹出窗口提示"是否确定选择杆型卡环"。

此病例中各基牙均无松动、无倾斜,各基牙选择松动度为"0°",倾斜方向为"正"。输入完成后点击下一步(图 4-81)。

4. 三级方案设计　对二级方案中部分卡环不满意的设计,可点选该卡环,左侧界面出现系统预设的可平行替换的卡环,根据美学等个性化考量点选其中一个卡环,即可完成局部个性化调整。此方案中考虑到患者 45 牙体表面存在一条唇面延伸至远中面的隐裂,不适宜放置殆支托,故将 45 的回力卡环更换为圈形卡环,将殆支托从远中移至近中。完成后的三级支架设计方案,即为最终方案(图 4-82)。

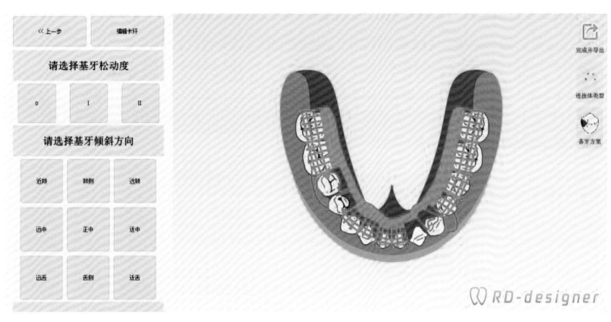

图 4-81　软件二级方案实现界面

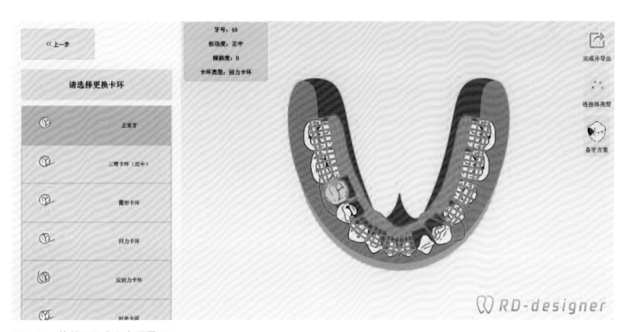

图 4-82　软件三级方案实现界面

5. 备牙指导　软件根据支架支托和邻面板的位置，分别生成基牙支托凹和导平面的预备方案（图 4-83）。医师在椅旁可据此方案进行牙体预备（图 4-84）。

6. 支架制作及试戴　根据 RD-designer 中生成的三级方案对支架进行计算机辅助设计 / 计算机辅助制作（cCAD/CAM）（图 4-85，图 4-86）。

运用 EXO-CAD 软件按照最终方案设计支架，通过选择性激光熔化技术制作钴铬钼合金支架。经过支架试戴，最终将可摘局部义齿戴入患者口内（图 4-87）。

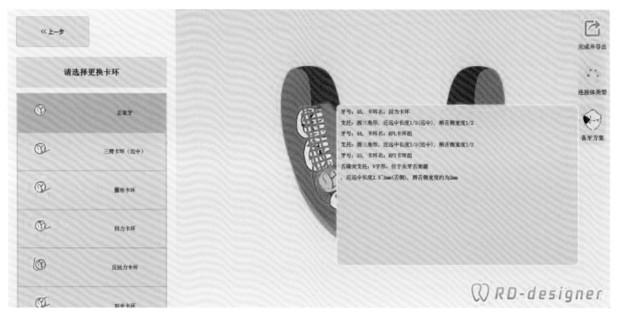

图 4-83　软件提供备牙指导方案界面

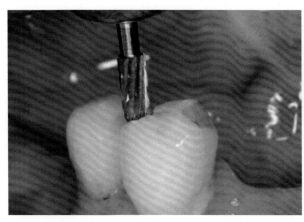

图 4-84　44 远中殆支托牙体预备

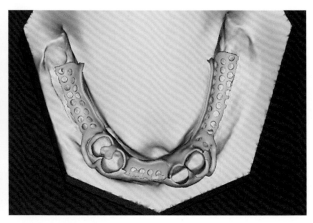

图 4-85　计算机辅助设计

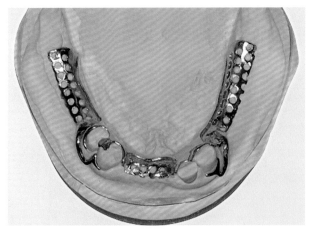

图 4-86　计算机辅助制作

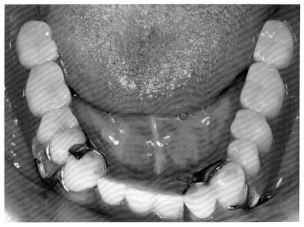

图 4-87　将可摘局部义齿戴入患者口内

（二）病例二

患者,男,85 岁。口内检查：11—15、21—27、31、35—37、41、42、45—47 缺失,44 I 度松动,其余余留牙未见明显异常（图 4-88）。上颌行纤维桩和高弹性钴铬钼合金支架可摘义齿修复。

1. 创建病例　在界面左侧分别选择"上颌牙列"和"下颌牙列",在主界面根据患者缺牙情况完成缺牙位的选择,其中灰色为缺失牙（图 4-89）。

根据缺牙位在数据库中匹配备选方案,在界面左侧显示缩略图。缩略图为根据经典教材在数据库中预设的修复方案。此病例中的选择如图 4-90 所示。

2. 二级方案　点击一级方案下放置卡环的基牙,依次输入松动和倾斜情况。默认状态为无倾斜、无松动。

对于松动情况。如果基牙 I 度松动,且存在相邻天然牙,则可选择使用牙周夹板类卡环,如连续卡环等。如果基牙 II 度松动及以上,不适合作为基牙放置卡环,则需要进行卡环"跳转",即将卡环跳转调整至远离缺失牙的一侧。由于不同卡环所对应的牙位略有区别,若新基牙与跳转前基牙的同名卡环存在,则显示为同名卡环。若同名卡环不存在,则显示为三臂卡环。

对于倾斜情况,根据基牙的近远中及唇舌方向划分为 9 个倾斜状态。由于软件默认支托位置位于近中,故当基牙向近中方向倾斜时,弹出窗口提示"是否更换卡环支托位置"。当基牙有颊舌侧方向倾斜时,若卡环为杆型卡环,则弹出窗口提示"是否确定选择杆型卡环"。

此案例中各基牙除 44 I 度松动外均无松动、无倾斜,除 44 外基牙选择松动度为"0°",倾斜方向为"正"。输入完成后点击下一步（图 4-91）。

3. 三级方案　对二级方案中部分卡环不满意的设计,可点选该卡环,左侧界面出现系统预设的可平行替换的卡环,根据美学等个性化考量点选其中一个卡环,即可完成局部个性化调整。此方案上颌 33、34 考虑采用联合卡环,42、43 均设计固位卡环（44 I 度松动）。完成后的三级支架设计方案,即为最终方案（图 4-92）。

4. 备牙指导　软件根据支架支托和邻面板的位置,分别生成基牙支托凹和导平面的预备方案（图 4-93）。医师在椅旁可据此方案进行牙体预备。

5. 取模与 3D 扫描建模　运用 Accu-Dent 系统采用双印模法制取上下颌剩余牙槽嵴初印

模,用正中托盘制取初步咬合记录,在初步模型上使用自凝树脂制作个别托盘,在个别托盘上使用重体硅橡胶材料记录初步边缘形态,然后采用高流动性的轻体硅橡胶通过患者的自主运动获得上下颌牙槽嵴的功能性终印模。

灌制石膏模型,并进行扫描(3Shape D2000),得到数字化模型。导入 EXO-CAD 按照 RD-designer 的设计图纸进行支架的数字化设计。

6. 支架制作及试戴　根据 RD-designer 中生成的三级方案对支架进行计算机辅助设计/计算机辅助制作。运用 EXO-CAD 软件按照最终方案设计支架,通过选择性激光熔化技术制作钴铬钼合金支架。经过支架试戴,最终将可摘局部义齿戴入患者口内(图 4-94,图 4-95)。

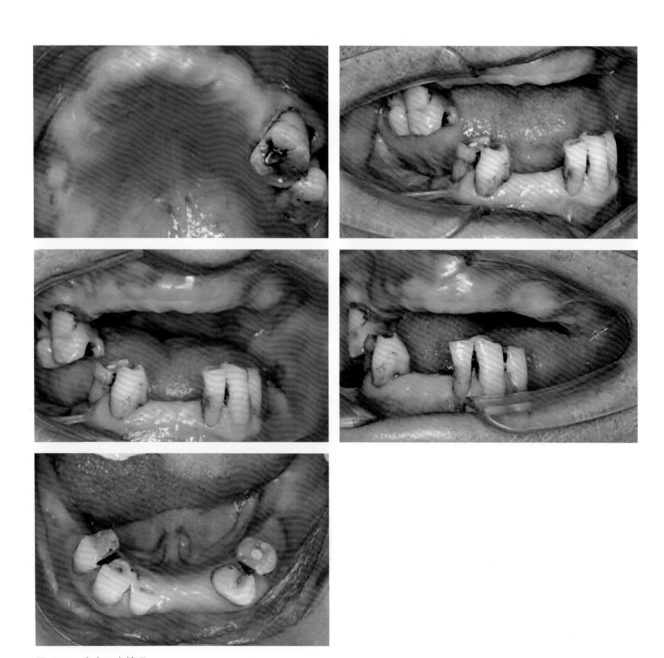

图 4-88　患者口内情况

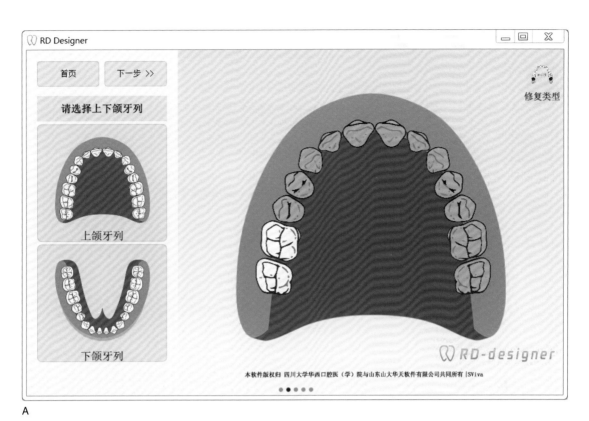

A

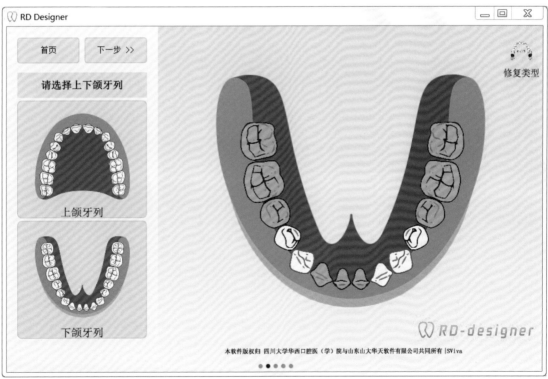

B

图 4-89　创建病例

A. 上颌牙列　B. 下颌牙列

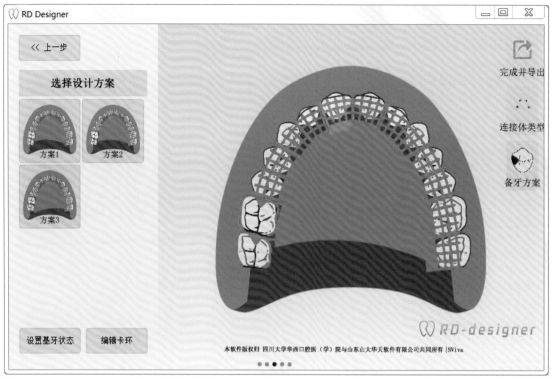

A

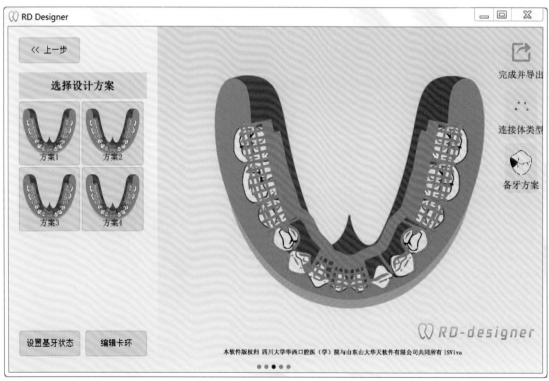

B

图 4-90 一级方案

A. 上颌牙列　B. 下颌牙列

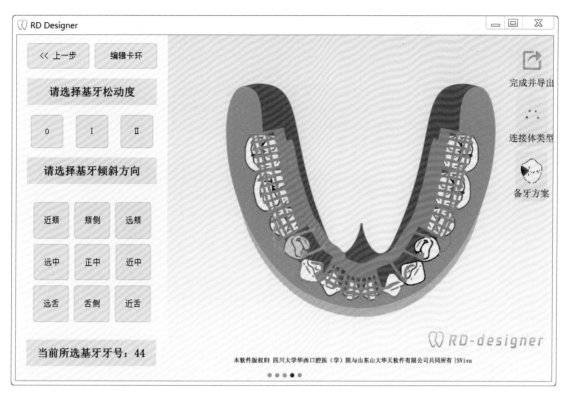

图 4-91　软件二级方案实现界面

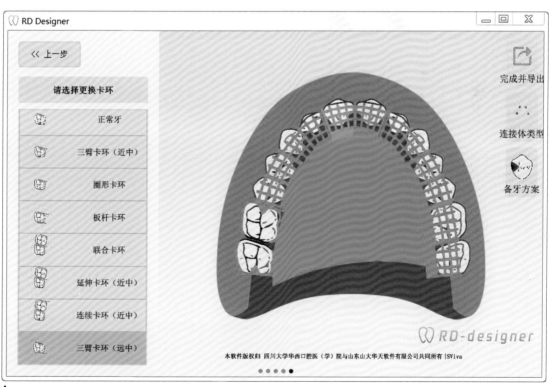

A

图 4-92　三级方案

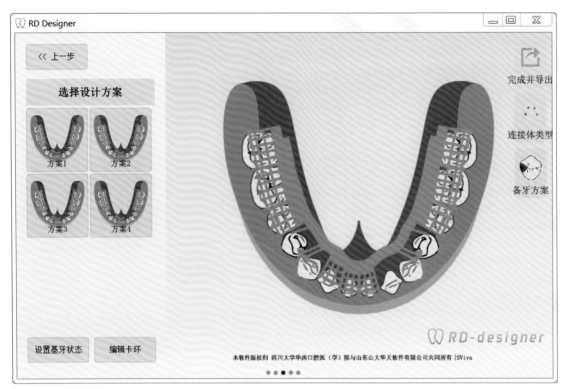

B

图 4-92(续) 三级方案

A. 上颌牙列　B. 下颌牙列

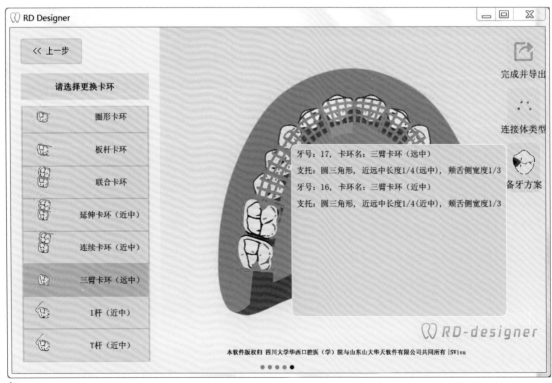

A

图 4-93　软件提供备牙指导方案界面

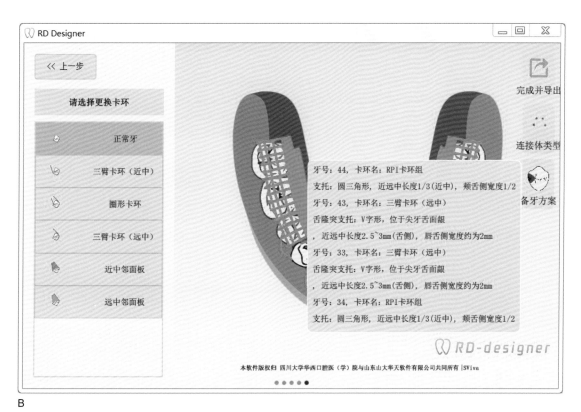

B

图 4-93（续） 软件提供备牙指导方案界面

A. 上颌牙列 B. 下颌牙列

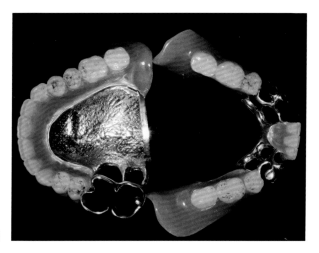

图 4-94 最终可摘义齿

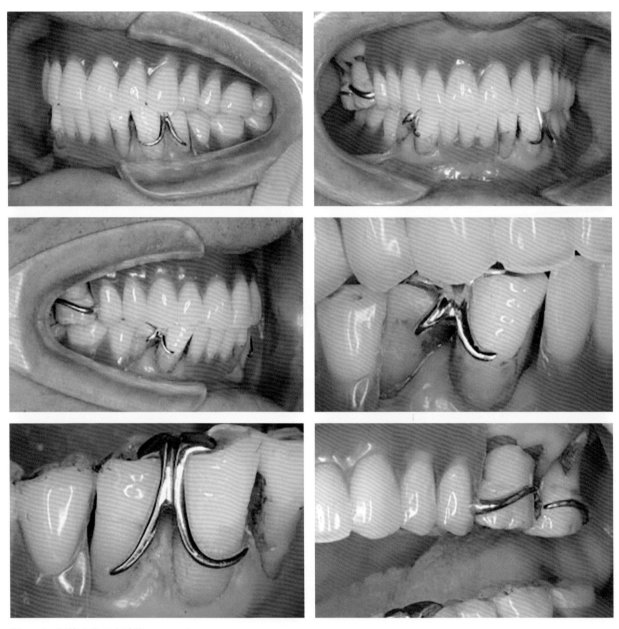

图 4-95 可摘义齿口内试戴

第五章　数字化可摘局部义齿的特殊设计及制作技巧

数字化支架可分为普通数字化支架和高美学数字化支架。对于普通数字化支架,需进行美学分析和美学设计;对于高美学数字化支架而言,又添加了 DLD(digital line-plane design)美学预告板块。美学预告板块是高美学数字化支架设计的特色,是综合修复病例所需要进行的步骤。E-clasp 美观卡环是我们独创的概念和卡环设计,它将 DLD 美学分析设计理念融入可摘局部义齿(RPD)设计,创新卡环设计,让金属隐形。应用数字化方式实现,使用口内、模型扫描,数字化设计,3D 打印等多种计算机辅助设计 / 计算机辅助制作(CAD/CAM)方式完成制作。

另外,RPD 中的牙体预备也十分关键,但长期被忽视。本章对导板引导下的精准牙体预备作了详细介绍,并且对制造 RPD 中涉及的一些高仿真手工制作技术也一并介绍,供医师研究思考将数字技术与经典手工制作技术相结合,也是不错的选择。

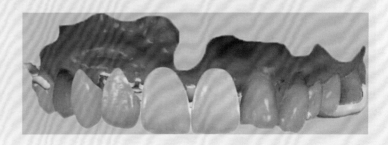

美观卡环可以通过巧妙设计来隐形金属,以带给患者无金属暴露的笑容。但是活动修复多使用人工牙进行排牙,大多数人工牙缺乏个性化特征,与天然牙颜色难以较好地匹配,更无法模拟天然牙的表面细微结构。如果患者美学要求高,又选择可摘义齿的方式进行修复,则可以选择综合修复,例如可摘-固定联合修复(e 卡烤瓷型、全瓷型),这种高美学数字化支架同固定美学修复一样,可以进行 DLD 美学预告。

DLD 美学预告具有以下四大特点:

(1)有效医患沟通;

(2)无创修复体设计;

(3)美观蜡型制作;

(4)直观方案确定。

下面首先通过一个病例介绍数字化活动修复 DLD 美学预告流程,以帮助大家正确应对高美学需求的可摘局部义齿修复患者。

第一节　美　学　分　析

1. 先使用口内扫描仪,以获取患者的上下颌牙弓信息(图 5-1,图 5-2)。

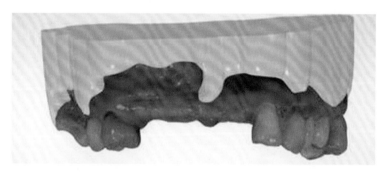

图 5-1　口内扫描上颌模型

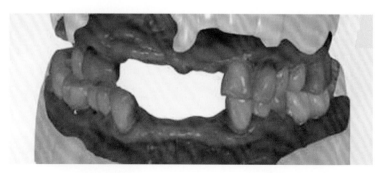

图 5-2　口内扫描咬合模型

2. 口内扫描仪可用于扫描肯氏Ⅲ类前后均有牙的牙列缺损患者。但是如果缺牙数过多，或为肯氏Ⅰ类、Ⅱ类牙列缺损，由于软组织的动度问题，口内采集效果不理想，不建议使用口内扫描仪，可以先取石膏模型，运用模型扫描仪进行扫描。

3. 采集患者面部照片后进行美学分析（图 5-3，图 5-4）。

4. 患者属于中高位笑线，前牙的暴露量比较大，上下颌均可看见第二前磨牙。

5. 确定美学区域牙位为 15—25 和 35—45。

6. 通过牙列分析（图 5-5），明确缺失牙为 11—13 及 16、17、21、22、31、32、41、42。

7. 初步确定美观基牙为 15、26。

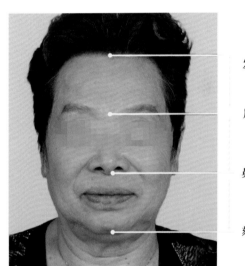

图 5-3　面部分析

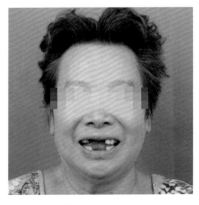

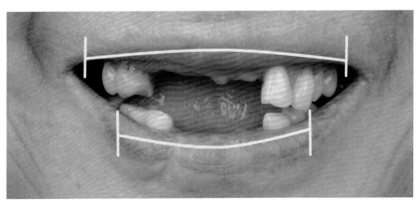

图 5-4　微笑分析

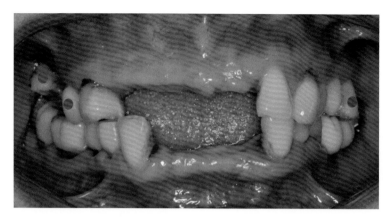

图 5-5　牙列分析

第二节　高美学数字化支架的初设计

DLD 美学预告的四个流程包括：①数字化 e 卡设计；②DLD 面部拟合设计；③个性化牙型、牙色设计；④美观蜡型制作（图 5-6）。

（一）数字化 e 卡设计

为了对比效果，我们做了以下两种设计：

1. 普通设计　在 15 上放置正常长度的 C 卡，24 和 25 上放置间隙卡环，17 上放置三臂卡环（图 5-7）。

2. 美观设计　在 15 上放置短颊固位的 C 卡。在 26 上放置传统卡环，由于咬合紧，26 未设计𬌗支托；26 颊倾较明显，卡环位置会比较高（图 5-8）。

在设计软件中完成两种设计的支架形态。

我们可以看到两种设计的颊面观（图 5-9，图 5-10），普通设计因为基牙选择位置靠前，且卡环长度较长，容易暴露金属。

（二）DLD 面部拟合

口内照片与设计好的支架形态的拟合（图 5-11），这一步骤可以在 PS 软件中实现，我们看到拟合后普通设计的结果，1 区、2 区的卡环均有暴露的危险。

再看面部照拟合的结果（图 5-12），可以看到 24、25 上的卡环已经显露，美观效果不佳。

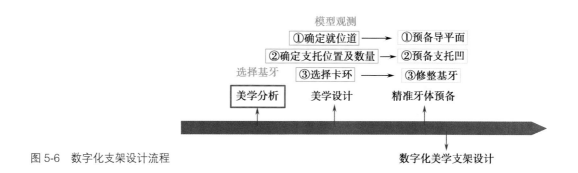

图 5-6　数字化支架设计流程

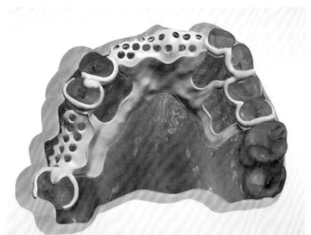

图 5-7　普通设计（粭面观）

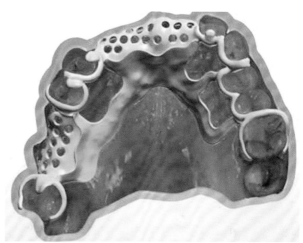

图 5-8　美观设计（粭面观）

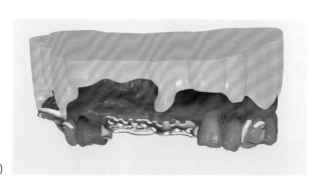

图 5-9　普通设计（颊面观）

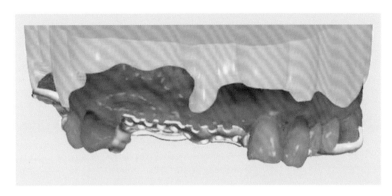

图 5-10 美观设计（颊面观）

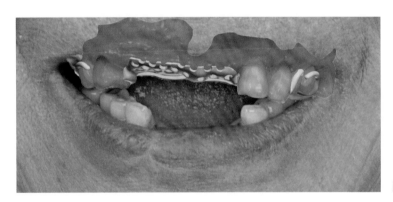

图 5-11 口内照拟合

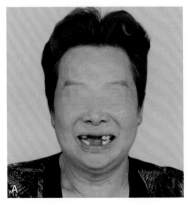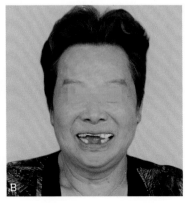

图 5-12 普通设计面部照拟合
A. 拟合前 B. 拟合后

相比之下，美观设计面部拟合的效果图中，15—25范围内没有卡环暴露，而正常的口角阴影应该可以遮住26现在露出来的卡环部分（图5-13）。两种方案对比后，美学设计的效果更好些，与患者沟通后，患者选择使用第二种即美学设计。

（三）个性化牙型、牙色设计

利用面部拟合照和数字化支架设计图来操作，美齿助手软件来实现牙形预告（图5-14）。

（四）美观蜡型制作

根据患者满意的美学设计牙形预告（图5-15），我们进行美观蜡型（图5-16）的制作，美观蜡型需要复制原设计的参数，并在患者口内试戴，试戴后根据实际情况可以再次修改，最后用蜡型形态来指导最终的修复体制作。

口内试戴（图5-17）后，患者对其形状满意，美学预告完成，确定了e卡支架设计并完成了美观蜡型，可以指导最终修复体的制作。

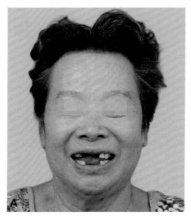
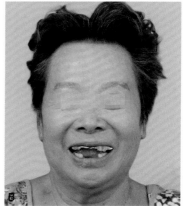

图5-13　美观设计面部照拟合
A. 拟合前　B. 拟合后

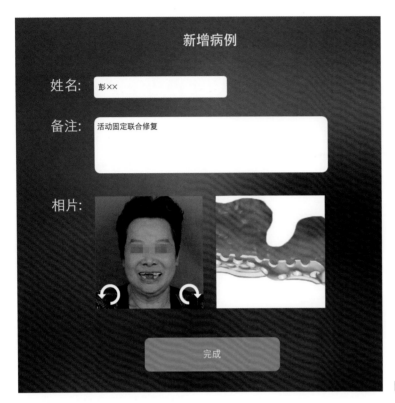

图 5-14 美齿助手界面

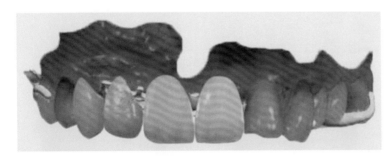

图 5-15 牙形预告

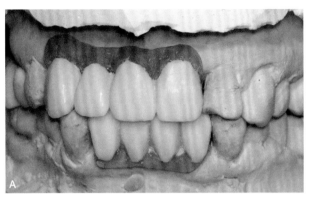
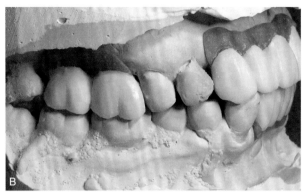
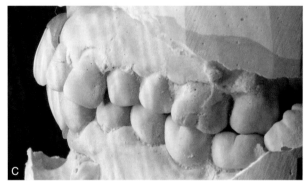

图 5-16　美观蜡型
A. 正面观　B. 右侧观　C. 左侧观

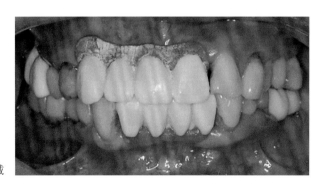

图 5-17　美观蜡型口内试戴

第三节　导板引导下的精准牙体预备

传统牙体预备修复技术主要依据临床规范及术者的经验,数量的控制比较模糊。即使是在相对更有参照物的金刚砂车针的定深沟预备中,虽有车针作为参考,但由于车针直径与切入深度的关联性差,无法测量控制;同时预备时车针长轴一个方向,目测困难,因此也是不准确的因素。笔者团队提出了目标修复体空间(target restoration space,TRS)的概念,找到了牙体预备量的数量设计方法,在显微镜下,通过一种精确制备定深孔来引导备牙,全程控制牙齿磨除量,实现了精准的牙体预备。

显微精准定深孔牙体预备修复技术是依托有刻度的定深钻针,并联合显微镜使用的一种精准实施牙体预备的方式,具有预备体形态以及最终修复效果可控性、预见性强等特点,特别适合于前牙美学修复。该项修复技术具有操作流程化、技术敏感性低、患者口内操作时间短、舒适性高和预备精准等优点。

前面已经详细介绍于海洋教授团队自主研发转化的 HX-6 微创刻度钨钢车针对显微定深牙体预备(见第三章)。

复杂的 RPD 病例中,除了第三章讨论的拾支托凹、隙卡沟等常规的牙体预备外,往往还需要进行导平面、就位道调整等复杂牙体预备。以往这些更复杂的牙体预备,一直高度依赖目测经验,准确度差,既影响 RPD 的临床工作效率,也影响 RPD 最终的修复效果。因此,RPD 复杂牙体预备急需更好更准确的方案来提升手术质量。

结合数字化技术的进展,下面将介绍一种数字化导板引导下的导平面调整方案,主要是采用笔者团队提出的基于 TRS 理论自主研发的 HX-04 微创刻度钨钢车针(图 5-18)在配套设计的导板引导下,对导平面展开精准的牙体预备,具体数字化设计流程如下:

1. 选择就位道　EXOCAD 中选择就位道,在就位道下放置裁剪平面板(20mm×20mm×0.2mm),选择要调磨的邻面部分(图 5-19)。

2. 设计导板主体　导板厚度设计为 2.5mm,缺牙间隙两侧延伸 3 个牙位以上(图 5-20)。

3. 设计车针起点与终点　根据 HX-04 车针尺寸,在 Solidworks 软件中构建车针数据。Geomagic Wrap 软件中根据裁剪平面拟合车针起点与终点(图 5-21)。

4. 构建套环　在车针上构建氧化锆套环,套环尺寸见图 5-22。

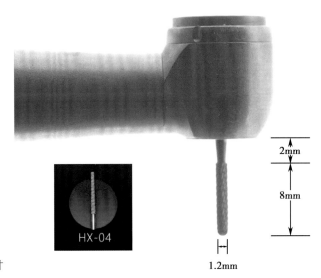

图 5-18 HX-04 轴面切削抛光二合一车针的几何尺寸

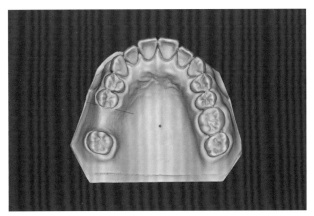

图 5-19 选择就位道

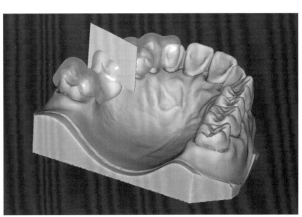

图 5-20 设计导板主体

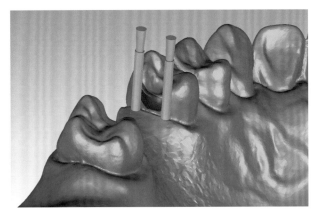

图 5-21 设计车针起点与终点

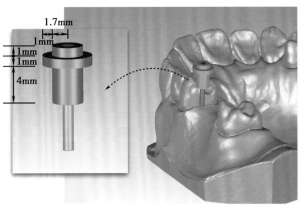

图 5-22 构建套环

5. **模拟车针轨道** 根据车针起点与终点,在导板上通过裁剪导板构建车针轨道(图5-23,图5-24)。

6. **设计氧化锆套环固位体** 添加氧化锆套环固位体,完成导平面调磨导板设计(图5-25)。

7. **导板引导下导平面预备** 导板放置于牙列上,通过导板上开窗检察导板是否就位。氧化锆套环侧方放入导板横轨中,车针从殆方放入套环中,沿着车针轨道进行导平面预备。全程保持机头平面与导板紧密接触(图5-26)。

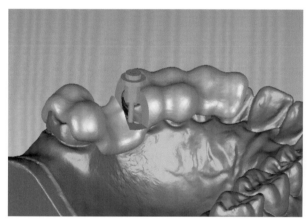

图5-23 车针轨道(起点)

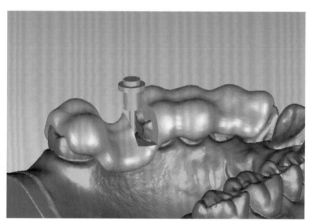

图5-24 车针轨道(终点)

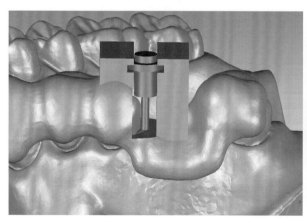

图5-25 套环固位体

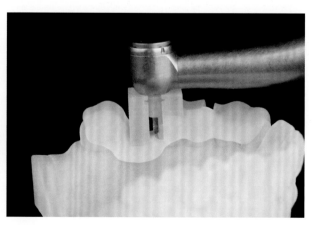

图5-26 导板引导下导平面预备

第四节 高美学数字化支架的终设计及制作

数字化支架设计（图5-27）是使用CAD软件来实现虚拟修复体制作的环节，这与过去手工支架蜡型制作有着很大的差别，省去了填倒凹，复制耐火模型，支架蜡型制作的步骤，节约了工序和人力。

数字化模式全部由CAD电脑操作，不仅没有过去传统支架制作环境脏乱差的情况，还减少了制作过程中的人为误差，支架设计更为精确，设计过程以及设计结果均可以很方便地作为医技沟通的资料，可以有效规避因沟通不善造成的返工现象。数字化支架的制作流程（图5-28~图5-30）详见第四章。

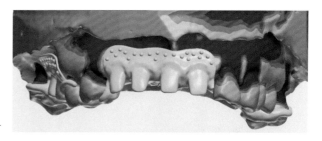

图5-27 高美学数字化支架设计

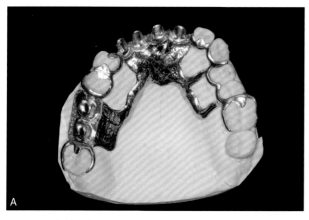

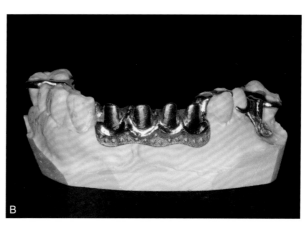

图5-28 高美学数字化支架制作完成

A. 模型上𬌗面观 B. 模型上唇面观

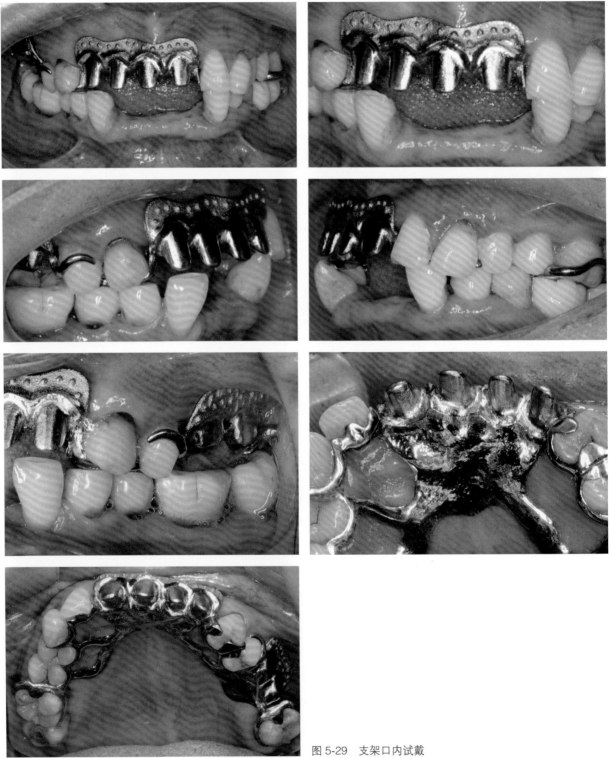

图 5-29 支架口内试戴

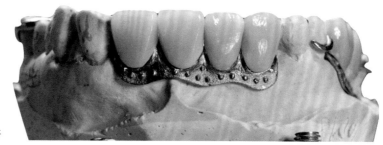

图 5-30　粘接烤瓷牙

第五节　个性化烤瓷牙及仿真基托的设计及制作

　　1. 遮色瓷的涂布　　在粘接好烤瓷牙的支架上,处理金属与树脂的接触面,并涂布遮色瓷（图 5-31）。第一层,薄薄涂布,起结合作用;第二层,通过涂布遮盖金属颜色。

　　要获得良好的仿真效果,牙龈的个性化比色（图 5-32）非常重要。可以使用现有牙龈比色板,也可以现场比色。将牙龈树脂置于牙龈处现场比色,可见颜色偏淡。在树脂中加入适量染色剂混合,再比色,此时颜色与患者牙龈颜色接近,则确定配色方案。

　　2. 在遮色瓷上涂布结合层（图 5-33）。

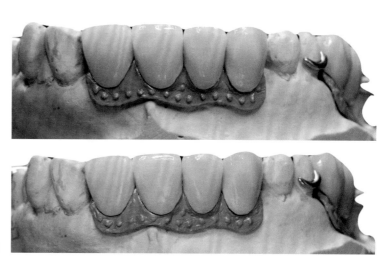

图 5-31　涂布遮色瓷

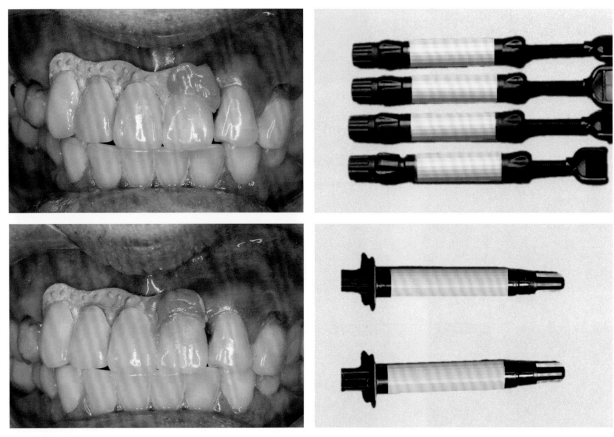

图 5-32 口内比色配色

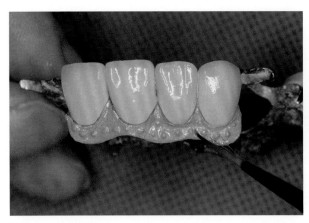

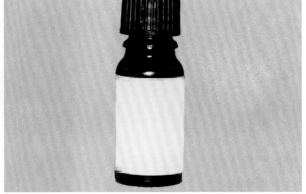

图 5-33 涂布结合层

3. 为了模拟牙龈血管颜色,在膜龈联合处使用较深的底层染色剂(图 5-34),选择深红、蓝等颜色。

4. 牙龈树脂的分层堆塑　将不同颜色的牙龈树脂(图 5-35)用于牙龈的不同位置,达到生动的仿真效果。下面简单介绍分层堆塑的过程。

(1)支架与烤瓷牙颈部衔接的处理(图 5-36),做出牙龈微微覆盖牙颈的效果。使用颜色较浅或牙根色的牙龈树脂。

(2)牙龈主要区域的树脂填充,使用定好的配色方案。

(3)用牙刷做出点彩效果(图 5-37,图 5-38)。

(4)颈部游离龈要做出透明效果,选用透明度高的牙龈树脂。

(5)平滑表面(图 5-39),保证各层之间颜色混合良好。

(6)光固化完成仿真基托的堆塑,之后完成打磨抛光。

5. 制作完成,戴牙(图 5-40)。

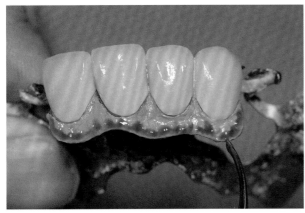

图 5-34　底层染色

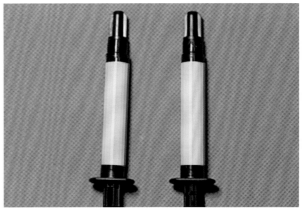

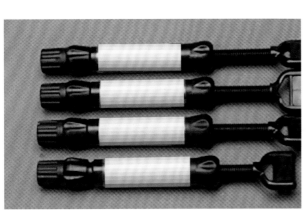

图 5-35　牙龈树脂

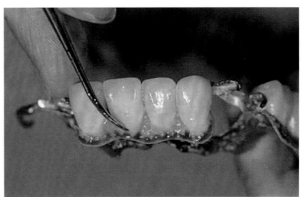

图 5-36　衔接处理

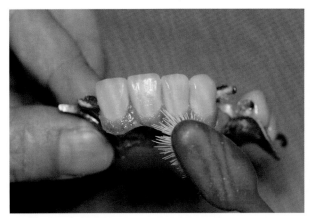

图 5-37　制作点彩

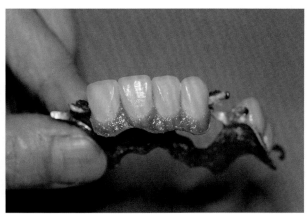

图 5-38　点彩

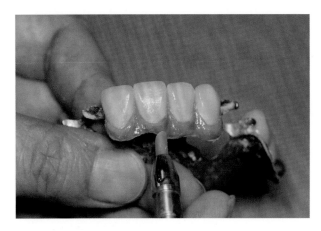

图 5-39　平滑表面

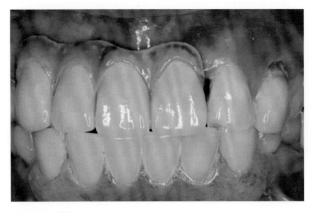

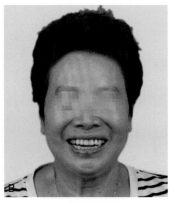

图 5-40　戴牙

A. 口内照　B. 微笑照

第六章　案析数字化可摘局部义齿临床病例

　　遵循本书中数字化可摘局部义齿修复技术的临床路径，口腔修复医师可以轻松地为患者设计出带有美观卡环固位体的可摘局部义齿（RPD）。本章通过33个典型的病例，一步一步讲解了使用美观卡环的临床步骤和技巧。这些真实的案例肯定不是"化妆后的艺术表演"，而是我国当下真实临床现状的如实记录，如老年患者的余留牙牙周情况普遍不好、患者自我保健意识不强、正确刷牙清洁等难以落实到位等，牙体牙髓、牙周等基础治疗不到位等问题比较常见，亟待大家重视和解决。

　　口腔修复医师们更应该记住的是，尽管RPD适合几乎所有的牙列缺损患者，但其疗效的局促毕竟客观存在，根据患者的主诉及患者实际情况，修复的目的是在遵循合理设计的基础上，在保证咀嚼功能的前提下，尽可能提升义齿的美观性，而非每个卡环病例都必须追求极致的无金属暴露。"长期、稳定、有效"才是我们永远不能丢弃的最高临床追求。

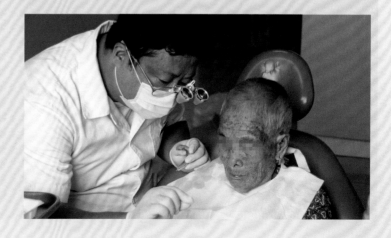

涉及美学区牙缺失修复时，医师设计方案要兼顾咀嚼、美观和音等功能的实现，而可摘局部义齿（RPD）的美观性能提升比较有挑战性。RPD 设计中如何利用基牙邻面的固位却经常被大家忽视。因此，作为较低疾病负担的切牙美观卡环意义很大。在以下病例中推荐使用一种由于海洋教授设计的邻面固位的前牙美观卡环，其对美学及整体疗效的提升比较肯定，值得一试。

第一节　常 规 病 例

病例一　前牙邻面板式卡环等几种卡环组合的支架修复一例

患者，女，48 岁。

（一）修复前主要病史情况简介

上颌肯氏Ⅲ类、下颌肯氏Ⅰ类牙列缺损（图 6-1，图 6-2）。

（二）RPD 分析设计与制作

12、23 上设计前牙邻面板式卡环（图 6-3，图 6-4），邻面均为板状固位臂，但舌面分别做了不同的设计——腭板和舌支托。其他基牙均为常规传统设计。

下颌为双端游离缺失，患者笑线低、下颌微笑暴露量少。35、44 上均设计有近中𬌗支托的低位 T 形卡环（图 6-5）。大连接体为舌杆。

（三）修复后疗效评价

最终修复效果见图 6-6 和图 6-7。患者比较满意。

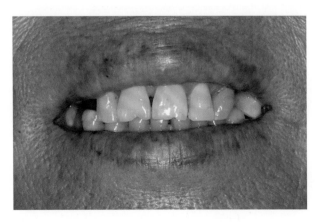

图 6-1　上颌美学区域牙位：12—23、25

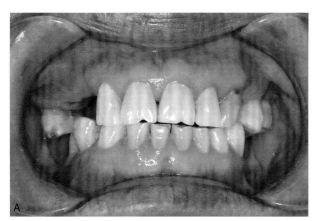

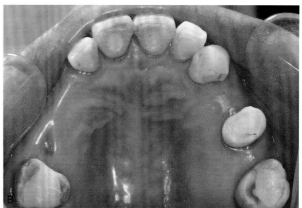

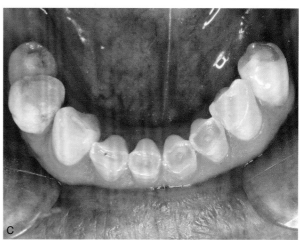

图 6-2 缺失牙位：13—15、24、26、36、37、45—47
A. 正面观 B. 上颌𬌗面观 C. 下颌𬌗面观

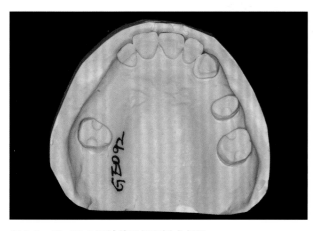

图 6-3 12、23 上设计前牙邻面板式卡环

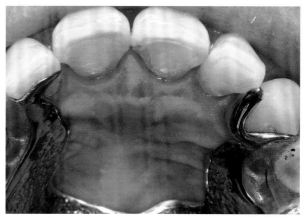

图 6-4 12、23 上设计前牙邻面板式卡环（口内效果）

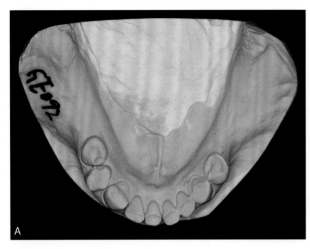
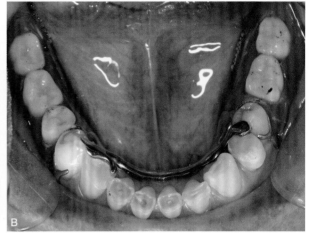

图 6-5　35、44 上设计 T 形卡环
A. 修复前　B. 修复后口内效果

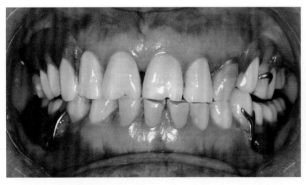

图 6-6　义齿配戴的口内效果

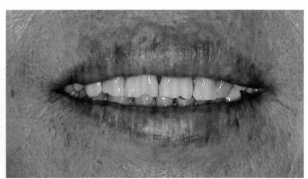

图 6-7　义齿配戴的最终效果

病例二 双头 T 形卡环设计的支架修复双侧游离缺失一例

患者,女,66 岁。上下颌都属于肯氏 I 类双端游离缺失。患者美学区域牙位为 14—24、33—43,44 I 度松动。此病例的重点是如何在 14、24 上进行卡环的美学设计。

（一）修复前主要病史情况简介

修复前主要病史情况见图 6-8~ 图 6-10。

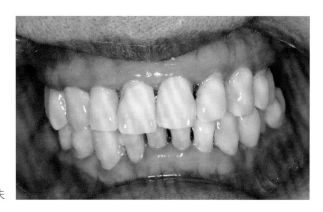

图 6-8 4 个区均为后牙游离缺失

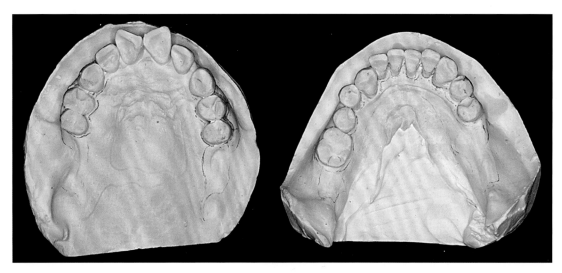

图 6-9 缺失牙位：16、17、26、27、37、46、47

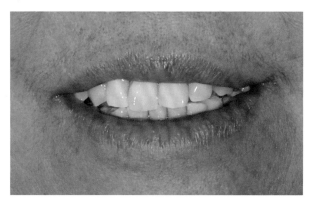

图 6-10 美学区域牙位：14—24、33—43

（二）RPD 分析设计与制作

上颌缺失牙位相同，对颌多为天然牙，结合患者需求，为了增大固位，除了缺隙近中端的第二前磨牙，同时还增加了第一前磨牙作为基牙提高固位力，两牙联合放置双头 T 形卡环（图 6-11~ 图 6-13）。

44、45 原本亦可按照上颌设计，但考虑到 44 有Ⅰ度松动，所以只在 45 上放置卡环。45 同样设计为 T 形卡环。在牙弓对侧，缺隙近中端基牙 36 颊侧空间不足以放置 T 杆，所以设计为传统三臂卡环（图 6-14，图 6-15）。

（三）修复后疗效评价

最终修复效果见图 6-16~ 图 6-18。患者很满意。

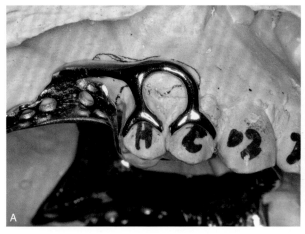
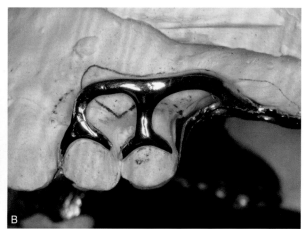

图 6-11　14、15 和 24、25 上分别放置双头 T 形卡环
A. 14、15 上放置双侧 T 形卡环　B. 24、25 上放置双侧 T 形卡环

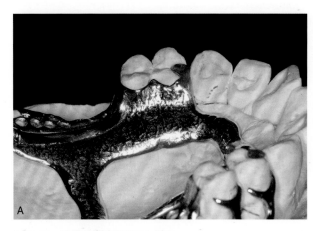
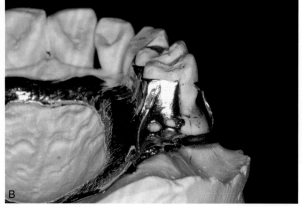

图 6-12　双头 T 形卡环舌面、侧面
A. 侧面观　B. 舌面观

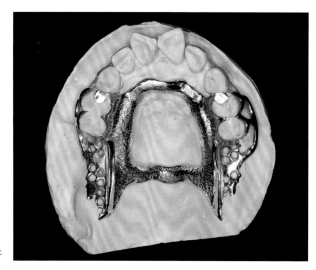

图 6-13　游离缺隙近中端联合两颗牙作为基牙

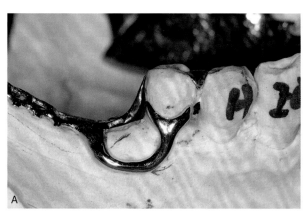

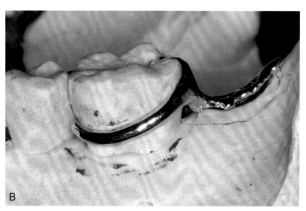

图 6-14　卡环设计
A. 45 为 T 形卡环　B. 36 为三臂卡环

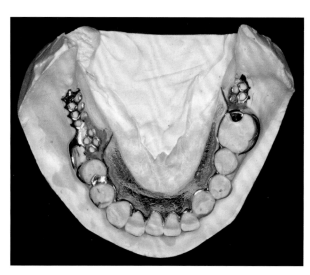

图 6-15　下颌支架设计

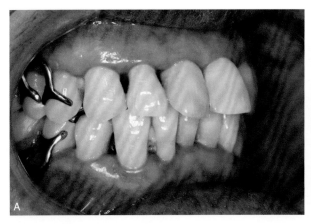

图 6-16　双侧 T 形卡环口内效果
A. 右侧观　B. 左侧观

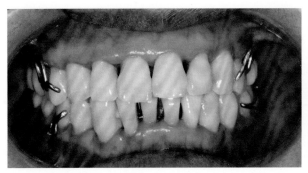

图 6-17　义齿配戴的口内效果

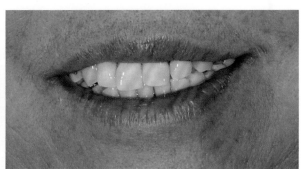

图 6-18　义齿配戴的最终效果

<h2 style="text-align:center">病例三　延伸 T 形卡环组合支架 RPD
修复双侧游离缺失一例</h2>

患者，女，76 岁。上颌缺失 16、17、26、27，后牙双端游离缺失。

（一）RPD 分析设计与制作

在此病例中同样使用了 T 形卡环的变形。但考虑到患者年纪较大、手脚不便，为了方便患者摘戴义齿，我们设计了另外一种形态（图 6-19）。

T 形卡环的近中端延伸出一段卡环臂，进入近中邻牙颊轴嵴远中面的倒凹区，止于颊轴嵴，得到邻牙和唇的遮挡（图 6-20）。这种灵活设计可称为延伸 T 形卡环。

（二）修复后疗效评价

最终修复效果见图 6-21 和图 6-22。患者很满意。

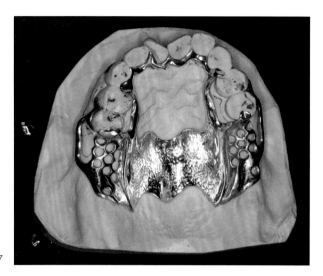

图 6-19　缺失牙位：16、17、26、27

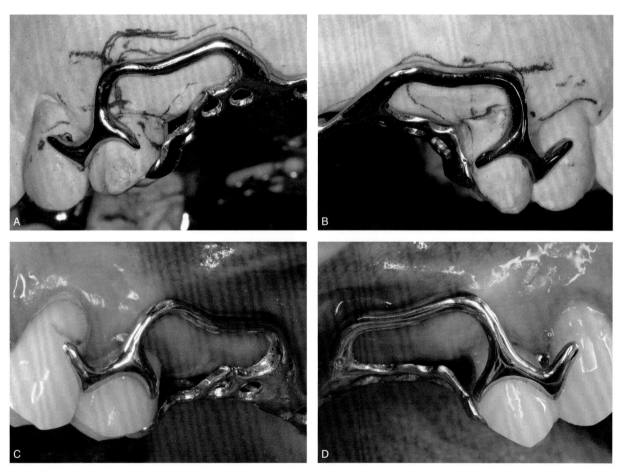

图 6-20　14、15 和 24、25 上分别放置延伸 T 形卡环及口内效果
A、B. 延伸 T 形卡环　C、D. 口内效果

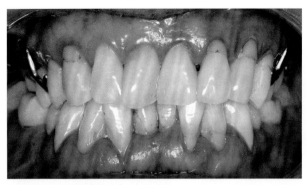

图 6-21 义齿配戴的口内效果

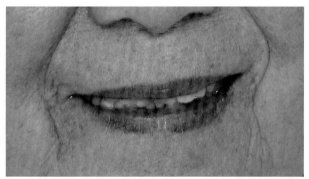

图 6-22 义齿配戴的最终效果

病例四 颊侧短臂卡环组合 T 形卡环 RPD
修复上下颌双侧游离缺失

患者,女,65 岁。

（一）RPD 分析设计与制作

1. 微笑分析　中位笑线,深覆𬌗,微笑时所有余留牙都能看到,下颌前牙暴露量少,只看到颈部 1/3（图 6-23）,患者美学区域牙位为 13—23、35—44（图 6-24）,基牙健康状况良好,有合适倒凹,此病例在 13、23、35、44 上设计了美观卡环（图 6-25）。

2. 牙列分析　上下颌均为肯氏Ⅰ类游离缺失。上颌:14—17、24—27 缺失;下颌:31（不修复）、36、37、45—47 缺失。义齿支持类型为混合支持式。

3. 支架设计

（1）上颌支架设计:由于缺隙两侧的基牙健康状况良好,有合适的倒凹存在。上颌两颗尖牙均设计为颊侧短臂卡环（图 6-26）。

（2）下颌支架设计:下颌牙显露不多,因此运用牙体原有的倒凹,在下颌 35、44 上设计 T 形卡环（图 6-27）。

（二）修复后疗效评价

最终修复效果见图 6-28 和图 6-29。患者比较满意。

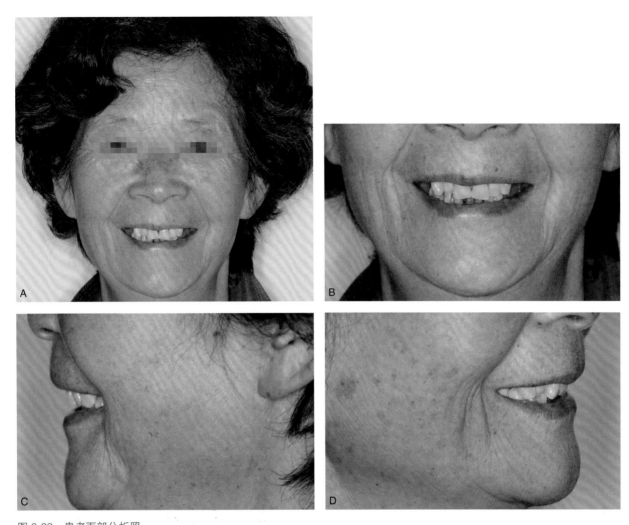

图 6-23　患者面部分析照

A. 面部正面照　B. 面下 1/3 正面照　C. 面下 1/3 左侧面照　D. 面下 1/3 右侧面照

图 6-24　笑容分析

美学区域牙位为 13—23、35—44

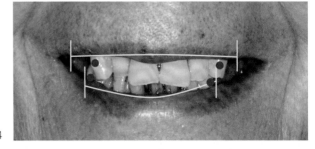

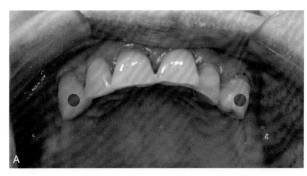
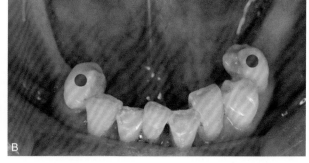

图 6-25 牙列分析
A. 在 13、23 上设计美观卡环　B. 在 35、44 上设计美观卡环

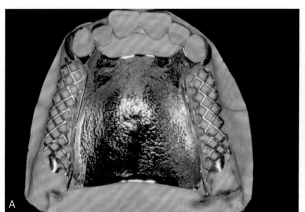
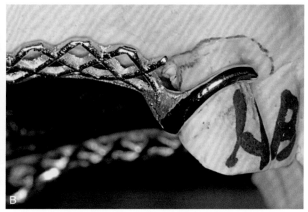
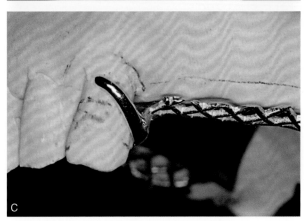

图 6-26 上颌支架设计：上颌两颗尖牙均设计颊侧短臂卡环
A. 𬌗面观　B. 右侧观　C. 左侧观

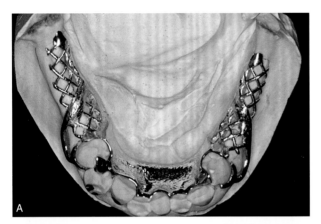

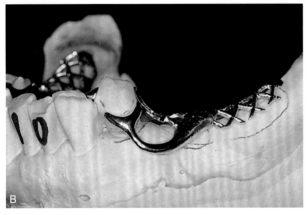

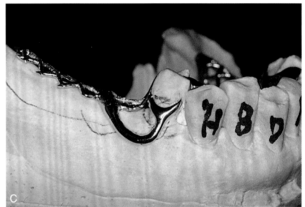

图 6-27　下颌支架设计：35、44 上设计 T 形卡环

A. 𬌗面观　B. 左侧观　C. 右侧观

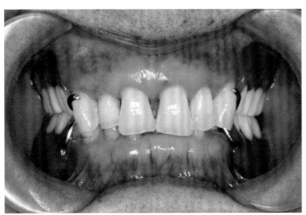

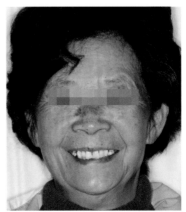

图 6-28　义齿配戴后的口内效果　　　　图 6-29　义齿配戴后的最终效果

前面我们介绍了肯氏Ⅰ类双端、肯氏Ⅱ类单端游离缺失的RPD病例。在以下病例中将介绍肯氏Ⅲ类非游离缺失。针对这类牙列缺损，一般来说只要患者口腔状况保持良好，牙支持式义齿的固位力、稳定性等都会达到令人满意的效果，选择应用美观卡环更合理。

病例五　颊侧短固位臂卡环组合传统三臂卡环
RPD修复肯氏Ⅲ类非游离缺失一例

患者，女，61岁。

（一）RPD分析设计与制作

上颌缺失16、26（图6-30），双侧末端均余留第二磨牙。基牙状况良好。美学区域牙位为15—25、34—44。

在此病例中，最后在15、25上均设计了颊侧短固位臂卡环，卡环臂止于颊轴嵴。缺隙远中端的17、27则卡抱传统三臂卡环。后腭板将两侧连接起来，整副义齿呈现对称，且小巧美观（图6-31）。

（二）修复后疗效评价

最终修复效果见图6-32。患者很满意。

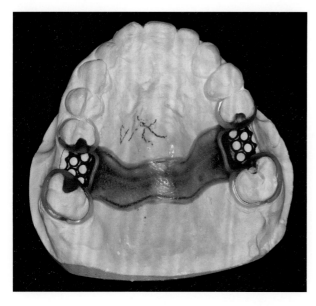

图6-30　缺失牙位：16、26

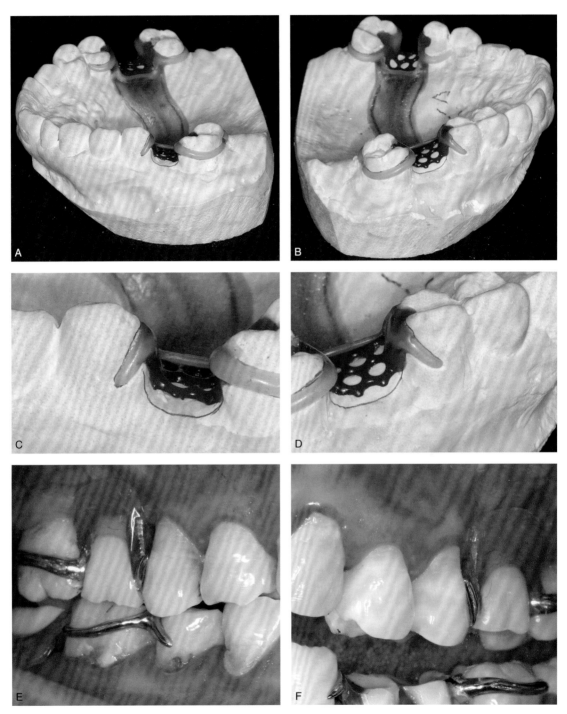

图 6-31　在 15、25 上设计颊侧短固位臂卡环及口内效果
A~D. 卡环设计　E、F. 口内效果

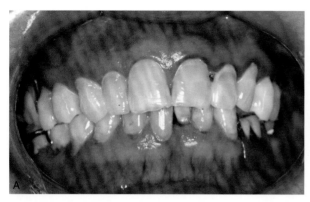
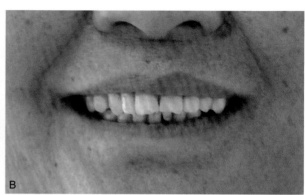

图 6-32 义齿配戴的口内效果和最终效果
A. 口内效果　B. 最终效果

病例六　颊侧短臂卡环应用于高位笑线患者的
支架式 RPD 修复一例

患者,女,59 岁。

（一）RPD 分析设计与制作

笑容分析:高位笑线,笑时露龈非常严重(图 6-33)。12 为残冠,患者拒绝拔牙修复。21 为残根,做过根管治疗。前牙深覆𬌗、深覆盖,上颌前牙前突严重。患者美学区域牙位为 15—24、33—43, 21 调磨后作覆盖义齿。其余基牙有合适倒凹。牙列分析:上颌为肯氏Ⅲ类缺损,下颌为肯氏Ⅱ类游离缺失。缺失牙位:11、12 间有空隙, 17 不修复;21、22、24、35—37、45—47。在选择基牙时,由于 12 龋坏严重,固位形不佳,故不设计卡环。在 14、23、25、34、44 上设计美观卡环。可见患者口内卫生较差,建议牙周治疗后进行修复,但患者因费用及以往牙周就诊不良经历问题拒绝牙周治疗(图 6-34)。

上颌支架设计:14 上设计间隙卡环,23 上设计短颊固位臂卡环,隐蔽效果好。25 设计三臂卡环,提供足够的固位(图 6-35)。下颌支架设计:34、44 上设计杆卡,利用唇侧倒凹固位(图 6-36)。

（二）修复后疗效评价

最终修复效果见图 6-37~ 图 6-40。患者比较满意。

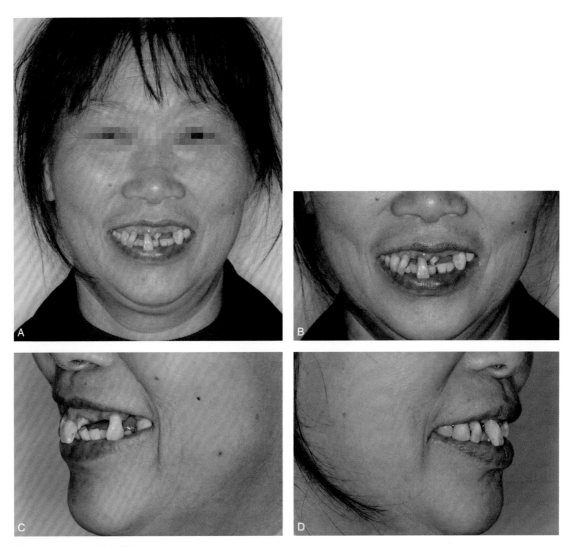

图 6-33 患者面部分析照

A. 面部正面照 B. 面下 1/3 正面照 C. 面下 1/3 左侧面照 D. 面下 1/3 右侧面照

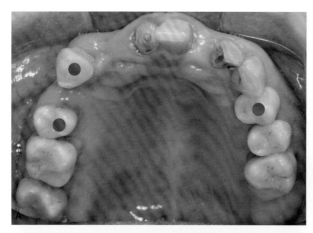

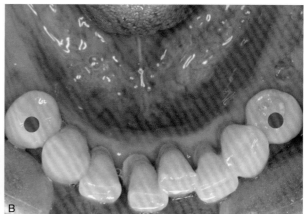

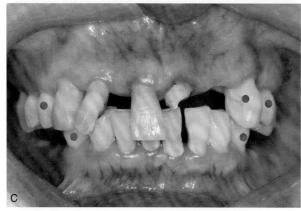

图 6-34 牙列分析：在 14、23、25、34、44 上设计美观卡环

A. 上颌𬌗面观　B. 下颌𬌗面观　C. 口内正面观

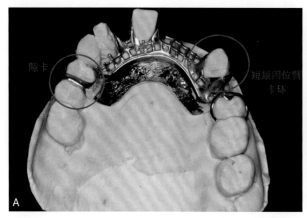

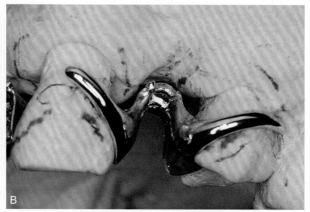

图 6-35 上颌支架设计

A. 14 上设计间隙卡环，23 上设计短颊固位臂卡环　B. 25 上设计三臂卡环

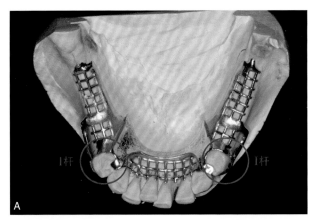

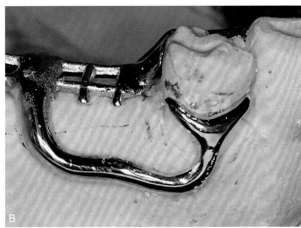

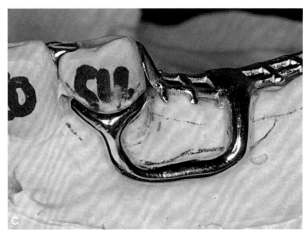

图 6-36　下颌支架设计

A. 𬌗面观　B. 44 上设计杆卡,利用唇侧倒凹固位　C. 34 上设计杆卡,利用唇侧倒凹固位

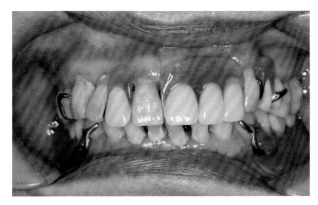

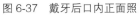

图 6-37　戴牙后口内正面照

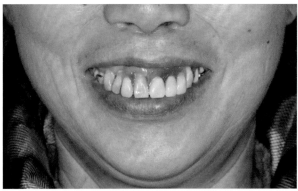

图 6-38　戴牙后面下 1/3 正面照

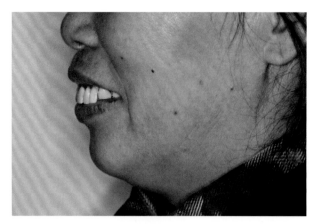

图 6-39　戴牙后面下 1/3 侧面照

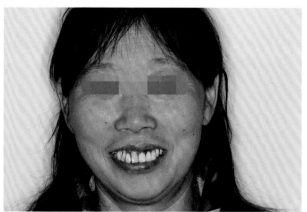

图 6-40　戴牙后面部正面照

病例七　牙体缺损伴牙龈萎缩患者的美观
卡环支架式 RPD 修复一例

患者,男,89 岁。患者因牙齿脱落后,旧义齿不合适而来就诊。

（一）修复前主要病史情况简介

患者自述有灼口综合征,舌偏斜,年事已高,对美观要求不高。笑容分析:患者为低位笑线,说话时下颌牙区暴露量多。下颌前牙缺失量多,患者美学区域牙位为 13—23、33—43（图 6-41）。

上颌为肯氏Ⅲ类缺损,16、17,27 舌侧牙龈萎缩明显,牙根暴露多,为保护余留牙,不适合作为基牙。下颌为肯氏Ⅰ类单侧游离缺失,全口多数牙颈部有楔状缺损,基牙状况不好。缺失牙位:13、25、26,27 为残冠,31、32、35—37、41、42、46（图 6-42）。

（二）RPD 分析设计与制作

全口多数牙颈部有楔状缺损,基牙状况不好。综上,在 14、15、24、33、34、43、44、45 上设计美观卡环（图 6-43~ 图 6-45）。

（三）修复后疗效评价

最终修复效果见图 6-46~ 图 6-48。患者比较满意。

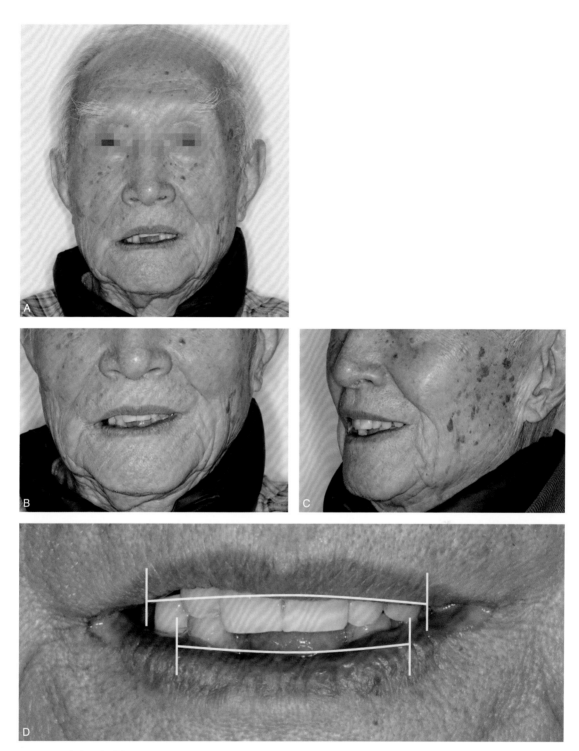

图 6-41 患者面部分析照

A. 面部正面照 B. 面下 1/3 正面照 C. 面下 1/3 侧面照 D. 微笑分析：患者为低位笑线，美学区域牙位为 13—23、33—43

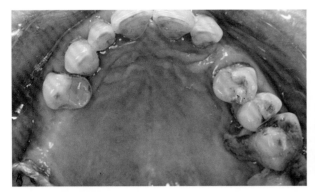
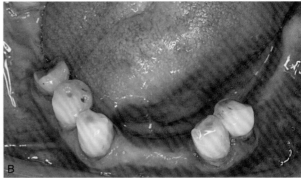

图 6-42　缺失牙位
A. 13、25、26, 27 为残冠　B. 31、32、35—37、41、42、46

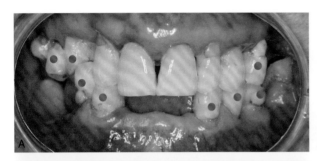
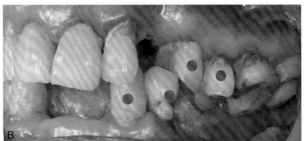
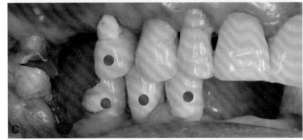

图 6-43　牙列分析：在 14、15、24、33、34、43、44、45 上设计美观卡环
A. 口内正面观　B. 口内左侧观　C. 口内右侧观

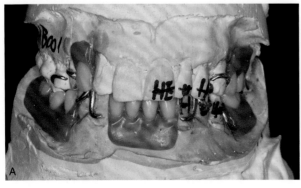
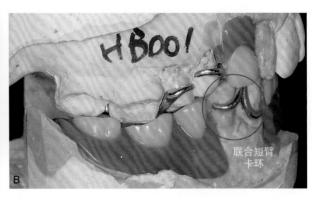

图 6-44　支架设计：14 上设计单臂卡环，15 上设计隙卡；由于基牙固位形不足，且颈部有楔状缺损，为增加支持和固位，在 33、34 上设计联合短臂卡环，并将卡环尖适当延长
A. 正面观　B. 侧面观

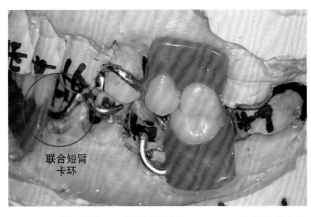

图 6-45 支架设计：24 上设计单臂卡环，43、44 上设计联合短臂卡环，45 上设计 I 杆

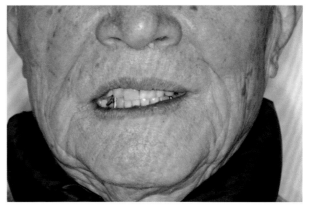

图 6-46 戴牙后面下 1/3 正面照

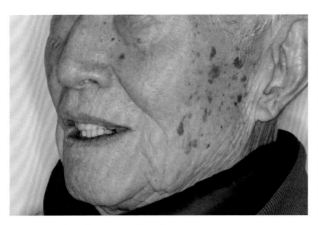

图 6-47 戴牙后面下 1/3 侧面照

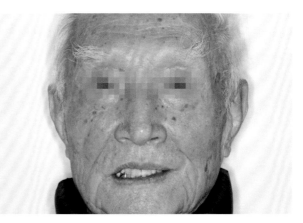

图 6-48 戴牙后面部正面照

病例八 牙列缺损长期未修复患者的美观卡环支架式 RPD 修复一例

患者，女，67 岁。

（一）修复前主要病史情况简介

患者自述从未做过义齿，长时间仅用 16、46 咀嚼，咬合时下颌前牙反𬌗。笑容分析：微笑时可看到上颌尖牙扭转，下颌牙暴露量少。面下 1/3 垂直距离不足，有明显的苍老面容。患者为中位笑线，全口牙缺失量多，此病例重点是在 13、23 上设计卡环。患者美学区域牙位为 13—23、33—43（图 6-49）。

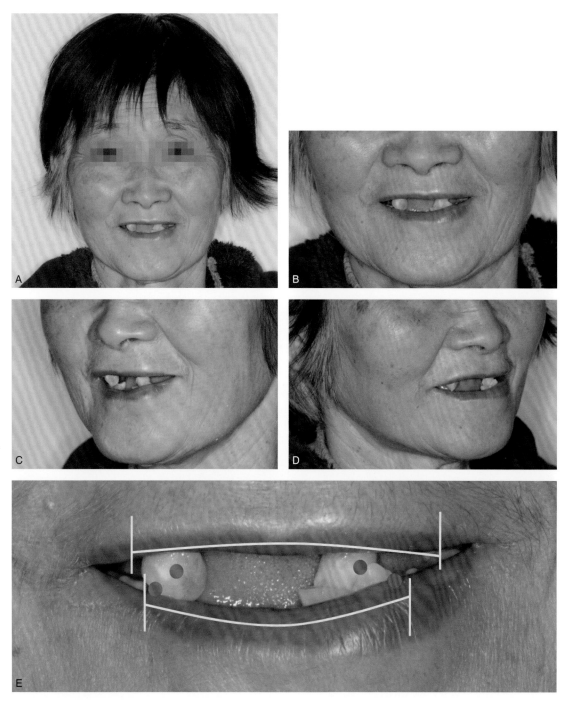

图 6-49 患者面部分析照

A. 面部正面照 B. 面下 1/3 正面照 C. 面下 1/3 左侧面 45° 照 D. 面下 1/3 右侧面 45° 照 E. 微笑分析：患者为中位笑线，美学区域牙位为 13—23、33—43

牙列分析：上颌为肯氏Ⅲ类缺损，两颗尖牙扭转量大（图 6-50），近中有倒凹。16 近中颊尖缺损；上颌牙槽嵴丰满，18 牙根暴露。缺失牙位：11、12、14、15、17；21、22、24—27（图 6-51）。下颌为肯氏Ⅲ类缺损，牙槽嵴较锐（图 6-52）。缺失牙位：31—35、37；41、47（图 6-53）。上颌有第三磨牙，下颌无第三磨牙。

从咬合情况来看，下颌前牙反𬌗非常严重（图 6-54），因此，建议制作时升高咬合，在 16 𬌗面上用自凝树脂恢复高度和对颌牙的咬合。

（二）RPD 分析设计与制作

上颌支架设计：13、23 上设计邻面板式卡环，利用牙齿邻面的倒凹固位。16 近中颊尖缺损，可在𬌗面垫高，18 弯制三臂卡环，28 上设计三臂卡环（图 6-55）。

下颌支架设计：下颌不修复 47；36 上设计圈卡，44、45 间设计联合短臂卡环（图 6-56）。

（三）修复后疗效评价

最终修复效果见图 6-57 和图 6-58。患者很满意。

图 6-50　牙列分析：上颌为肯氏Ⅲ类缺损，两颗尖牙扭转量大
A. 左侧上颌尖牙　B. 右侧上颌尖牙

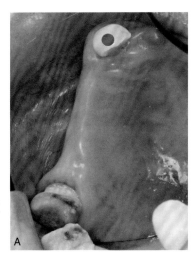
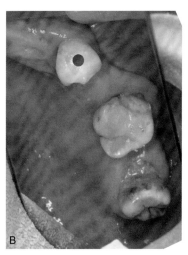

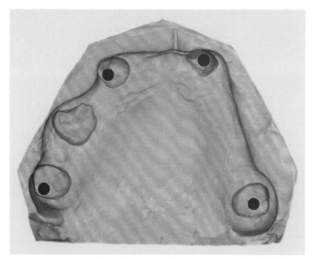

图 6-51　缺失牙位：11、12、14、15、17、21、22、24—27

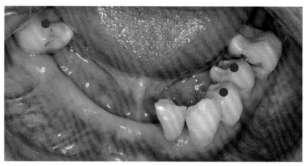

图 6-52　牙列分析：下颌为肯氏Ⅲ类缺损，牙槽嵴较锐

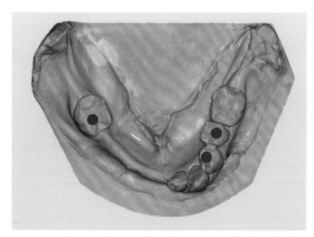

图 6-53　缺失牙位：31—35、37、41、47

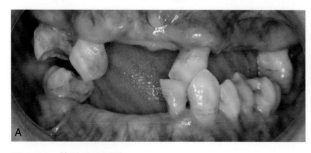

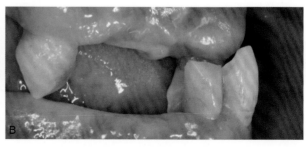

图 6-54　前牙反𬌗严重

A. 正面观　B. 侧面观

图 6-55 上颌支架设计
A. 殆面观 B、C. 13 上设计邻面板式卡环 D、E. 23 上设计邻面板式卡环 F. 正面观 G. 18 上弯制三臂卡环, 28 上设计三臂卡环

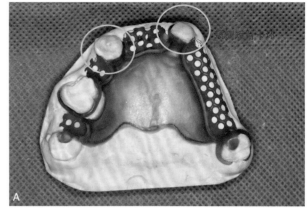

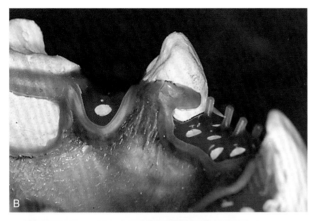

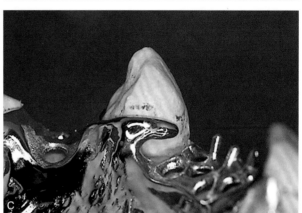

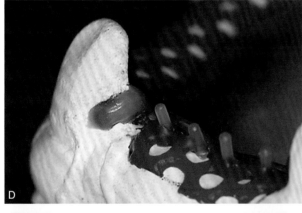

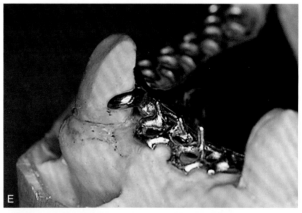

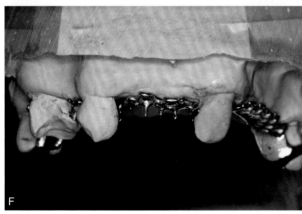

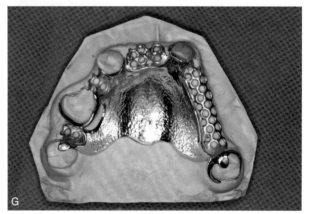

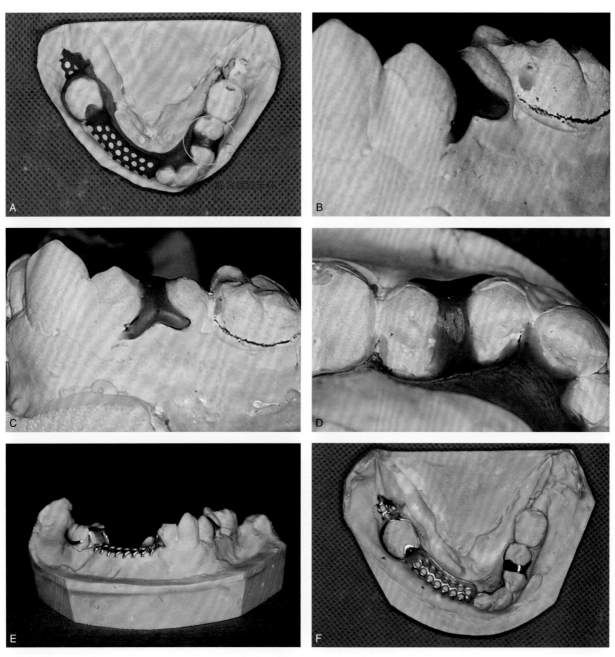

图 6-56 下颌支架设计

A. 殆面观　B~D. 44、45 间设计联合短臂卡环　E、F. 下颌不修复 37,36 上设计圈卡

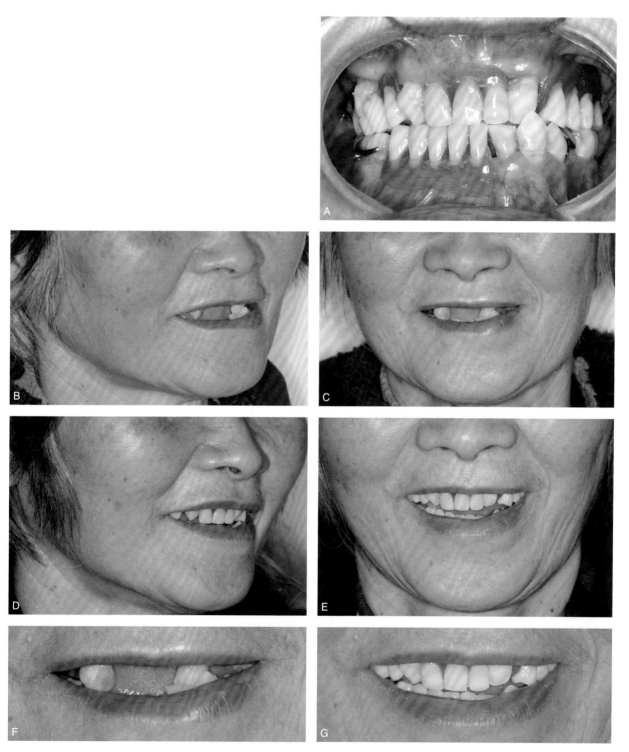

图 6-57 戴牙前、后面部照

A. 戴牙后口内正面照　B. 修复前侧面　C. 修复前正面　D. 修复后侧面　E. 修复后正面　F. 修复前　G. 修复后

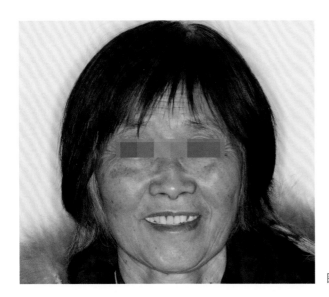

图 6-58　戴牙后的最终效果

病例九　联合卡环与组合 C 形卡环修复
上颌双侧游离缺失一例

患者,男,46 岁。

（一）修复前主要病史情况简介

微笑分析:患者为中位笑线,覆𬌗、覆盖正常。患者上唇覆盖到牙颈部,下唇覆盖到切 1/3,微笑时可看到下颌缺牙区,美学区域牙位为 14—23、35—45（图 6-59）。14 有Ⅱ度松动。其余基牙均较稳固,有合适倒凹。

牙列分析:上颌为肯氏Ⅰ类缺损,下颌为肯氏Ⅲ类游离缺损。缺失牙位:15—17、24—27、31、32、34、41、47。33 扭转严重不设计卡环,在 14、23、36、37、46 上设计美观卡环（图 6-60）。

（二）RPD 分析设计与制作

1. 上颌支架设计　在 14、23 上设计分裂式 C 形卡环,对Ⅱ度松动的基牙起到保护作用,以延长基牙的存留时间。卡环进入颈部倒凹,隐蔽作用好（图 6-61）。

2. 下颌支架设计　在 36、37 上设计联合卡环,由于两基牙牙间隙大,在间隙内设计专门的防食物嵌塞器;46 上设计三臂卡环（图 6-62）。

（三）修复后疗效评价

最终修复效果见图 6-63~图 6-65。患者满意。

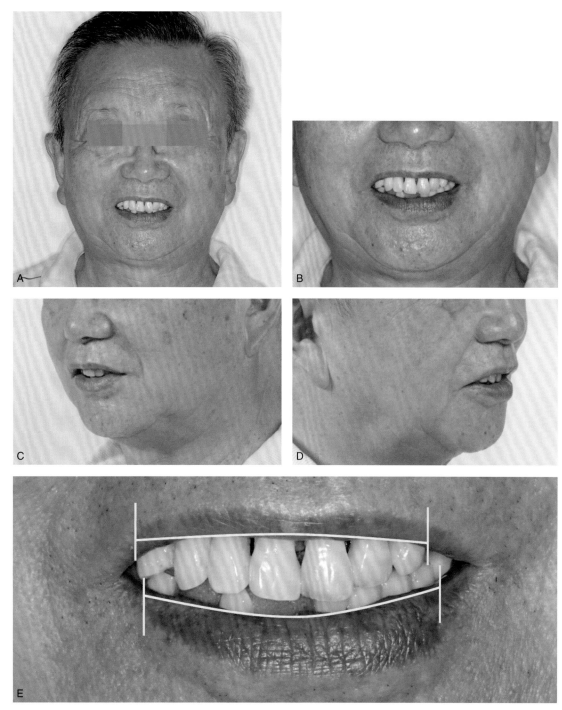

图 6-59 患者面部分析照

A. 面部正面照　B. 面下 1/3 正面照　C. 面下 1/3 左侧面 45° 照　D. 面下 1/3 右侧面 45° 照　E. 美学区域牙位为 14—23、35—45

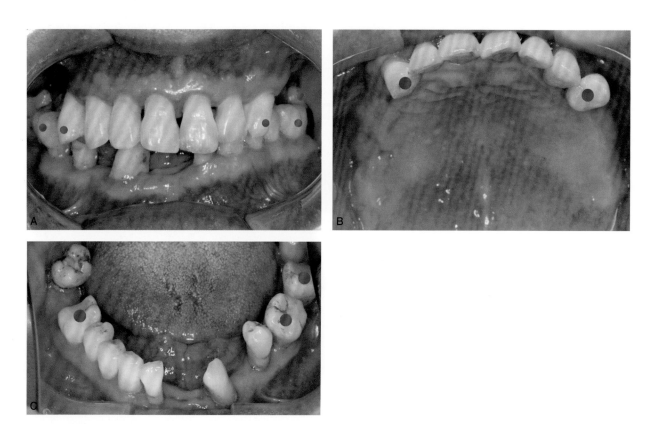

图 6-60 缺失牙位：15—17、24—27、31、32、34、41、47。33 扭转严重不设计卡环，在 14、23、36、37、46 上设计美观卡环
A. 口内正面观　B. 上颌𬌗面观　C. 下颌𬌗面观

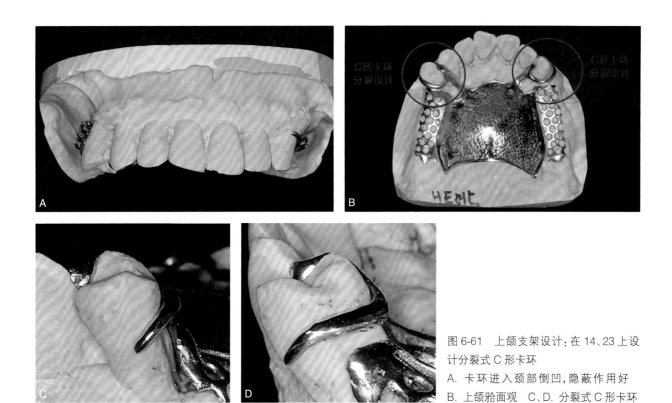

图 6-61 上颌支架设计：在 14、23 上设计分裂式 C 形卡环

A. 卡环进入颈部倒凹，隐蔽作用好

B. 上颌殆面观 C、D. 分裂式 C 形卡环

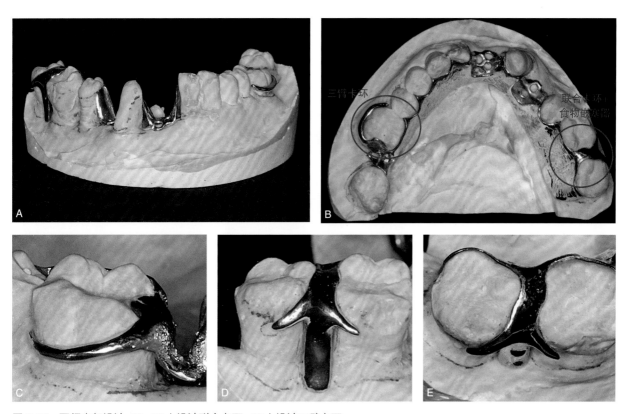

图 6-62 下颌支架设计：36、37 上设计联合卡环，46 上设计三臂卡环

A. 下颌支架唇面观 B. 下颌支架殆面观 C. 三臂卡环 D. 联合卡环与防食物嵌塞器 E. 联合卡环

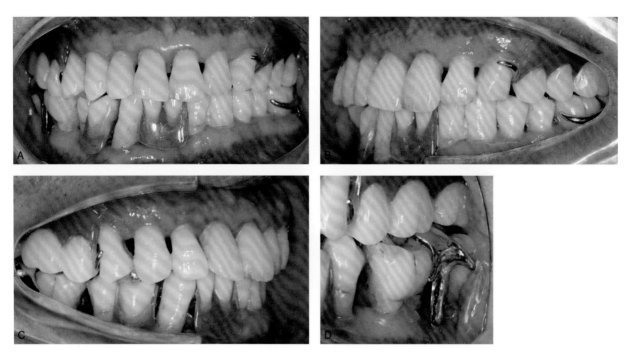

图 6-63　戴牙后口内照

A. 修复后口内正面观　B. 修复后口内左侧观　C. 修复后口内右侧观　D. 防食物嵌塞器口内照

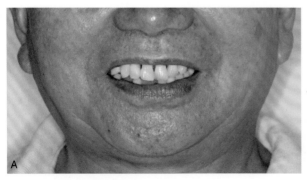
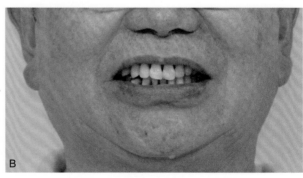

图 6-64　修复前、后面部照

A. 修复前　B. 修复后

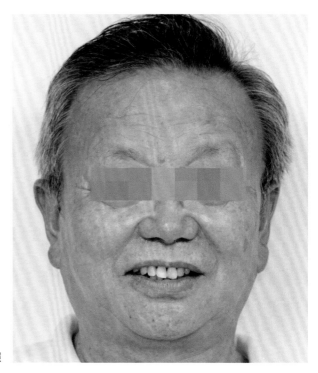

图 6-65　戴牙后面部正面照

病例十　C 形卡环组合圈形卡环的 RPD 修复
下颌单侧游离缺失一例

患者,男,87 岁。

（一）修复前主要病史情况简介

微笑分析:患者为低位笑线,面部不对称,覆𬌗、覆盖正常,美学区域牙位为 15—24、34—44（图 6-66~ 图 6-68）。上颌牙列缺失,35、36、45—47 缺失。

（二）RPD 分析设计与制作

上颌半口义齿修复。下颌支架设计:舌侧口底空间足够,采用双舌杆设计,34、44 上设计 C 形卡环,对余留基牙起到保护作用,卡环颊侧进入基牙远中颈部倒凹,隐蔽作用好 38 近中倾斜明显,设计圈卡（图 6-69）。

（三）修复后疗效评价

最终效果见图 6-70 和图 6-71。患者很满意。

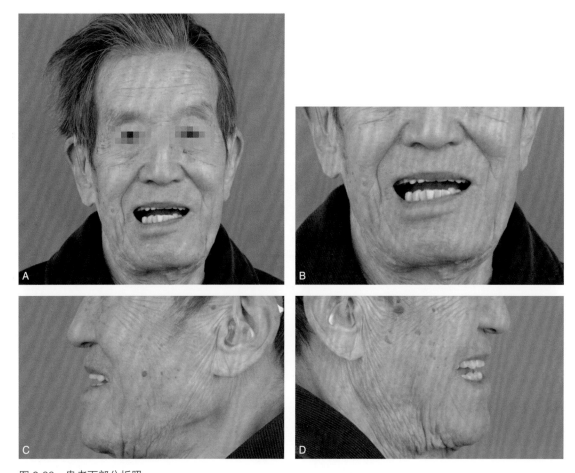

图 6-66　患者面部分析照
A. 面部正面照　B. 面下 1/3 正面照　C. 面下 1/3 左侧照　D. 面下 1/3 右侧照

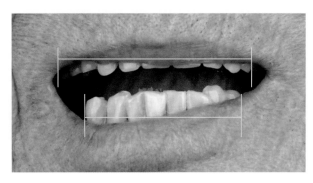

图 6-67　美学区域牙位为 15—24、34—44

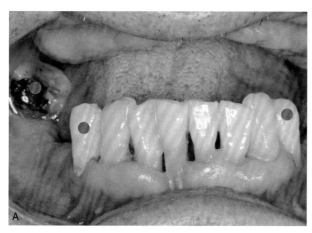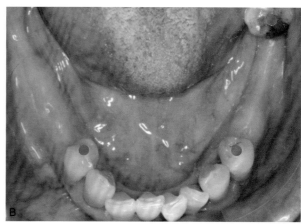

图 6-68 牙列分析：在 34、38、44 上设计美观卡环

A. 口内正面观 B. 𬌗面观

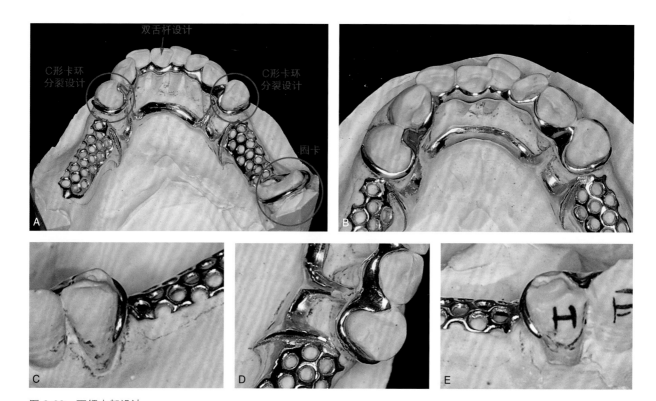

图 6-69 下颌支架设计

A. 下颌支架𬌗面观 B. 舌面观可见双舌杆及卡环在模型上均贴合 C. 44 上设计 C 形卡环 D、E. 34 上设计 C 形卡环

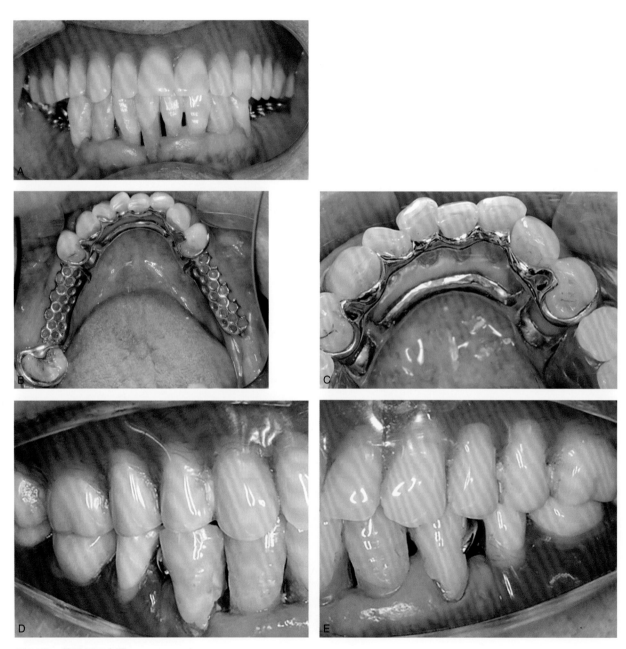

图 6-70　戴牙后口内照

A. 口内正面观　B. 下颌𬌗面观　C. 舌侧双舌杆及卡环均贴合　D. 右侧观　E. 左侧观

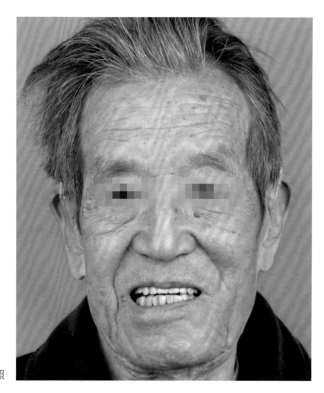

图 6-71 戴牙后面部正面照

病例十一 变异设计延伸卡环的 RPD 修复下颌单侧游离缺失一例

患者,男,58 岁。

（一）修复前主要病史情况简介

微笑分析：患者为中位笑线,覆𬌗、覆盖正常（图 6-72）。美学区域牙位为 14—24、35—45（图 6-73）。牙列分析：下颌为肯氏Ⅱ类缺损。缺失牙位：31、32、36、37、41、42、45—47。43、44Ⅱ度松动。由于下颌前牙区间隙小,仅修复 3 颗前牙,在 34、36、43、44 上设计美观卡环（图 6-74）。

（二）RPD 分析设计与制作

1. 支架设计 在 43、44 上设计延伸卡环,对Ⅱ度松动的基牙起到保护作用,以延长基牙的存留时间。34 上设计 C 形卡环,36 上设计三臂卡环（图 6-75）。

（三）修复后疗效评价

最终修复效果见图 6-76 和图 6-77。患者比较满意。

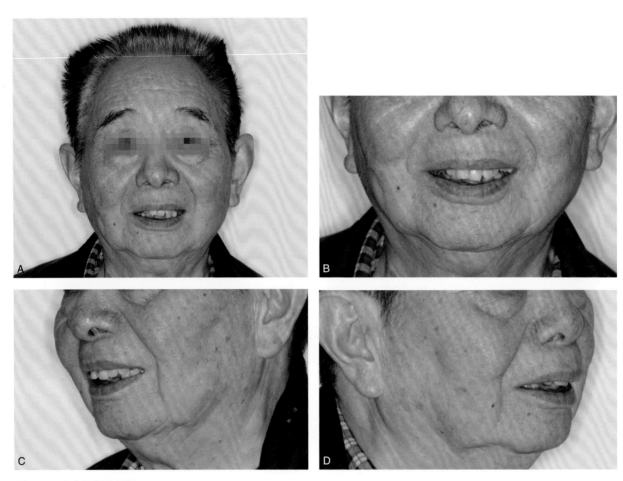

图 6-72 患者面部分析照

A. 面部正面照 B. 面下 1/3 正面照 C. 面下 1/3 左侧面 45° 照 D. 面下 1/3 右侧面 45° 照

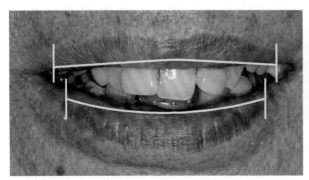

图 6-73 美学区域牙位为 14—24、35—45

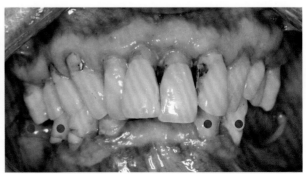

图 6-74 牙列分析：在 34、36、43、44 上设计美观卡环

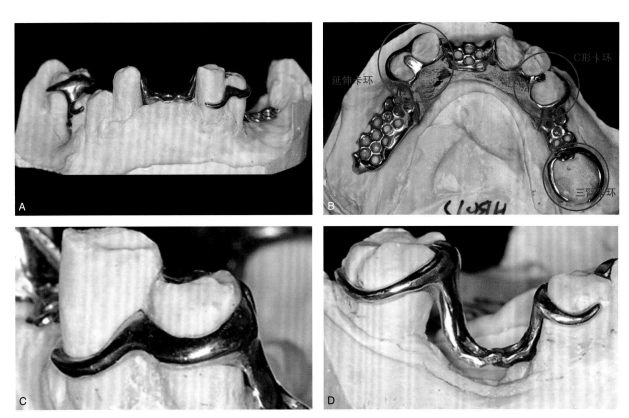

图 6-75　下颌支架设计

A. 下颌正面观　B. 下颌殆面观　C. 右侧观　D. 左侧观

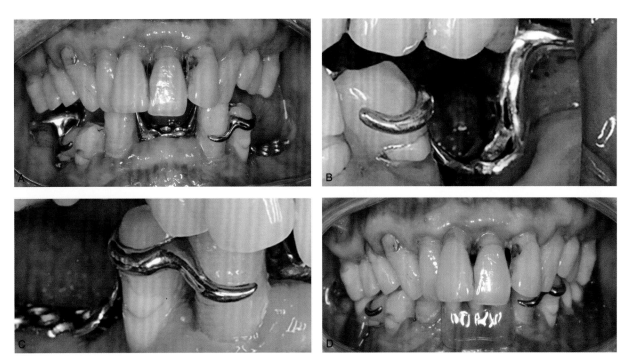

图 6-76　戴牙后口内照

A. 正面照　B. 左侧照　C. 右侧照　D. 修复后正面照

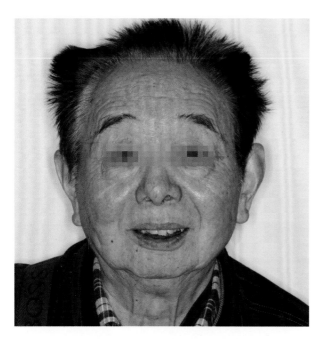

图 6-77　戴牙后面部正面照

通过前述几个病例的分析设计、制作及临床应用,我们发现使用美观卡环其实并不复杂,患者美学效果提升也很明显。实际临床应用时,也要注意到我国患者口腔防护及保健意识普遍偏差,修复前洁牙、拔残根、拔松动牙等必要的准备工作也很难做到位。甚至不少老年患者第一次修复时常认为"花一点钱、戴义齿、就能吃饭"的疗效要求,是我国最有代表性的"最低的缺牙患者主诉要求",几乎每个这样的患者都认为"自己的要求不高",不理解修复医师的难处;也有患者认为只要花钱就什么都容易实现。因此,围绕"长期、稳定、有效"的临床治疗目标,在临床实践中我们必须加强医患沟通,设计时积极邀请患者和技师参与、考虑周全,知其短,才能取其长,最终获得患者认可的疗效。当然,也有不少更换义齿的二次修复患者对美观卡环的美学效果十分满意,也从另一方面证明了精细设计的重要。

在前述病例中,美观卡环支架的制作与传统金属支架一样,均采用经典口腔科铸造技术完成。随着各种数字化技术在口腔领域中的快速普及和应用,3D打印技术已成为目前义齿支架成形的最新制造技术。它源于传统修复制作技术,又不同于做"减法"的计算机辅助设计与计算机辅助制作(CAD/CAM)技术,以增量制造为核心特征,既可以通过3D打印实现义齿支架的蜡型制作(可以减少传统蜡型制作的人工成本、数字化设备投入等),进而再采用传统的口腔科铸造技术完成支架制作;也可以直接选择性激光熔化(SLM)技术等直接打印金属支架。3D打印通过专用修复软件进行义齿支架设计,3D打印完成支架制作,最终可以得到高质量、高精度、个性化程度高的修复体。

数字化技术还能弥补纸质加工单信息量不足、不唯一、易产生歧义等缺陷,作为信息传递的高效工具,其有利于医 - 技 - 患之间进行科学、顺畅的沟通;辅助合理治疗方案的确定;指导高水平修复体的制作。

以下病例使用了数字化技术来完成美观卡环的设计和制作。

病例十二　夹板式卡环应用于孤立基牙的数字化 RPD 修复单侧游离缺失一例

患者,女,78 岁。

（一）修复前主要病史情况简介

微笑分析:患者为低位笑线,微笑时下颌前牙暴露,下唇覆盖至下颌前牙颈部,可见下颌前牙缺失,上颌牙列缺失,上唇丰满度缺失,鼻唇沟较深,口角向上（图 6-78）。

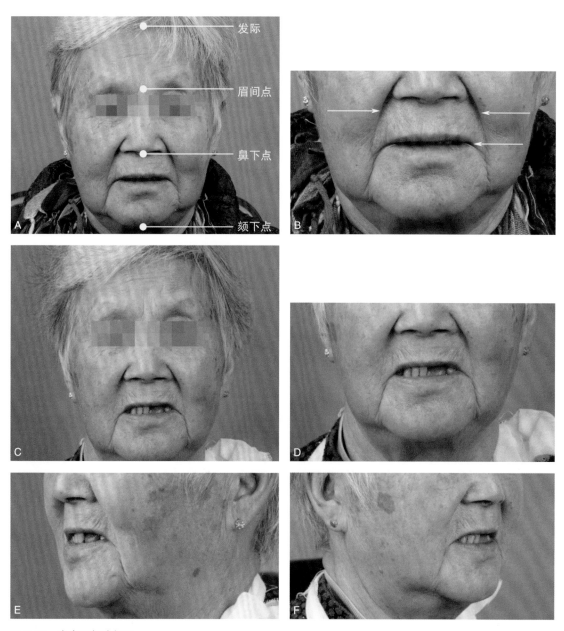

图 6-78　患者面部分析照

A. 面部正面照　B. 面下 1/3 正面照　C. 微笑时面部正面照　D. 微笑时面下 1/3 正面照　E. 面下 1/3 左侧面 45° 照

F. 面下 1/3 右侧面 45° 照

牙列分析：上颌为牙列缺失，下颌为肯氏Ⅱ类单侧游离缺失，37不修复。缺失牙位：35、41—43、45—47,44Ⅱ度松动。在34、36、44上设计美观卡环，36近中倾斜，倒凹在近中舌侧，其余基牙有适度倒凹（图6-79）。

（二）RPD分析设计与制作

下颌支架设计：在34上设计C形卡环，36上设计圈卡，卡环尖进入近中舌侧倒凹固位，近中𬌗支托恢复咬合高度。44上设计夹板式卡环，保护Ⅱ度松动基牙（图6-80）。

（三）修复后疗效评价

最终修复效果见图6-81~图6-83。

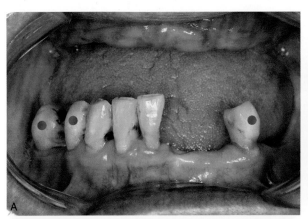
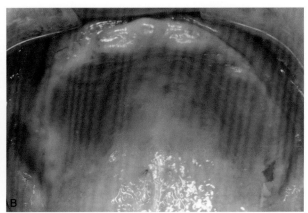
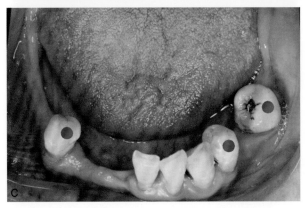

图6-79　牙列分析：在34、36、44上设计美观卡环
A. 口内正面观　B. 上颌𬌗面观　C. 下颌𬌗面观

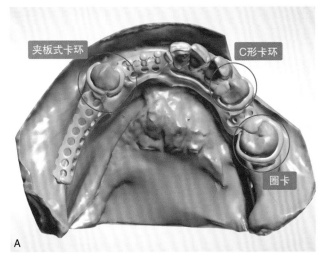

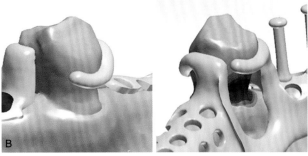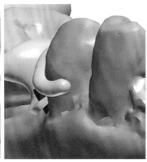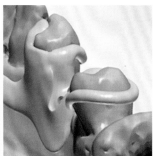

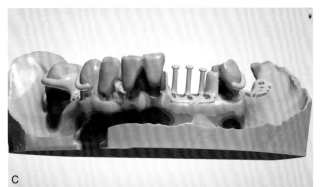

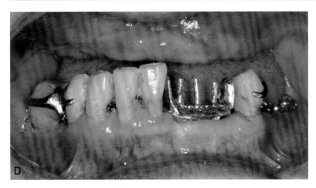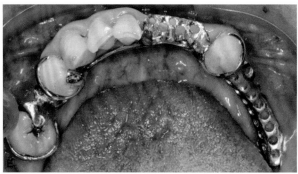

图 6-80 下颌支架设计

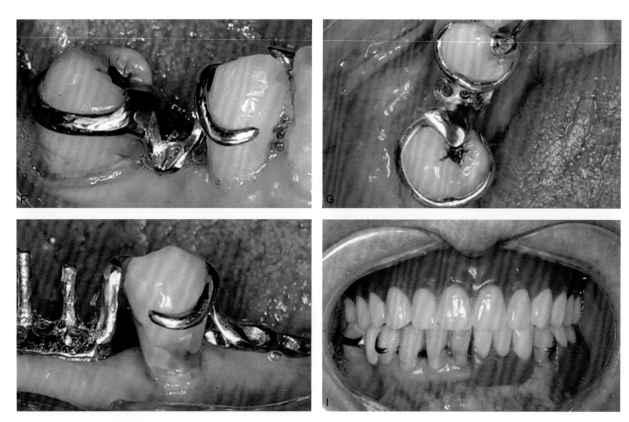

图 6-80（续） 下颌支架设计

A~C. 支架设计　D~H. 支架　I. 修复后

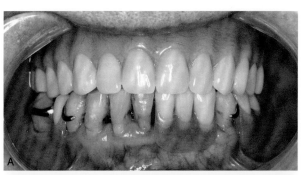

图 6-81　戴牙后口内照

A. 口内正面观　B. 右侧观　C. 左侧观

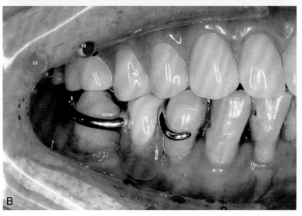

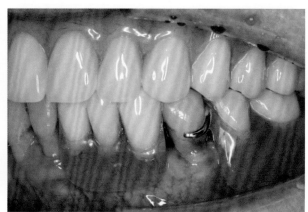

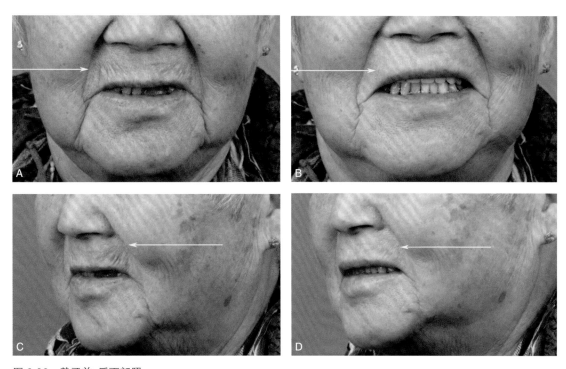

图 6-82 戴牙前、后面部照

A. 戴牙前面下 1/3 正面照　　B. 戴牙后面下 1/3 正面照　　C. 戴牙前面下 1/3 侧面照　　D. 戴牙后面下 1/3 侧面照

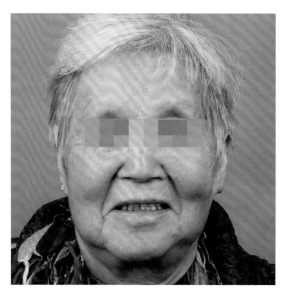

图 6-83 戴牙后面部正面照

病例十三　颊侧短臂卡环组合 C 形卡环的数字化
RPD 修复非游离缺失一例

患者,女,76 岁。

（一）修复前主要病史情况简介

面容分析:鼻唇沟较深,口角向上。微笑分析:患者为中位笑线,深覆殆（图 6-84）,美学区域牙位为 14—24（图 6-85）。牙列分析:全口牙颈部牙龈退缩,牙根暴露。前牙深覆殆、深覆盖。36、46、47 为种植牙。缺失牙位:14、15、26、27,16 Ⅰ 度松动,余留牙均有适量倒凹（图 6-86）。选取 13、16、25、28 为基牙设计美观卡环（图 6-87）。

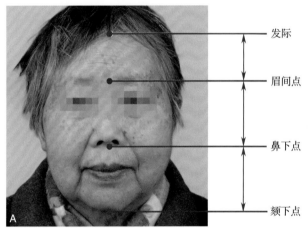
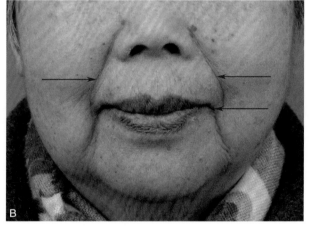

图 6-84　患者面部分析照
A. 面部正面照　B. 面下 1/3 照

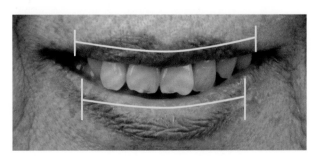

图 6-85　美学区域牙位为 14—24

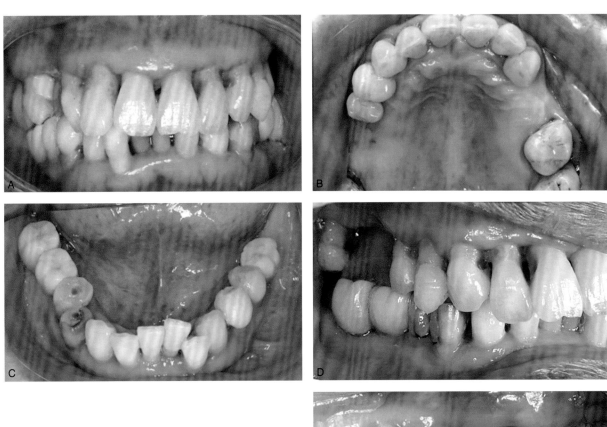

图 6-86　患者口内分析照

A. 前牙深覆𬌗、深覆盖　B. 缺失牙位：14、15、26、27

C. 36、46、47 为种植牙　D. 右侧观　E. 左侧观

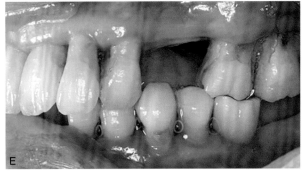

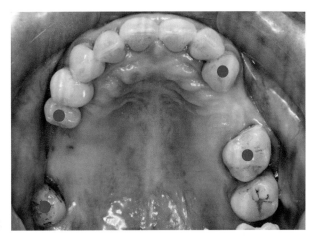

图 6-87　选取 13、16、25、28 为基牙设计美观卡环

（二）RPD 分析设计与制作

支架设计：在 13 上设计短颊固位臂卡环及舌支托，16 上设计三臂卡环，25 上设计 C 形卡环，28 上设计三臂卡环。腭部大连接体考虑两种设计，即后腭杆或 U 形腭板（图 6-88，图 6-89）。结合患者口内情况及舒适度最终选择后腭杆（图 6-90）。支架试戴见图 6-91。

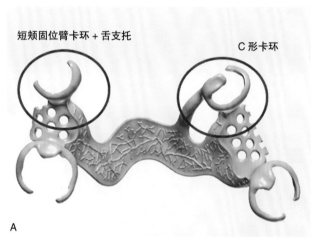

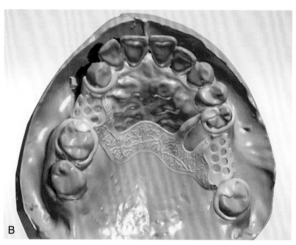

图 6-88　设计一：大连接体为后腭杆
A. 卡环　B. 大连接体

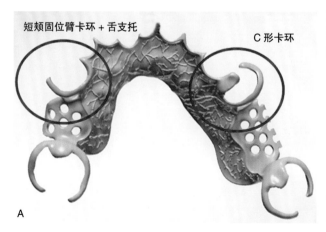

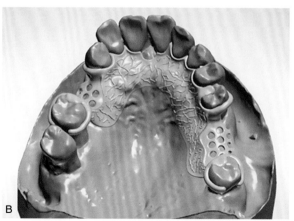

图 6-89　设计二：大连接体为 U 形腭板
A. 卡环　B. 大连接体

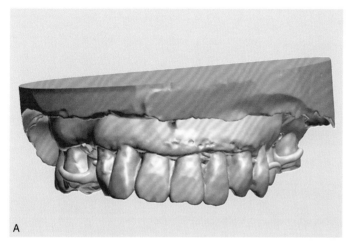

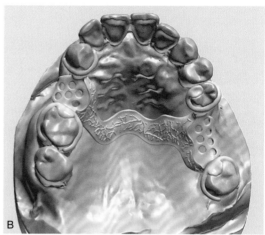

图 6-90　上颌支架设计
A. 正面观　B. 殆面观

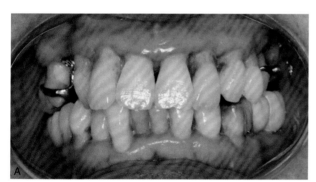

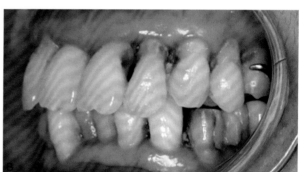

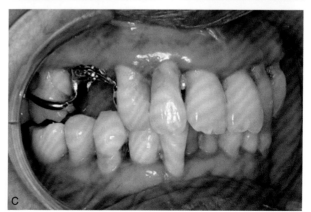

图 6-91　支架试戴口内照
A. 正面观　B. 左侧观　C. 右侧观

（三）修复后疗效评价

最终修复效果见图 6-92~ 图 6-94。患者很满意。

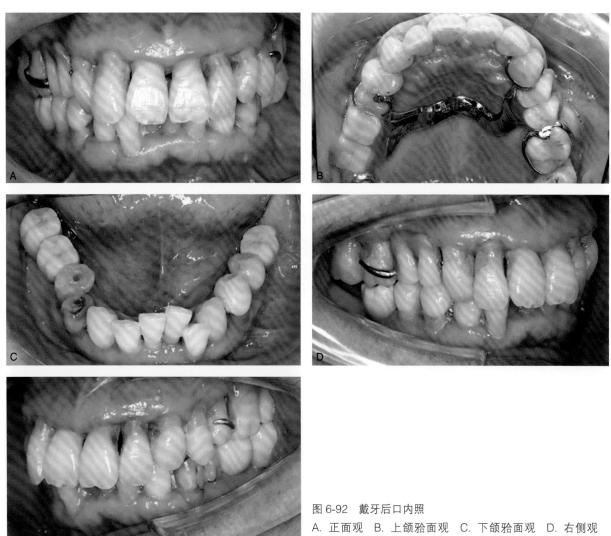

图 6-92　戴牙后口内照

A. 正面观　B. 上颌𬌗面观　C. 下颌𬌗面观　D. 右侧观
E. 左侧观

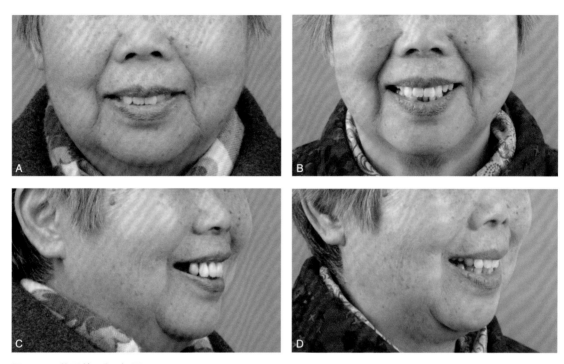

图 6-93　戴牙前、后面部照

A. 戴牙前面下 1/3 正面照　B. 戴牙后面下 1/3 正面照　C. 戴牙前面下 1/3 侧面照　D. 戴牙后面下 1/3 侧面照

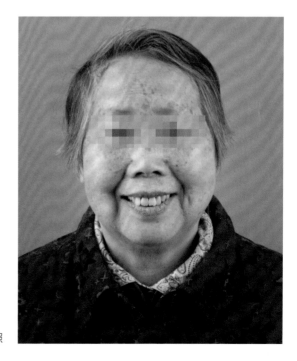

图 6-94　戴牙后面部正面照

<h2 style="text-align:center">病例十四　双舌杆设计数字化支架RPD</h2>
<h2 style="text-align:center">修复下颌单侧游离缺失一例</h2>

患者,女,49岁。

（一）修复前主要病史情况简介

微笑分析：患者为中位笑线,深覆𬌗（图6-95）。美学区域牙位为14—24、33—44（图6-96）。牙列分析：缺失15—17,但咬合紧,无修复空间（图6-97）；缺失45—47,前牙深覆𬌗、深覆盖（图6-98）。患者选择下颌美观卡环修复。

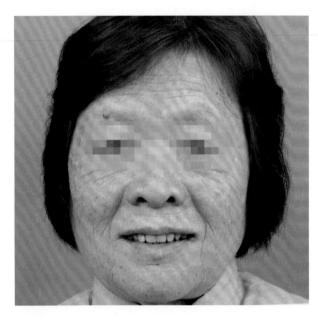

图6-95　微笑时面部正面照

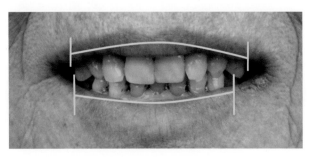

图6-96　美学区域牙位为14—24、33—44

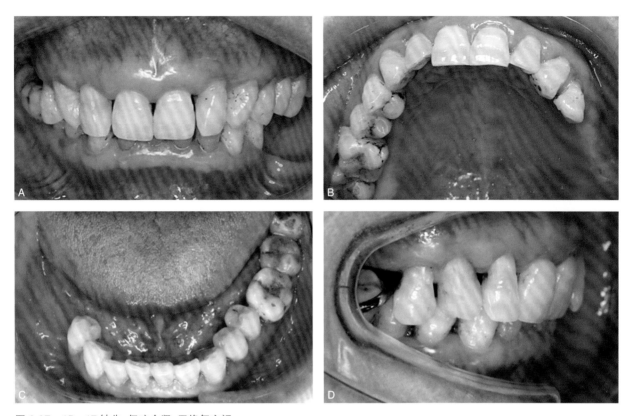

图 6-97 15—17 缺失,但咬合紧,无修复空间
A. 口内正面照 B. 上颌𬌗面观 C. 下颌𬌗面观 D. 右侧观

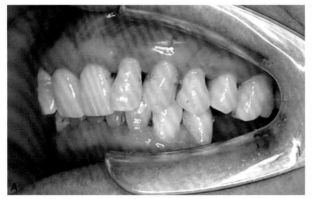

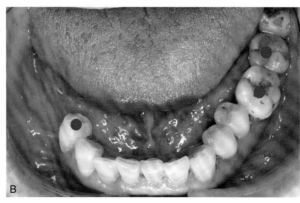

图 6-98 45—47 缺失,选取 36、37、44 为基牙设计美观卡环
A. 口内左侧观 B. 下颌𬌗面观

（二）RPD 分析设计与制作

下颌支架设计：在 36、37 上设计相对的间隙卡环，44 上设计 C 形卡环。前牙舌侧设计双舌杆，有利于患者口腔自洁（图 6-99），支架试戴见图 6-100。

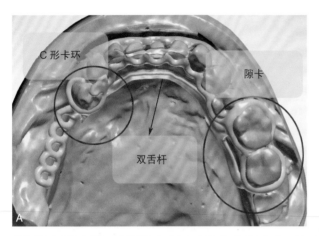

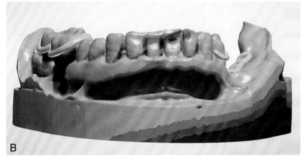
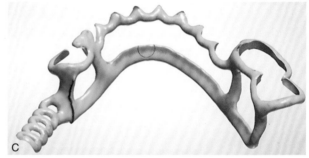

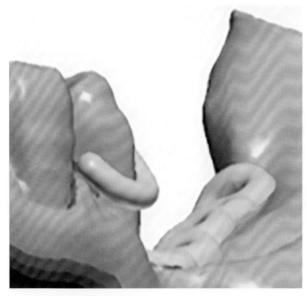
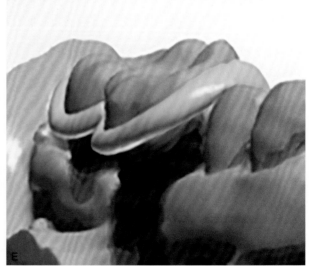

图 6-99　下颌支架设计：在 36、37 上设计相对的间隙卡环，44 上设计 C 形卡环，前牙舌侧设计双舌杆

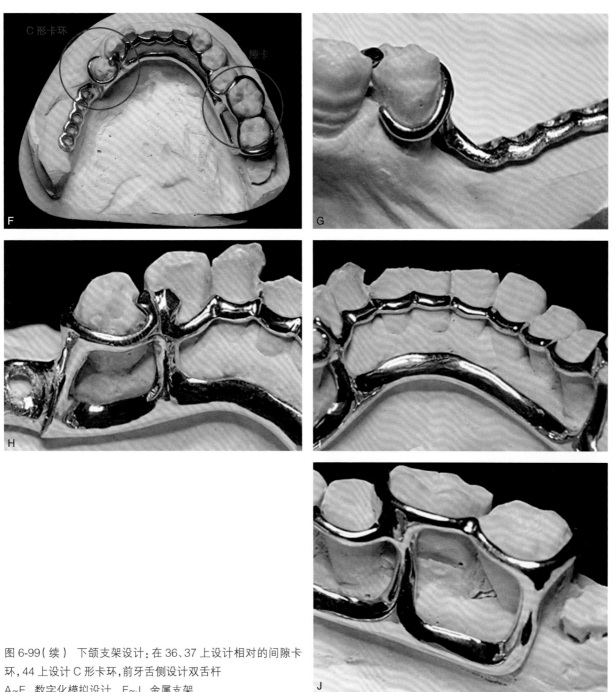

图 6-99（续）　下颌支架设计：在 36、37 上设计相对的间隙卡环，44 上设计 C 形卡环，前牙舌侧设计双舌杆
A~E. 数字化模拟设计　F~J. 金属支架

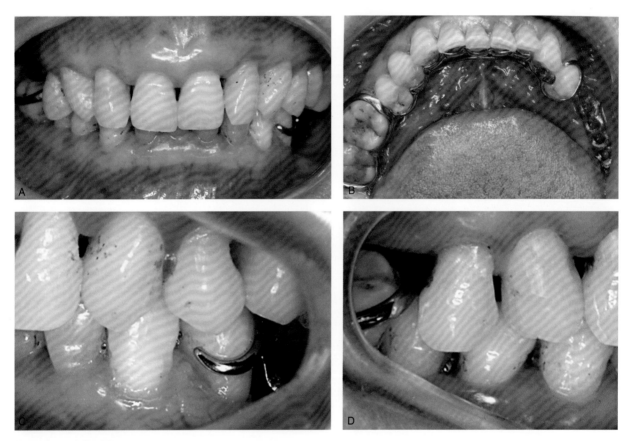

图 6-100　支架试戴
A. 正面观　B. 下颌拾面观　C. 左侧观　D. 右侧观

（三）修复后疗效评价

最终修复效果见图 6-101 和图 6-102。

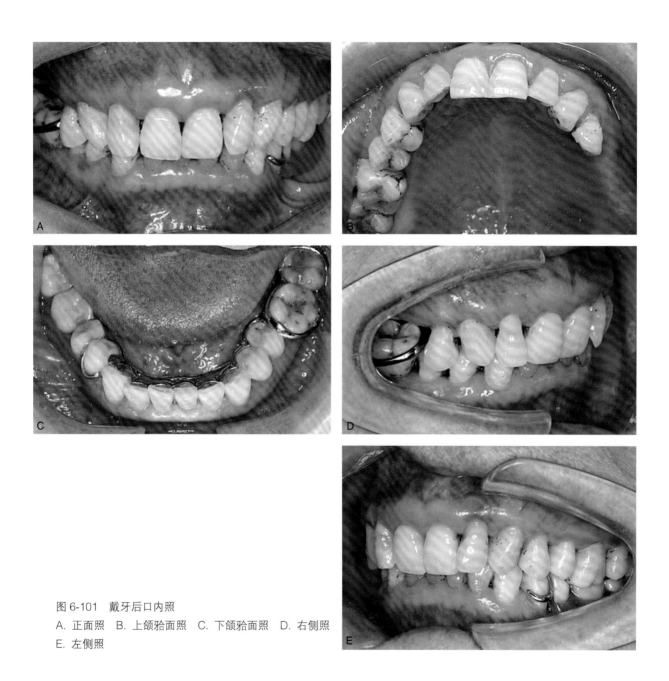

图 6-101 戴牙后口内照

A. 正面照　B. 上颌𬌗面照　C. 下颌𬌗面照　D. 右侧照
E. 左侧照

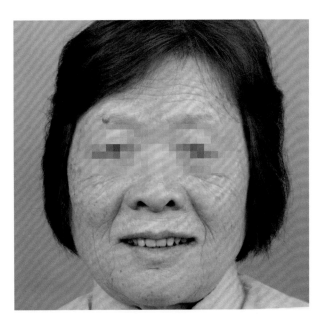

图 6-102　戴牙后面部正面照

病例十五　无备牙美观卡环数字化支架 修复上颌双侧游离缺失一例

患者,女,58 岁。

（一）修复前主要病史情况简介

面容分析:正面观可见患者面下 1/3 距离较短（图 6-103）。微笑分析:根据修复前患者正面微笑观察其微笑暴露区,可判断为中位笑线。上颌美学区域牙位为 15—25（图 6-104）。

牙列分析:上颌缺失 14—17、26、27,前牙间缝隙大。余留牙咬合紧,可见牙磨损严重,前牙深覆𬌗,覆盖正常。口腔清洁状况较好,余留牙均不松动（图 6-105,图 6-106）。

患者是一名教师,由于职业原因对美观和发音要求较高,但又惧怕手术类的种植方案,希望修复方案简单、微创、可逆,修复后疗效评价能达到较自然的外观。检查后发现患者上颌后区为缺牙区,位置比较靠后,可利用口唇和基牙颊轴嵴来遮挡颈部卡环部分。但是由于咬合紧,前牙切端及后牙𬌗面磨耗严重,牙比较敏感,不接受天然牙体调磨或预备,修复治疗整体看难度比较高。

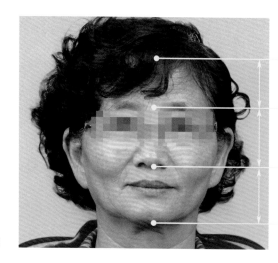

图 6-103 面容分析
三庭比例正常,面下 1/3 距离略短

发际

眉间点

鼻下点

颏下点

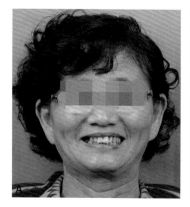
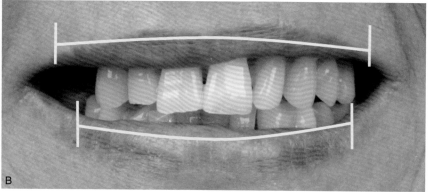

图 6-104 微笑分析:上颌美学区域牙位为 15—25
A. 微笑照 B. 上颌美学区域牙位为 15—25

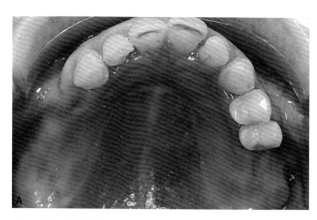
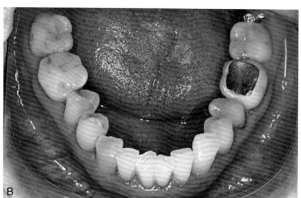

图 6-105 牙列分析
A. 上颌前牙舌侧、上颌后牙𬌗面磨耗量大,13—24 牙间隙大 B. 下颌前牙切端、下颌后牙𬌗面磨耗量大

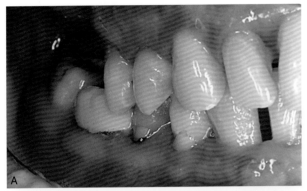
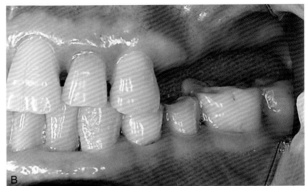
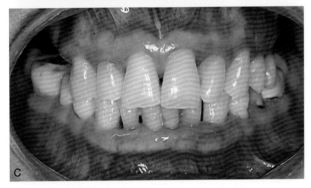

图 6-106　左侧 45°、右侧 45° 及正面咬合照可见咬合紧
A. 右侧 45° 咬合观　B. 左侧 45° 咬合观　C. 正面咬合观

（二）RPD 分析设计与制作

上颌为肯氏 I 类双侧游离缺失，基牙选择 13、23、25，基牙情况较好，但咬合紧，可预备的牙体组织不多，对颌为天然牙。为了获得良好的支持和平衡的效果，上颌大连接体采用全腭板设计，13、23 上设计颊侧短固位臂卡环，23、24 间有天然缝隙，直接采用小连接体关闭缝隙以减少今后发生食物残渣嵌塞的程度；25 上设计固位力好的三臂卡环。由于患者不接受任何天然牙的调磨，只能利用已有的小间隙在 25 远中设计𬜬支托凹（图 6-107）。金属支架完成后（图 6-108），口内试戴（图 6-109）记录咬合关系，试戴蜡牙（图 6-110）。

（三）修复后疗效评价

最终修复效果见图 6-111 和图 6-112。患者很满意。

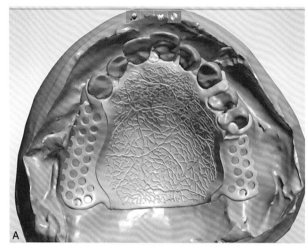

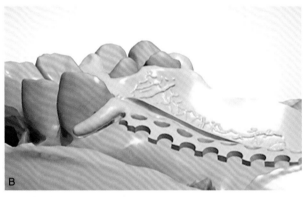

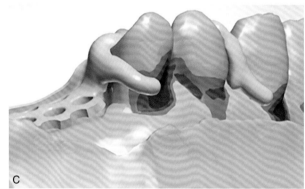

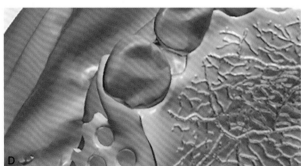

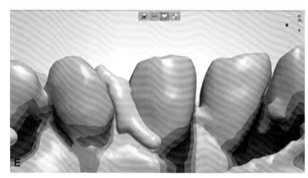

图 6-107　数字化模拟支架设计

A. 上颌双端游离缺失　B~E. 13、23 上设计颊侧短固位臂卡环,23、24 间小连接体增厚为防嵌塞器　F. 卡环不超过颊轴嵴,颊侧观可见卡环尖隐藏

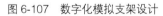

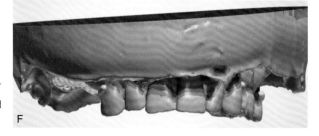

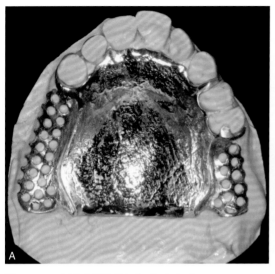
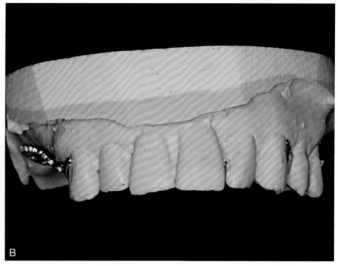

图 6-108　金属支架激光打印、打磨完成
A. 𬌗面观　B. 正面观

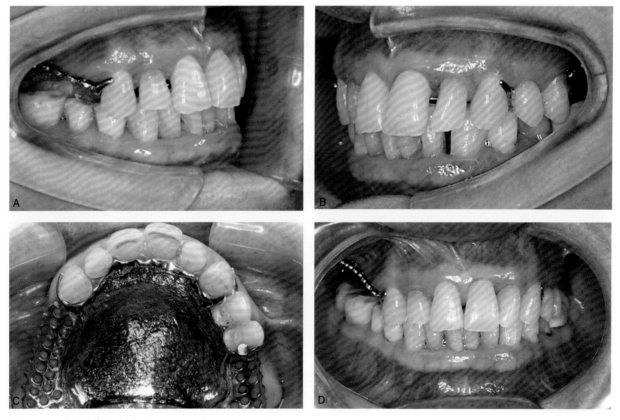

图 6-109　金属支架口内试戴
A. 右侧 45° 咬合观　B. 左侧 45° 咬合观　C. 上颌𬌗面观　D. 正面咬合观

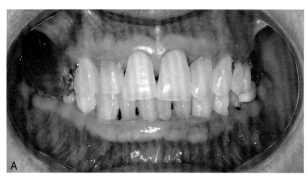
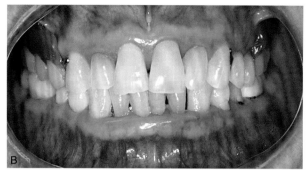

图 6-110　记录咬合关系及试戴蜡牙

A. 咬合记录　B. 试戴蜡牙

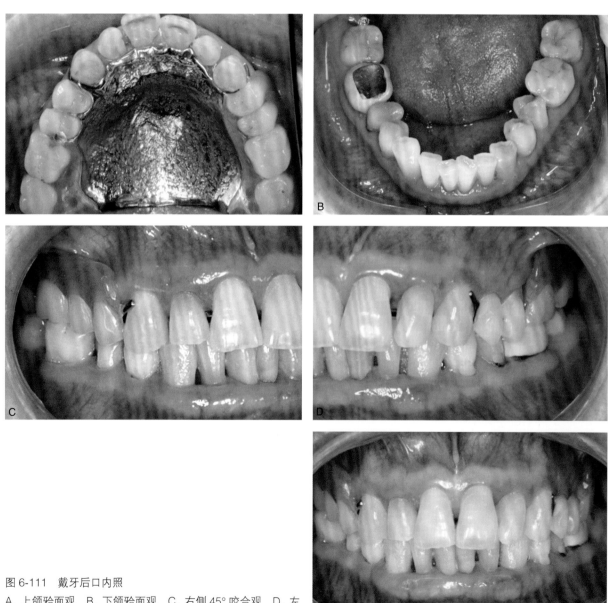

图 6-111　戴牙后口内照

A. 上颌𬌗面观　B. 下颌𬌗面观　C. 右侧 45° 咬合观　D. 左侧 45° 咬合观　E. 正面咬合观

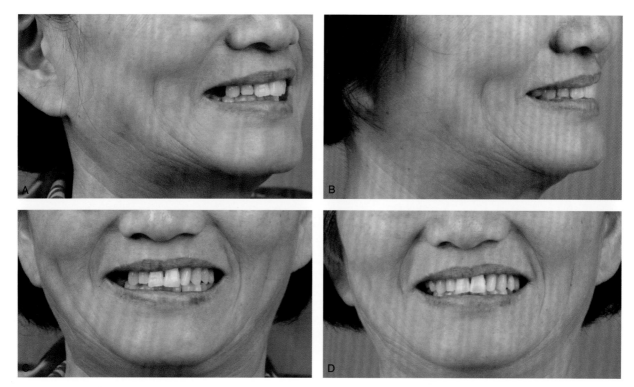

图 6-112　戴牙前、后面部照
A. 戴牙前面下 1/3 侧面照　B. 戴牙后面下 1/3 侧面照　C. 戴牙前面下 1/3 正面照　D. 戴牙后面下 1/3 正面照

病例十六　美观卡环数字化支架 RPD 修复上下颌双侧游离缺失伴稀少余留牙一例

患者,女,70 岁。

（一）修复前主要病史情况简介

面容分析：患者正面照可见其面下 1/3 丰满度丧失,鼻唇沟、颏唇沟明显（图 6-113）。微笑分析：由于上颌前牙缺失,微笑时只见下颌前牙,呈衰老面容,严重影响容貌美感（图 6-114）。

牙列分析：上颌仅剩 14 和 26,26 近中有银汞充填,远颊尖缺损,牙根暴露明显,患者不愿拔除。下颌仅剩 33 和 43、45,口内无咬合。残根 15、23、44,做过根管治疗,不愿拔除。24、25、27 拔牙窝明显,最后一颗牙拔完已有 9 个月（图 6-115）。

由于缺牙数目较多,可摘义齿以黏膜支持为主,左侧上颌主承托区面积有限,应尽量利用剩余基牙和覆盖更多的面积来分散咬合应力。考虑到患者上颌牙根暴露严重,应在余留牙舌侧卡环下部留出舌侧自洁区,有利于口腔清洁。

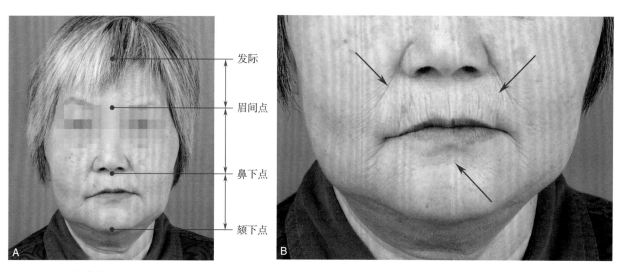

图 6-113　面容分析
A. 正面照　B. 面下 1/3 塌陷,有较深的鼻唇沟、颏唇沟,典型的老年人缺牙后衰老面型

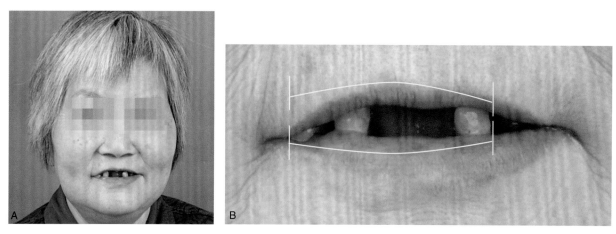

图 6-114　微笑分析
A. 正面观可见大多数前牙缺失　B. 微笑时只见残留的两颗下颌前牙

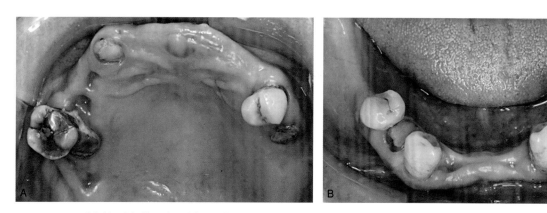

图 6-115　牙列分析:残根数量多,剩余牙牙根暴露量大,清洁状况较差
A. 上颌𬌗面观　B. 下颌𬌗面观

（二）RPD 分析设计与制作

上颌采用全腭板设计，在右侧上颌设计 RPT 卡环，24 设计三臂卡环，在基牙舌侧留出自洁区（图 6-116）。下颌采用舌板设计，在 33、43 上设计短颊侧固位臂卡环，45 上设计三臂卡环，下颌三点支托分散应力（图 6-117）。金属支架完成后（图 6-118），口内试戴（图 6-119）记录咬合关系，试戴蜡牙（图 6-120）。

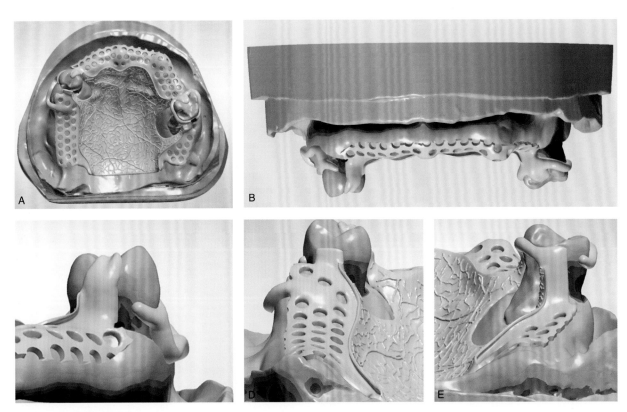

图 6-116　上颌支架设计

A. 殆面观　B. 正面观　C~E. 14 为 RPT 卡环，26 为三臂卡环，舌侧不覆盖牙龈，利于清洁

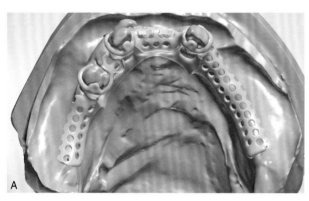

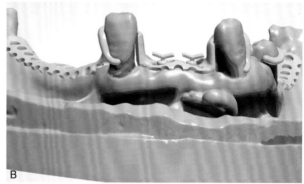

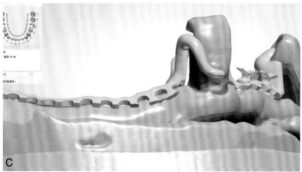

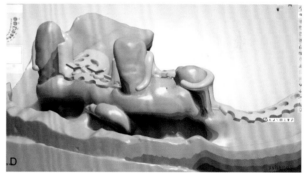

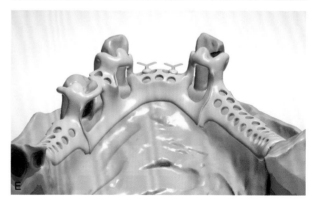

图 6-117 下颌支架设计

A. 粭面观 B. 正面观 C~E. 33、43 为短颊侧固位臂卡环，45 为三臂卡环，舌侧同样留出自洁区

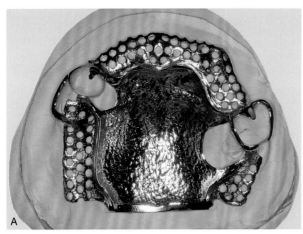

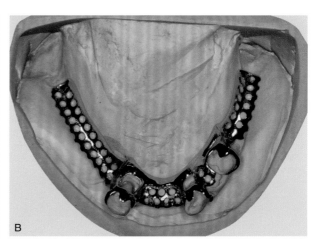

图 6-118 金属支架激光打印、打磨完成
A. 上颌𬌗面观 B. 下颌𬌗面观

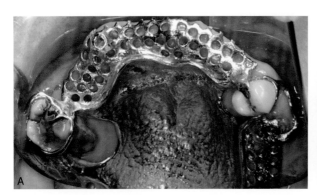

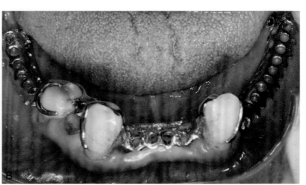

图 6-119 金属支架口内试戴
A. 上颌𬌗面观 B. 下颌𬌗面观

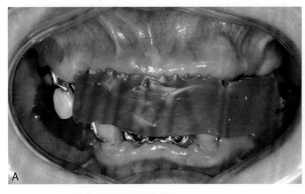

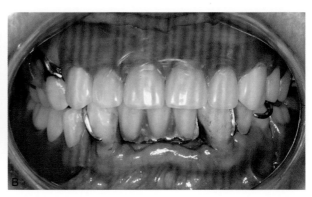

图 6-120 记录咬合关系及试戴蜡牙
A. 咬合记录 B. 试戴蜡牙

（三）修复后疗效评价

最终修复效果见图 6-121 和图 6-122。患者比较满意。

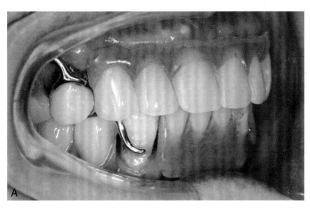

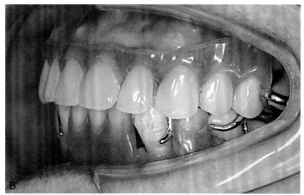

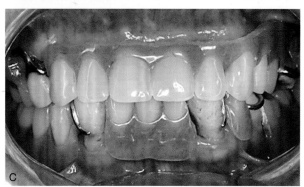

图 6-121 戴牙后口内照
A. 右侧 45° 咬合观　B. 左侧 45° 咬合观　C. 正面咬合观

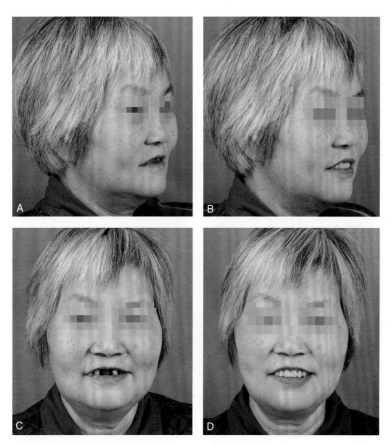

图 6-122 戴牙前、后面部照

面部塌陷有很大程度的改善,面下 1/3 丰满度恢复,金属卡环完全隐藏,呈现较年轻的笑容

A. 戴牙前面部侧面照　B. 戴牙后面部侧面照　C. 戴牙前面部正面照

D. 戴牙后面部正面照

病例十七 全金属殆面数字化支架修复单侧 游离缺失伴重度磨耗一例

患者,男,85 岁。

（一）修复前主要病史情况简介

帕金森病患者,行动不便。因吃饭时旧义齿被咬断前来就诊,要求更换义齿。

面容分析:正面观可见患者上唇部松弛,上颌前牙暴露量较少而下颌前牙暴露量大,且下颌前牙可见明显的磨耗面（图 6-123）。

牙列分析:患者上颌牙缺失较多,11、21 为桩核烤瓷冠修复,可见唇侧边缘变黑暴露,舌侧瓷层磨损,金属暴露,12、22、23 只剩下菲薄牙面,13 为残根,余留牙 17 状况良好。下颌为肯氏Ⅱ类缺损,下颌前牙严重磨损。咬合紧,可见右侧呈反向且过陡的 Spee 曲线。同时检查患者旧义齿,发现上颌旧义齿沿着金属完成线断裂。口内卫生状况一般,可见软垢附着（图 6-124~图 6-126）。

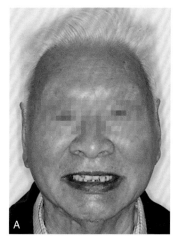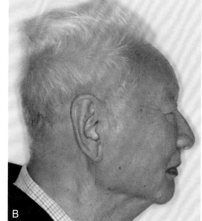

图 6-123 患者面部分析照
A. 正面观 B. 侧面观

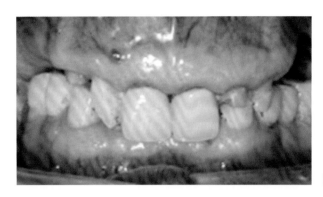

图 6-124 正面咬合照

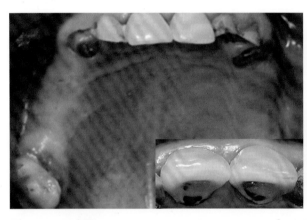

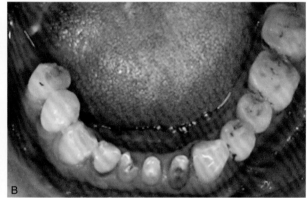

图 6-125 口内照

A. 上颌𬌗面观,上颌前牙重度磨损,舌侧瓷层磨损,金属暴露　B. 下颌𬌗面观,下颌前牙重度磨耗

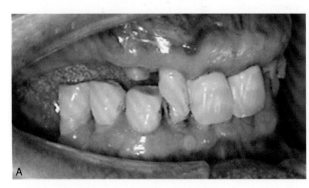

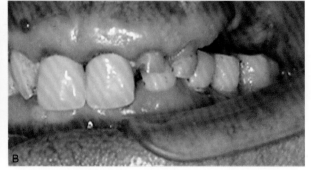

图 6-126 紧咬合,反向、陡峭的 Spee 曲线

A. 右侧 45° 咬合观　B. 正面咬合观

（二）RPD 分析设计与制作

面对这种过深且不正常的咬合，能够改正最好，但第一个难点就是判断关节功能状态。由于检查颞下颌关节无明显症状，且患者自觉当前咬合无不适，考虑到患者年龄及身体情况，推断患者颞下颌关节等处于代偿状态，因此采用保守治疗，保留当前咬合关系（图 6-127，图 6-128）。

此外，本病例的另一个难点在于上颌支架的设计。因患者咬合紧，上颌缺失牙多，基牙只在一侧，易形成较长的力臂，为了避免上颌义齿再度断裂，我们应用金属𬌗面进行一体化上颌义齿设计。但上颌余留牙较少，部分余留牙牙体缺损严重，如何在现有条件下保证上颌义齿的固位、支持、稳定，又便于患者自行摘戴（患有帕金森病），是本病例的挑战。

综合考虑到患者年龄过大、身体不便，应尽量减少就复诊次数，缩短就诊时间。因此，在保证质量的前提下，在获取印模和咬合关系后，尽量一次性完成修复制作。

上颌余留牙少，首先，在 17 上设计三臂卡环，22、23 牙体过于菲薄无法受力，12 的剩余牙体相对多，因此利用 12、13 之间的间隙放置短臂卡，舌侧采用基板对抗，并利用 13 残根作为支持。人工牙采用金属𬌗面，仅颊侧充胶（图 6-129）。为了保证一定的黏膜固位，腭板伸展至腭小凹后 2mm，并刻画后堤区（图 6-130~ 图 6-132）。

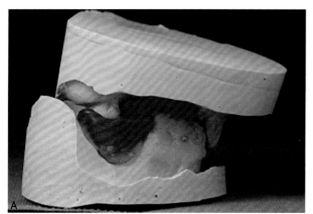

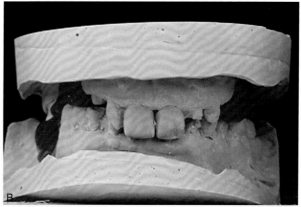

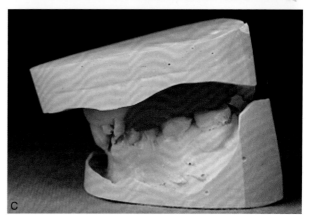

图 6-127 咬蜡
A. 右侧观　B. 正面观　C. 左侧观

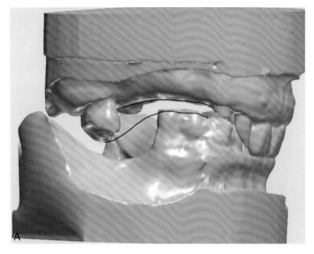 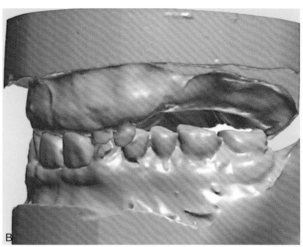

图 6-128 数字化模拟咬合
A. 右侧观 B. 左侧观

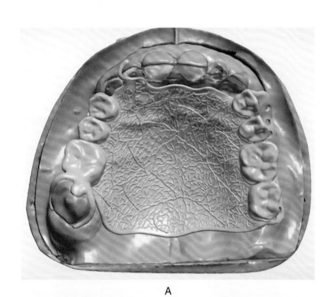

A

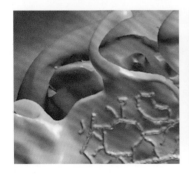 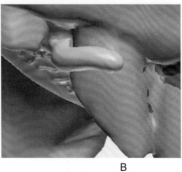 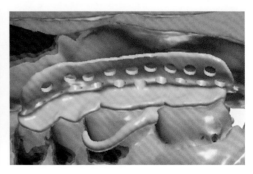

B

图 6-129 上颌支架设计
A. 12、13 之间的间隙放置短臂卡,舌侧采用基板对抗,并利用 13 残根作为支持;人工牙采用金属殆面,仅颊侧充胶 B. 上颌一体化设计,无薄弱点

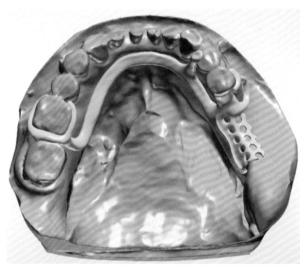

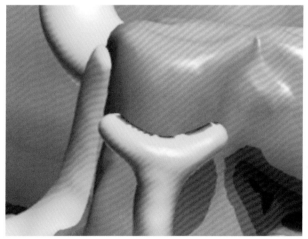

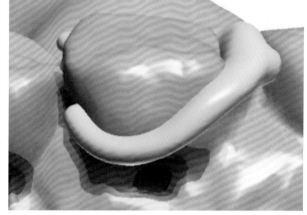

图 6-130　下颌支架设计：下颌结构简单,便于取戴和自洁

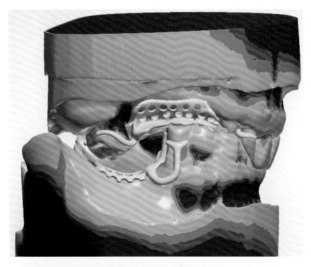

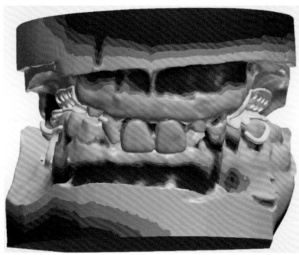

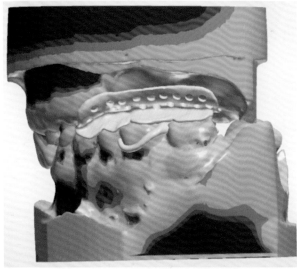

图 6-131 整体咬合设计

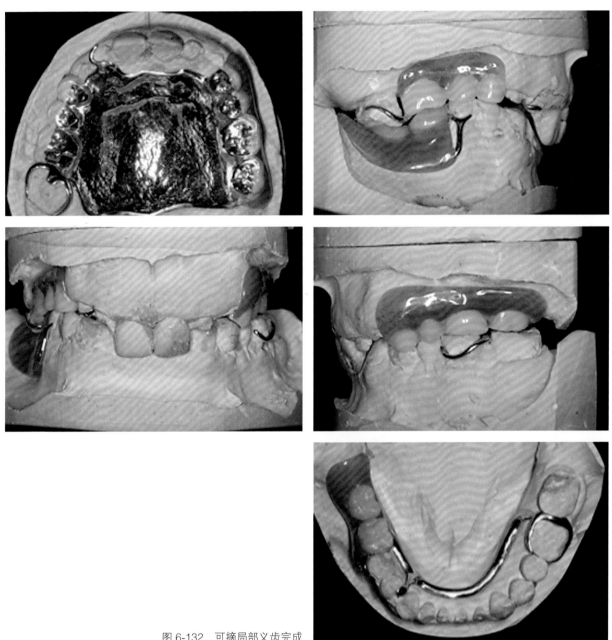

图 6-132　可摘局部义齿完成

（三）修复后疗效评价

最终修复效果见图 6-133 和图 6-134。患者很满意。

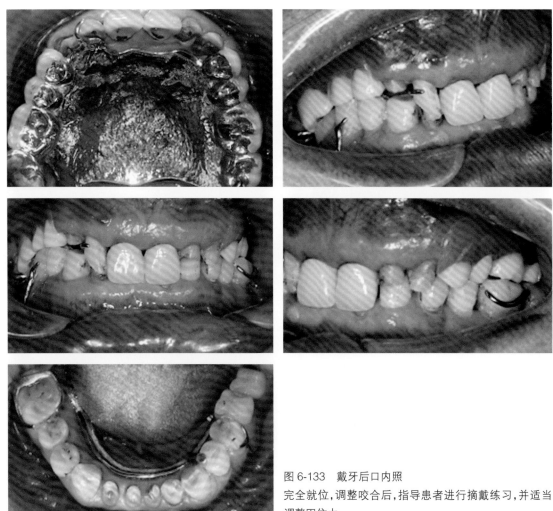

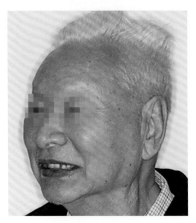

图 6-133　戴牙后口内照
完全就位，调整咬合后，指导患者进行摘戴练习，并适当调整固位力

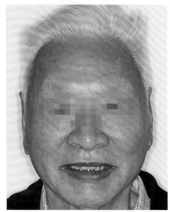

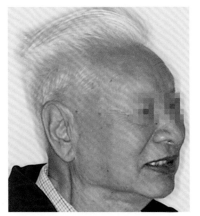

图 6-134　戴牙后面部照
戴牙后无金属显露，义齿舒适度好，咬合适应，固位力好，摘戴容易，患者露出了满意的微笑

病例十八　多美观卡环组合 RPD 数字化支架
修复上下颌非游离缺失一例

患者,男,45 岁。

（一）修复前主要病史情况简介

面容分析:三庭比例正常,上唇部不对称(图 6-135)。微笑分析:正面观可见患者上颌中切牙缺失,微笑时可见少量牙龈,笑容不自然,为中高位笑线。美学区域牙位为 13—23,13、23 颈部被唇遮挡(图 6-136)。

牙列分析:上颌缺失:11、14—17、21、24—27,下颌缺失:31、32、35、45—47。前牙深覆𬌗,覆盖正常(图 6-137)。牙周状况差,33、34 Ⅱ度松动,其余余留牙Ⅰ度松动。因此在后续设计中应注意牙龈的避让,以便于自洁。

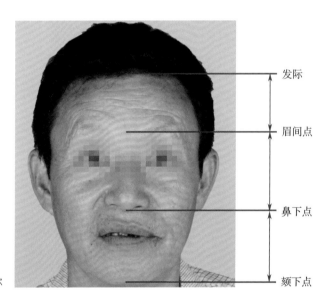

图 6-135　三庭比例正常,上唇部不对称

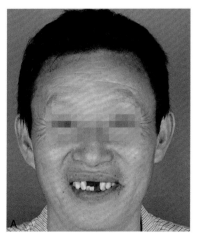
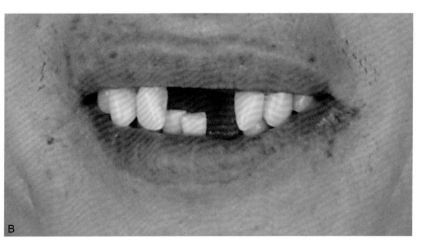

图 6-136　美学区域牙位为 13—23,13、23 颈部被唇遮挡

A. 正面微笑照　B. 正面咬合照

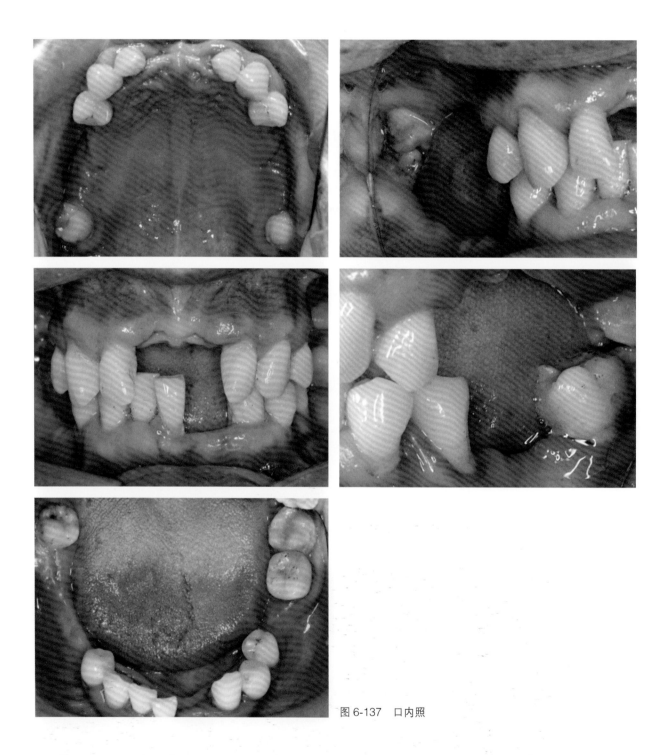

图 6-137 口内照

为了提高前牙区红白美学效果,我们提出了可摘-固定联合修复方案。但由于患者家在外地,时间紧迫,因此放弃了前牙可摘-固定联合修复方案。我们通过美齿助手告知患者美学风险后,患者依然表示接受(图 6-138)。

　　(二)RPD 分析设计与制作

　　上颌为肯氏Ⅲ类缺损,在 14、24 上设计短颊臂卡环,18、28 上设计传统三臂卡环,采用前后腭杆作为大连接体,注意牙龈的避让(图 6-139)。使用美齿助手检查无金属暴露(图 6-140)。

　　左侧下颌缺失牙较多,最后在 34 上设计近中𬌗支托并设计 T 形卡环,以减小侧向力。远端基牙 38 上设计𬌗支托防止远端过度下沉,由于 38 的倒凹集中在舌侧近中,因此设计了圈形卡环以利用倒凹。在 44 上设计 C 形卡环,47、48 上设计短颊臂联合卡环,可以起到夹板的作用。设计连接体时应注意牙龈的避让(图 6-141)。支架完成(图 6-142),试排牙后(图 6-143),试戴蜡牙(图 6-144)。

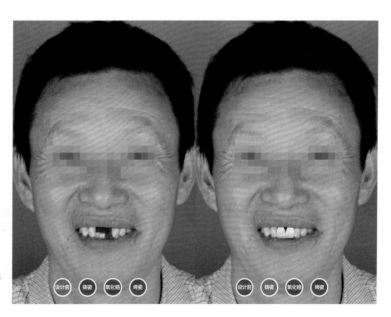

图 6-138　经美学预告后告知患者美学风险

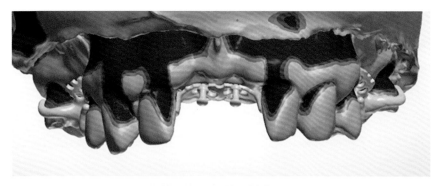

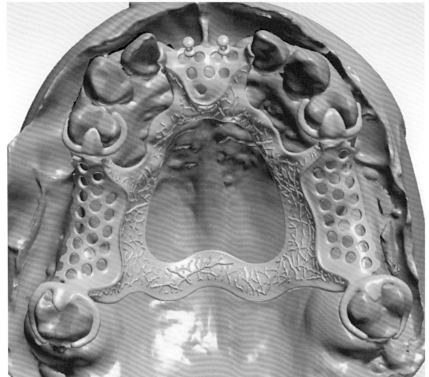

A

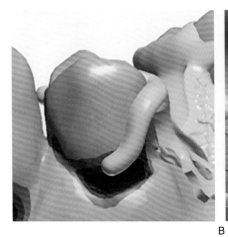
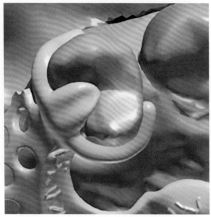

B

图 6-139　上颌支架设计

A. 上颌支架唇面观及𬌗面观　B. 14 为短颊臂卡环

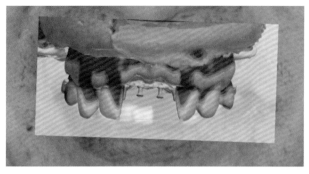

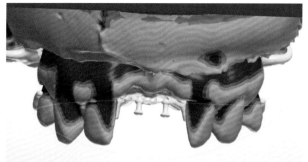

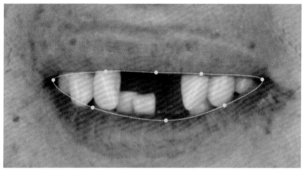

图 6-140 使用美齿助手检查无金属暴露

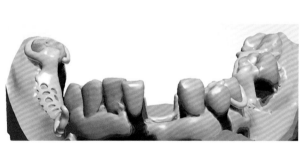

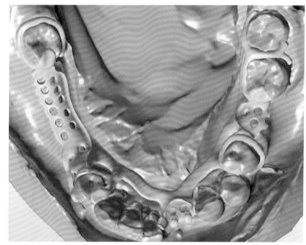

A

B

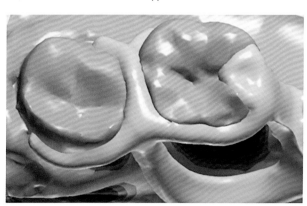

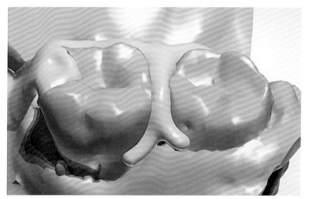

C

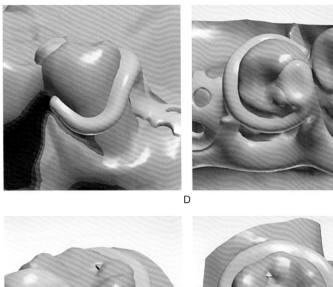

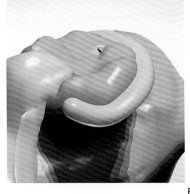
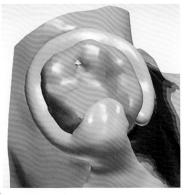

图 6-141 下颌支架设计

A. 下颌支架唇面观　B. 下颌支架殆面观　C. 47、48 上设计短臂联合卡环

D. 44 上设计 C 形卡环　E. 38 上设计圈形卡环

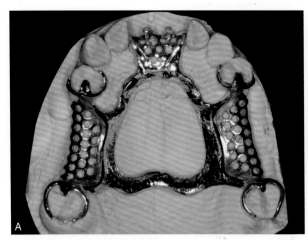
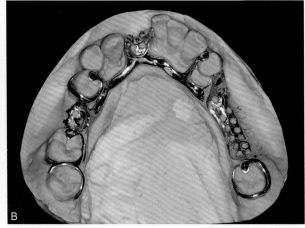

图 6-142 支架成形后打磨抛光

A. 上颌支架完成　B. 下颌支架完成

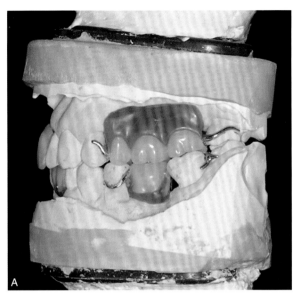

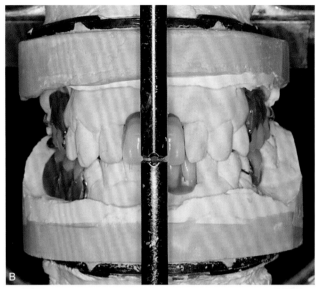

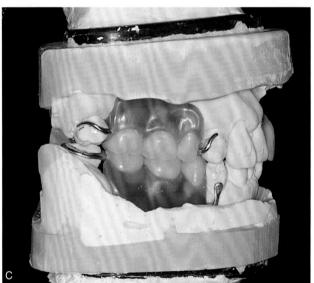

图 6-143 蜡牙及蜡型
A. 左侧观 B. 正面观 C. 右侧观

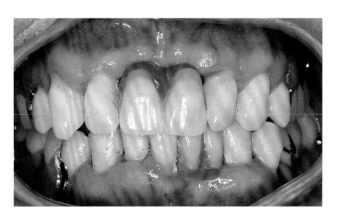

图 6-144 试戴蜡牙

（三）修复后疗效评价

可以看到,最终前牙美学效果并不完美,但患者表示接受（图6-145,图6-146）。

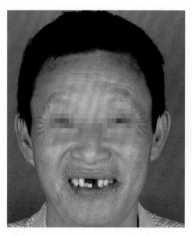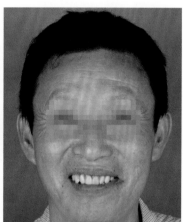

图 6-145　戴牙前、后正面观

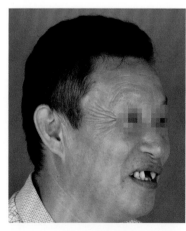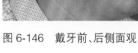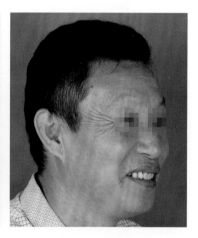

图 6-146　戴牙前、后侧面观

病例十九 变异设计殆面形支托矫正 Spee 曲线的 美观卡环数字化支架 RPD 修复一例

患者,女,60 岁。上下颌牙列缺损 30 余年。

（一）修复前主要病史情况简介

患者面部对称,比例较为匀称,面下 1/3 高度尚可（图 6-147）。患者为低位笑线,微笑时上颌牙不暴露,美学区域牙位为 34—43,可见牙颈部（图 6-148）。上颌为肯氏 Ⅲ 类缺损,下颌为肯氏 Ⅱ 类缺损（图 6-149）。患者深覆殆,颞下颌关节无弹响、疼痛。口腔卫生状况一般。

（二）RPD 分析设计与制作

上颌大连接体采用舌杆设计减少异物感,基牙 15、24、34、42 上设计颊侧短臂卡环,减少微笑时卡环暴露。26、27 上设计联合卡环,保证上颌支架的固位。

由于下颌余留牙多有磨耗,因此应尽量利用余留牙外形设计卡环。34 的倒凹集中于舌侧,故设计了固位臂位于舌侧而对抗臂位于颊侧的三臂卡环。同时利用 42、43 间已有的间隙,在 42 上设计短颊臂卡环。游离端基牙 43 远中放置邻面板,增强摩擦固位。由于 37 牙冠较短,为恢复一定的殆曲线,在 37 牙上设计了金属殆面。下颌支架大连接体采用舌板保证支架稳定。（图 6-150）,试排牙后试戴蜡牙（图 6-151）,患者满意后完成修复体制作（图 6-152）。

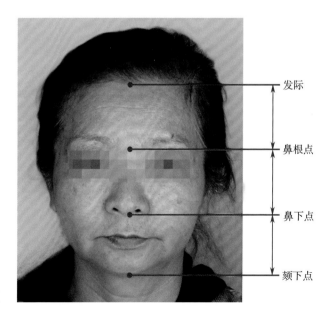

图 6-147 正面照

发际

鼻根点

鼻下点

颏下点

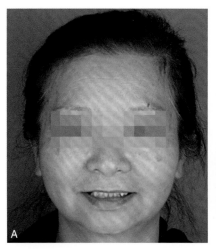
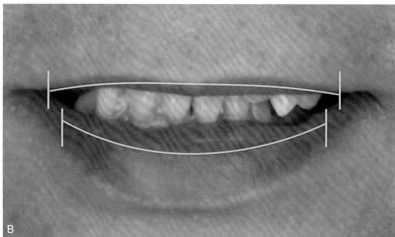

图 6-148 微笑分析

A. 面部微笑照 B. 微笑暴露区分析

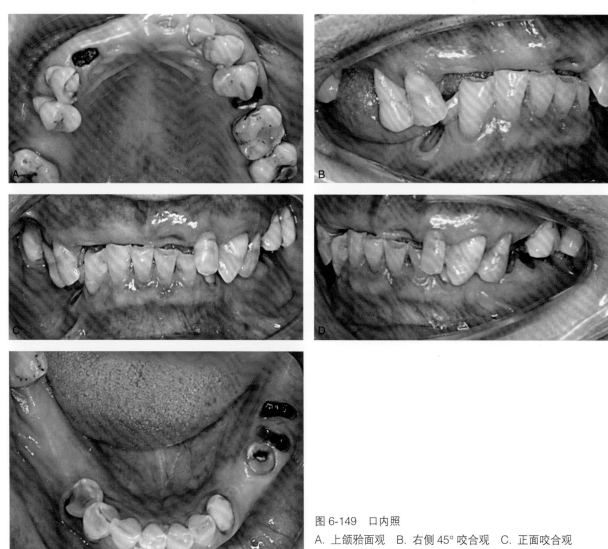

图 6-149 口内照

A. 上颌𬌗面观 B. 右侧 45° 咬合观 C. 正面咬合观

D. 左侧 45° 咬合观 E. 下颌𬌗面观

15、17 三臂卡环,15 美观卡环,颊侧短臂设计

24 三臂卡环,颊侧美观卡环,短臂设计

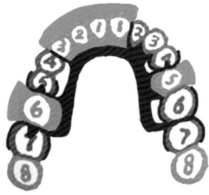

26、27 联合卡环,提供固位

47 牙冠短且无可用倒凹,直接设计金属𬌗面覆盖基牙,提供支持并抬高咬合

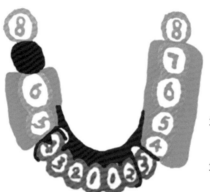

44 唇侧缺乏倒凹,利用舌侧倒凹设计唇侧对抗臂和舌侧固位臂

33 牙冠短小呈锥形,无法利用

32 上设计单臂卡环,颊侧短臂

A

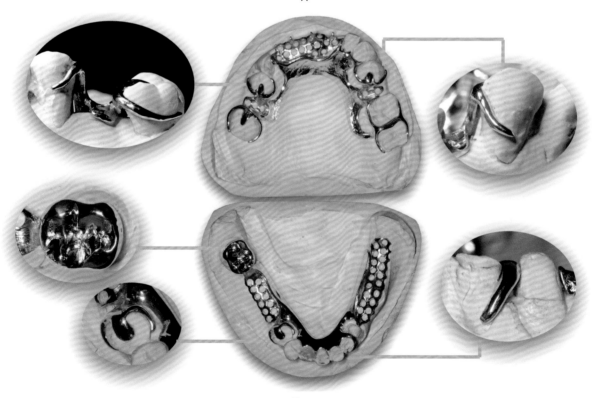

B

图 6-150 支架设计

A. 设计图 B. 完成图

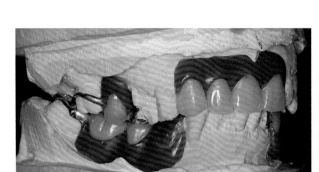

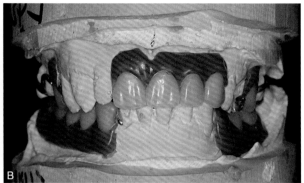

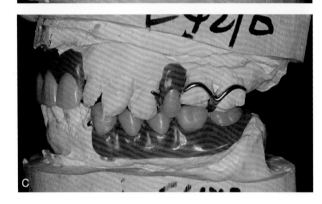

图 6-151　排牙后试戴

A. 右侧 45° 咬合观　B. 正面咬合观　C. 左侧 45° 咬合观

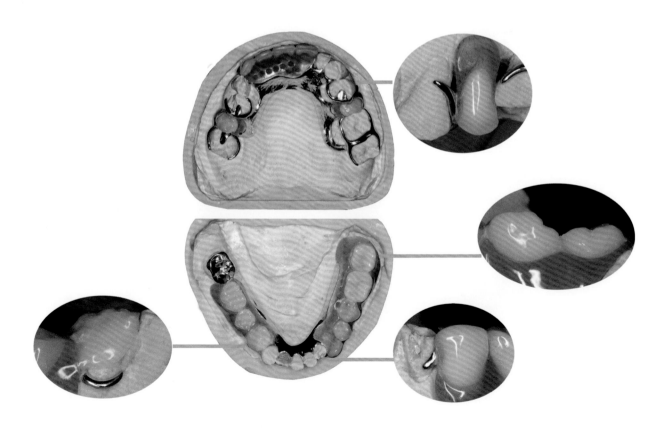

图 6-152　修复体完成

（三）修复后疗效评价

　　最终修复效果见图 6-153，患者微笑时卡环暴露量极少，上颌人工牙及基托改善了面部突度，患者面容较修复前主要病史情况显得更年轻，患者非常满意（图 6-154）。

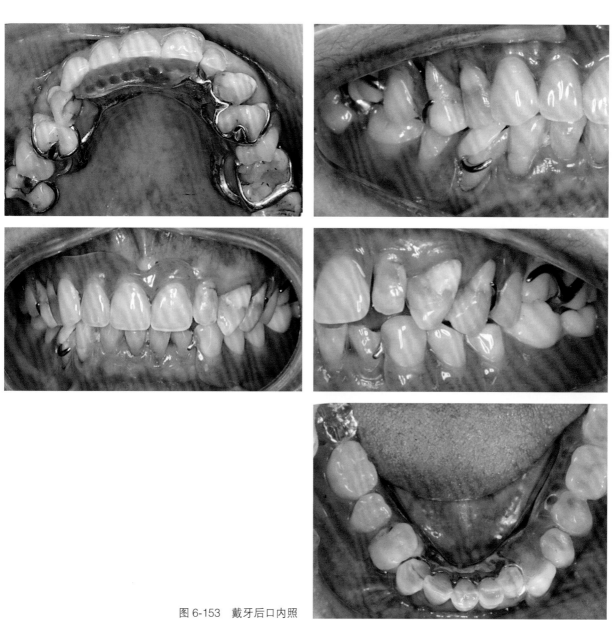

图 6-153　戴牙后口内照

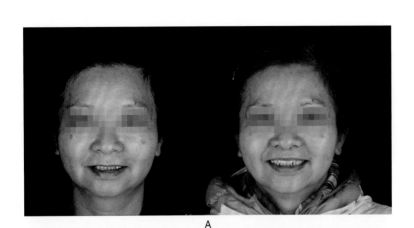

A

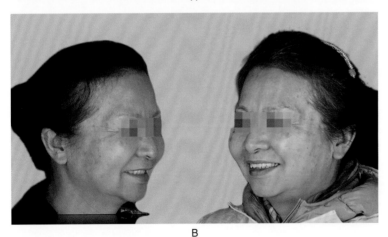

B

图 6-154 戴牙前、后面部照
A. 戴牙前后正面观 B. 戴牙前后侧面观

病例二十　美观卡环组合金属咬合面设计支架 RPD
修复牙列缺损空间不足患者一例

患者，男，52 岁。患者于 10 年前行上下颌可摘义齿修复，因义齿卡环部分折裂，义齿不稳，要求重新修复。

（一）修复前主要病史情况简介

患者左侧颊部瘢痕，张口受限，口腔卫生状况较差。上颌肯氏Ⅲ类缺损，下颌肯氏Ⅳ类缺损，24 为残根。患者深覆𬌗，左侧下颌后牙咬在上颌牙槽嵴腭侧，咬合紧。患者左侧上颌区牙槽嵴顶相对于对颌牙位置过于靠外，按照常规排牙及咬合设计保证咬合功能，人工牙位置则会过于靠近舌侧，而影响美观；如果按照上颌牙弓外形进行排牙及改善美观，则该部位丧失咬合接触，影响功能同时可能导致对颌牙伸长。因此在本病例中，兼顾美学和功能的义齿设计成为修复的难点。此外，患者口内可见大量牙石软垢堆积，口腔卫生状况差（图 6-155，图 6-156）。

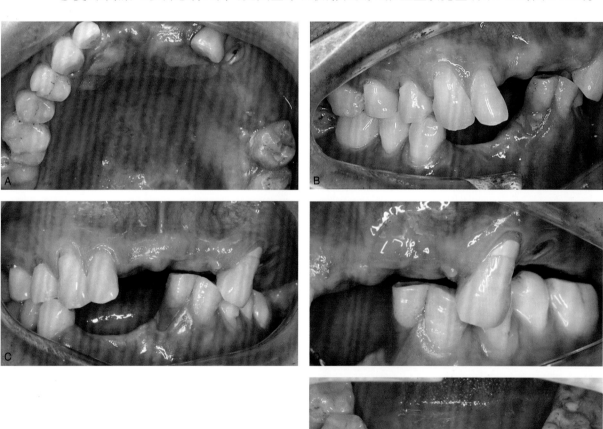

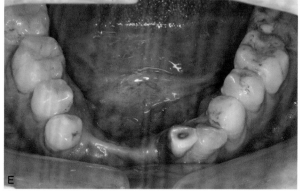

图 6-155　口内照

A. 上颌𬌗面观　B. 右侧颊面观　C. 正面观

D. 左侧颊面观　E. 下颌𬌗面观

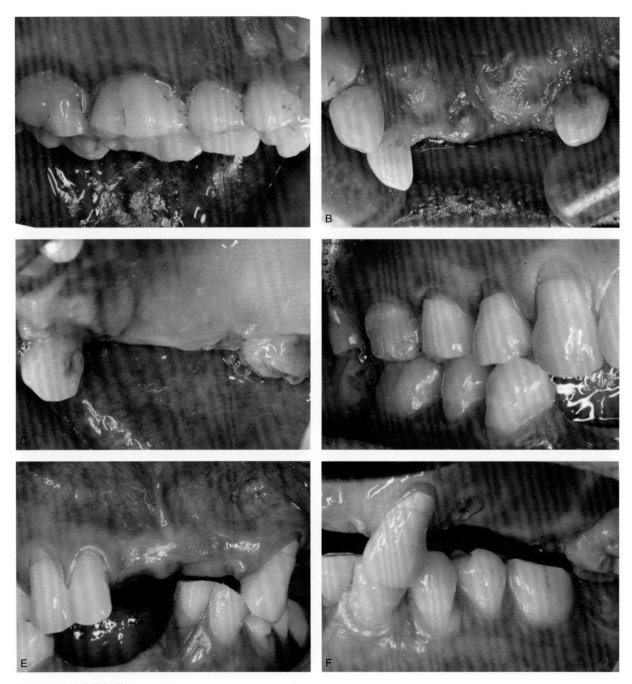

图 6-156 口内局部照

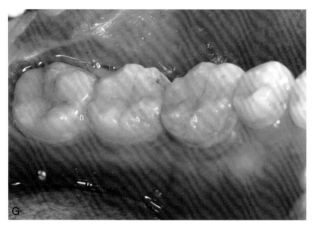

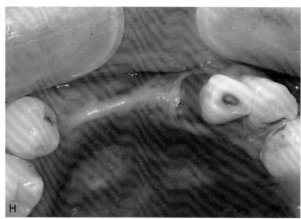

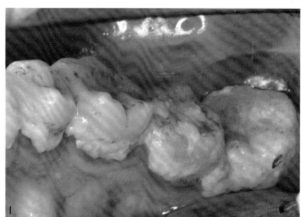

图 6-156（续）　口内局部照

A. 右侧上颌后牙腭面观　B. 上颌前牙及缺牙区腭面观　C. 左侧上颌后牙及缺牙区腭面观　D. ICP 位右侧颊面观　E. ICP 位正面观　F. ICP 位左侧颊面观　G. 右侧下颌后牙舌面观　H. 下颌前牙及缺牙区𬌗面观　I. 左侧下颌后牙舌面观

（二）RPD 分析设计与制作

考虑兼顾义齿的美观与功能，上颌 24、25、26 设计为双牙列：内侧金属𬌗面以恢复功能，外侧树脂人工牙以恢复美观。前牙区，13、14 上设计短颊臂联合卡环，23 上设计短颊臂卡环，后牙区 27 上设计三臂卡环，保证支架的固位。27 上放置𬌗支托，大连接采用舌板，以保证整个支架的稳定。下颌 34、35、44、45 上均设计短臂联合卡环以保证固位（图 6-157）。支架完成后（图 6-158），口内试戴，口内就位良好，卡环与基牙贴合，固位力适中，稳定无翘动（图 6-159）。最终完成修复体（图 6-160）。

23 隙卡,短颊臂;27 三臂卡环

13、14 联合卡环(短颊臂)

24、25、26 排双牙列:
内侧金属𬌗面——恢复功能
外侧树脂牙——恢复美观

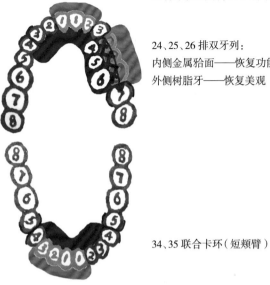

44、45 联合卡环(短颊臂)

34、35 联合卡环(短颊臂)

图 6-157　上下颌支架设计

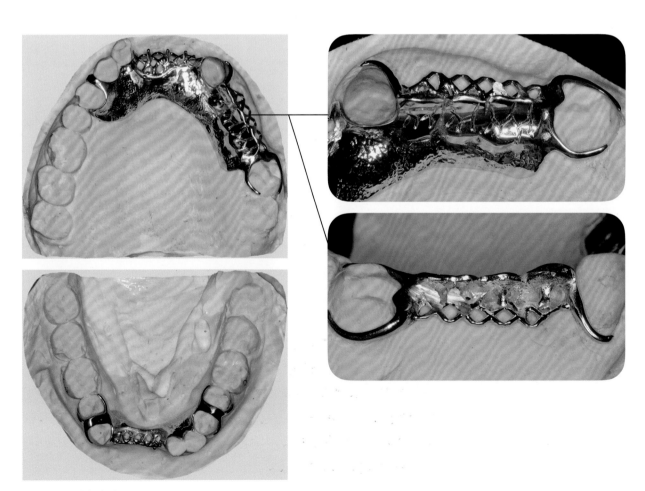

图 6-158　支架完成

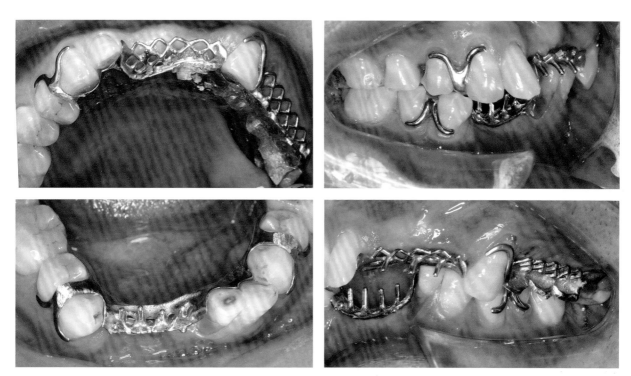

图 6-159 支架试戴口内就位良好,卡环与基牙贴合,固位力适中,稳定无翘动

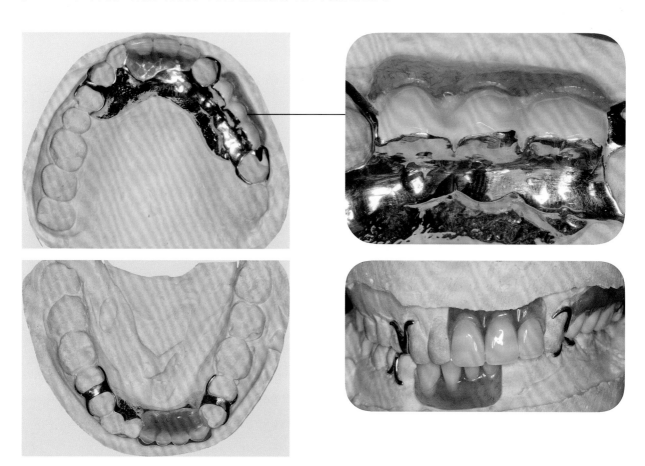

图 6-160 修复体最终完成

（三）修复后疗效评价

卡环暴露量少，义齿固位力好，稳定无翘动。该方案恢复了患者的咬合功能，同时兼顾了美观，患者表示满意（图6-161）。

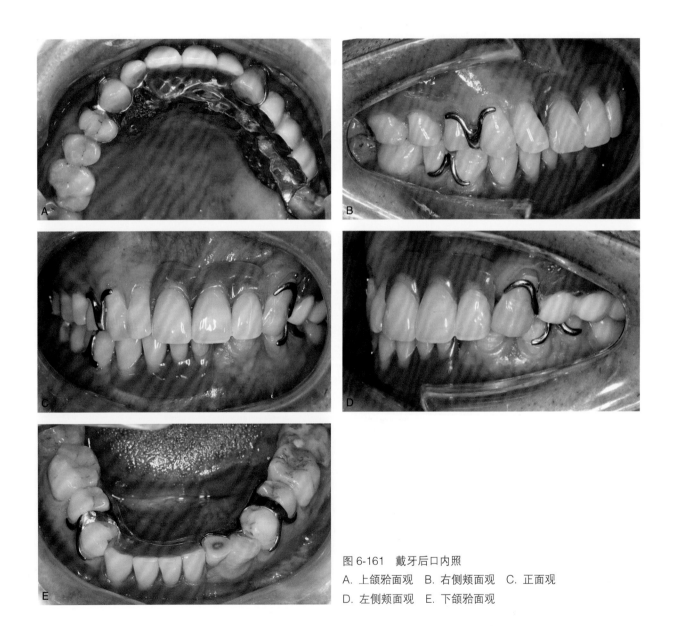

图 6-161　戴牙后口内照
A. 上颌𬌗面观　B. 右侧颊面观　C. 正面观
D. 左侧颊面观　E. 下颌𬌗面观

病例二十一　美观卡环数字化支架 RPD 修复上下颌
双侧游离缺失伴高位笑线一例

患者,女,60 岁。

（一）修复前主要病史情况简介

患者面型正常,左右面部对称,面下 1/3 高度正常,高位笑线,美学区域牙位为 13—23（图 6-162）。上颌为肯氏 I 类缺损,14—27、24—27 缺失；下颌为肯氏 I 类缺损,31、32、35—37、41、45—47（图 6-163）。口腔卫生不良。

（二）RPD 分析设计与制作

上颌双侧游离端缺失,在 13、23 上设计 C 形卡环,基牙位于美学区,卡环设计时除了考虑倒凹所在的位置,应尽量将卡环尖放置于偏龈方较隐蔽的位置。由于缺失牙较多且为双侧游离缺失,大连接体设计全腭板以分散殆力（图 6-164）。下颌双侧游离端缺失,在 33、34 和 43、44 上设计联合卡环,殆支托均位于近中,可减少基牙受到的侧向力,保护基牙（图 6-165）。

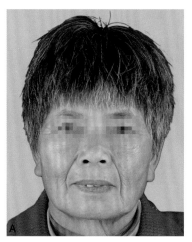
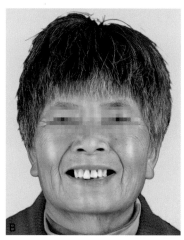

图 6-162　患者面部分析照
A. 正面照　B. 微笑照

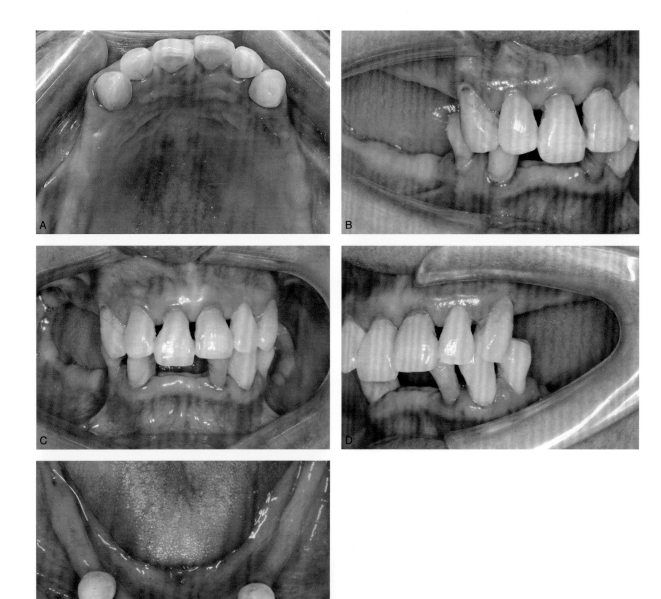

图 6-163 患者口内照

A. 上颌殆面观　B. 右侧颊面观　C. ICP 位正面观

D. 左侧颊面观　E. 下颌殆面观

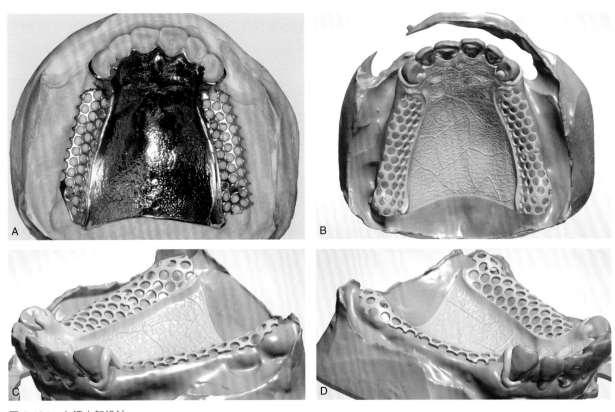

图 6-164　上颌支架设计
A. 上颌金属支架模型殆面观　B. 虚拟上颌支架殆面观　C. 虚拟上颌支架右侧颊面观　D. 虚拟上颌支架左侧颊面观

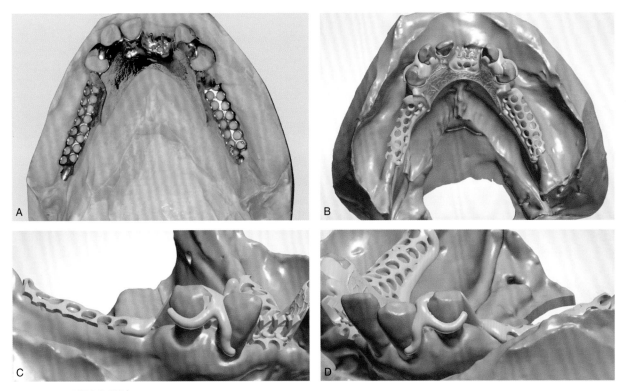

图 6-165　下颌支架设计
A. 下颌金属支架模型殆面观　B. 虚拟下颌支架殆面观　C. 虚拟下颌支架右侧颊面观　D. 虚拟下颌支架左侧颊面观

　　支架试戴时口内固位良好,稳定无翘动(图6-166),支架细节如图6-167所示。因上下颌游离端缺失,垂直高度无法确定,使用蜡堤记录咬合关系(图6-168),根据咬合关系排牙后,口内试戴蜡牙(图6-169)。

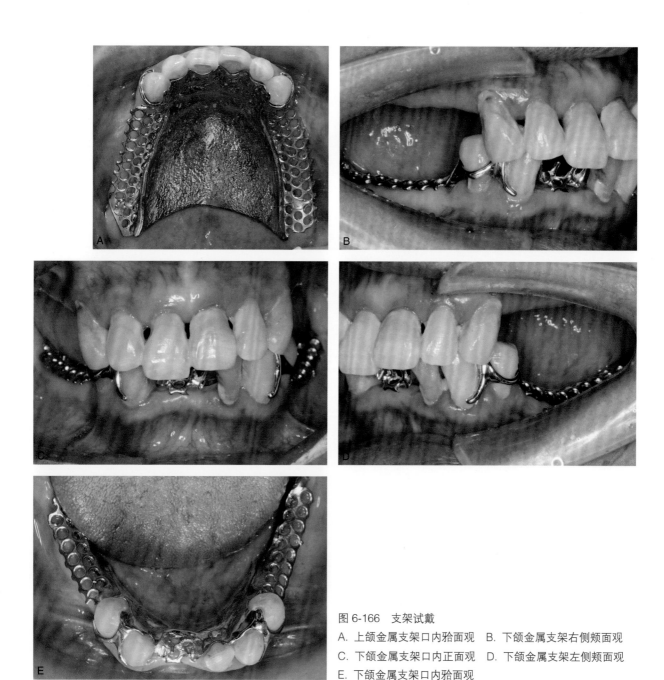

图6-166　支架试戴
A. 上颌金属支架口内𬌗面观　B. 下颌金属支架右侧颊面观
C. 下颌金属支架口内正面观　D. 下颌金属支架左侧颊面观
E. 下颌金属支架口内𬌗面观

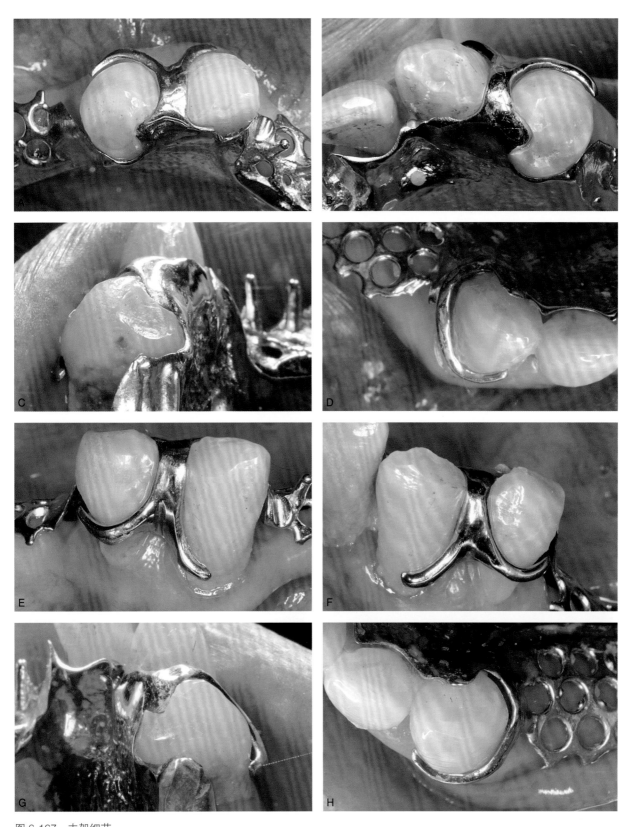

图 6-167 支架细节

A. 43、44 联合卡环（殆面观） B. 33、34 联合卡环（殆面观） C. 43、44 联合卡环（远中观） D. 13 C 形卡环（殆面观）

E. 43、44 联合卡环（颊面观） F. 33、34 联合卡环（颊面观） G. 33、34 联合卡环（远中观） H. 23 C 形卡环（殆面观）

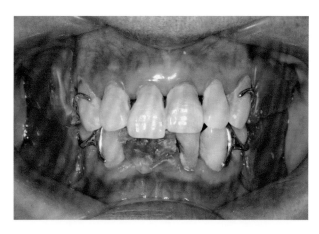

图 6-168 使用蜡堤记录咬合关系

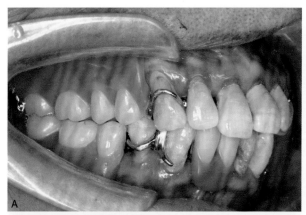
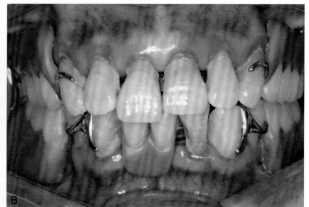
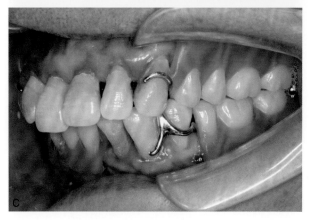

图 6-169 口内试戴蜡牙
A. 右侧 45° 咬合观 　B. 正面咬合观 　C. 左侧 45° 咬合观

（三）修复后疗效评价

最终修复效果见图 6-170。义齿固位稳定佳，患者微笑时卡环暴露量少，修复前后效果见图 6-171。患者比较满意。

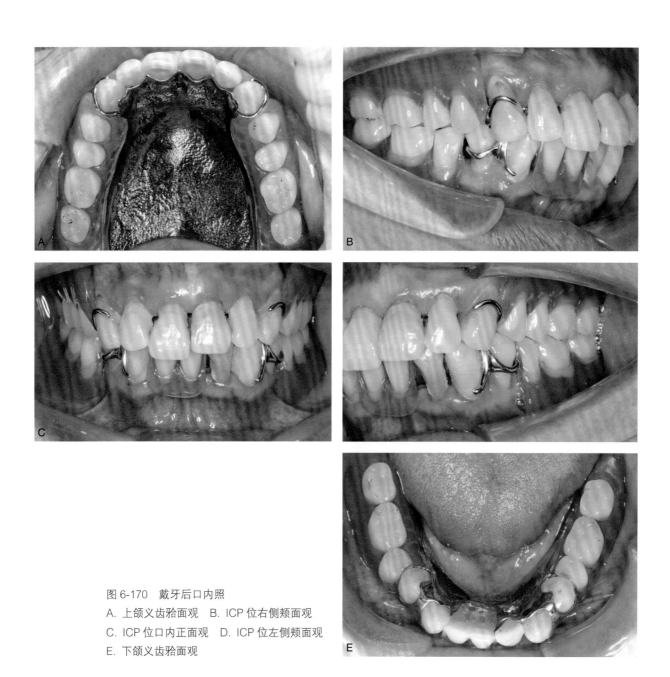

图 6-170　戴牙后口内照

A. 上颌义齿𬌗面观　B. ICP 位右侧颊面观

C. ICP 位口内正面观　D. ICP 位左侧颊面观

E. 下颌义齿𬌗面观

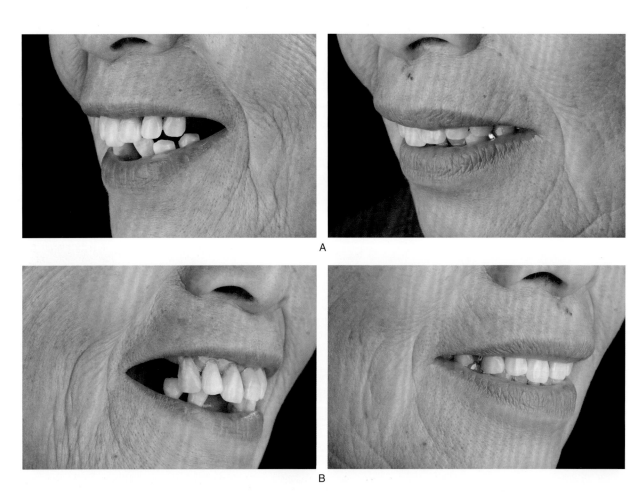

A

B

图 6-171 戴牙前、后面部照
A. 戴牙前、后左侧面观 B. 戴牙前、后右侧面观

病例二十二 金属基托吸附性全口义齿修复一例

患者，男，80 岁。配戴全口义齿 10 年，近 1 年自觉义齿固位、稳定差，咀嚼功能不佳，要求重新修复。

（一）修复前主要病史情况分析简介

患者面部较对称，由于上下颌牙列缺失，面下 1/3 变短，鼻唇沟较深（图 6-172）。口内可见下颌牙槽嵴低平，后牙区呈刃状（图 6-173）。旧义齿上可见大量牙石、菌斑、色素沉着；义齿不贴合、𬌗面磨耗严重。经颞下颌关节科会诊后未发现颞下颌关节异常。

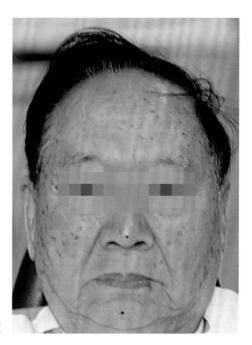

图 6-172 患者面部分析照

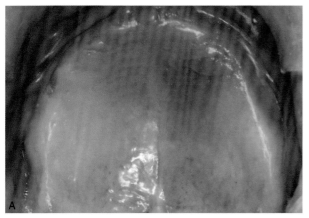
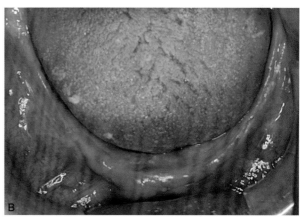

图 6-173 患者口内照
A. 上颌 B. 下颌

（二）RPD 分析设计与制作

　　由于患者要求尽量减小全口义齿的体积,以减少异物感,故采用金属基托。首先制取初印模（图 6-174）,依据初模型及初关系制作个别托盘（图 6-175）,使用个别托盘获取终印模与终关系（图 6-176）,依据终模型和终关系试排牙（图 6-177）,试戴牙后完成修复体制作（图 6-178）。

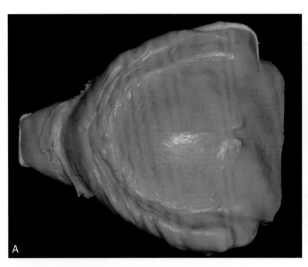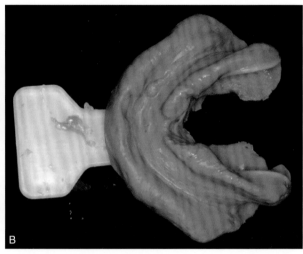

图 6-174　制取初印模
A. 上颌　B. 下颌

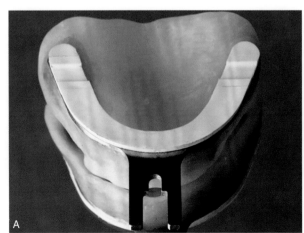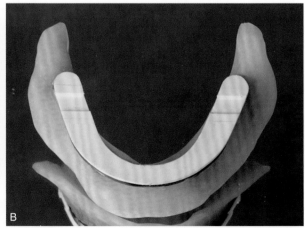

图 6-175　个别托盘
A. 上颌　B. 下颌

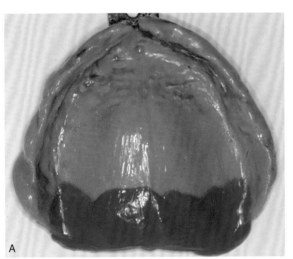

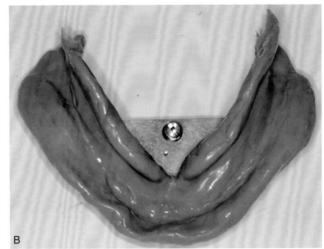

图 6-176　使用个别托盘获取终印模与终关系
A. 上颌终印模　B. 下颌终印模　C. 上下颌
终关系

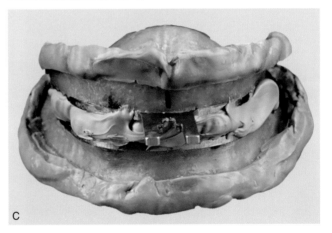

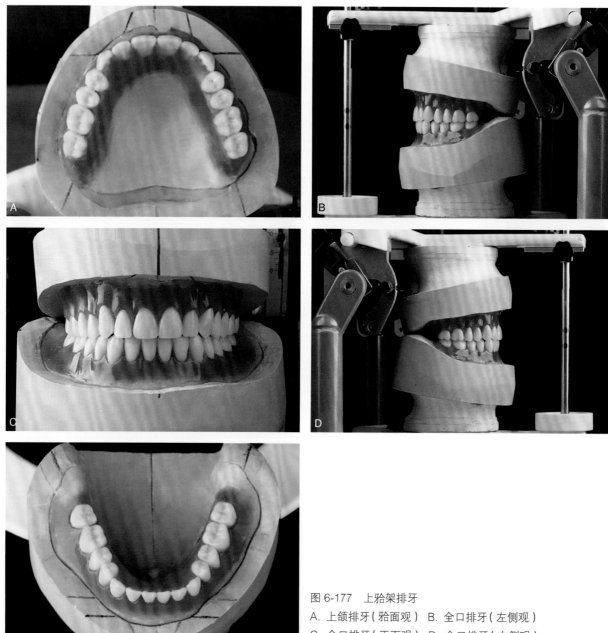

图 6-177 上𬌗架排牙
A. 上颌排牙（𬌗面观） B. 全口排牙（左侧观）
C. 全口排牙（正面观） D. 全口排牙（右侧观）
E. 下颌排牙（𬌗面观）

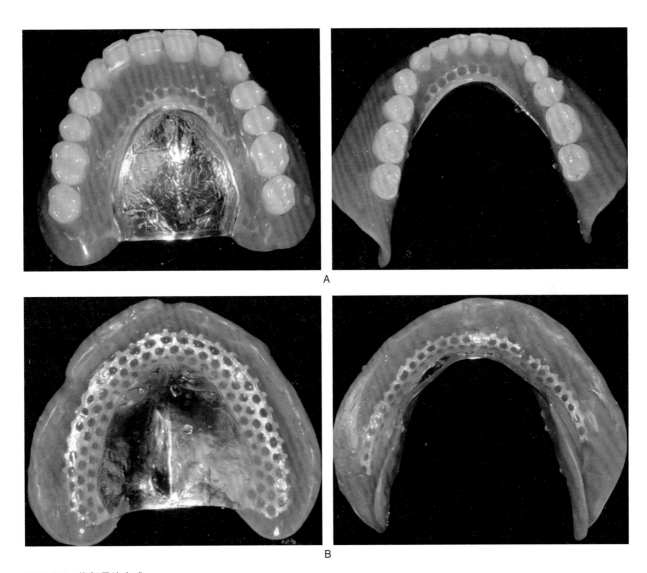

图 6-178　修复最终完成

A. 咬合面　B. 组织面

（三）修复后疗效评价

最终修复效果见图 6-179 和图 6-180。

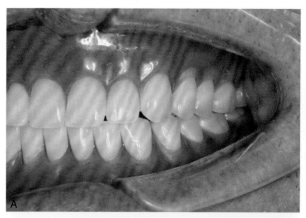

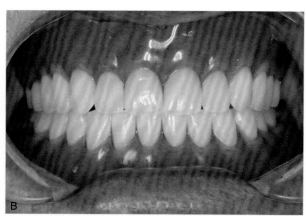

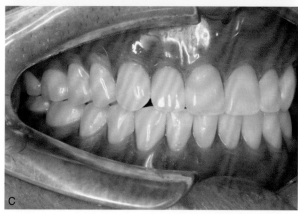

图 6-179　戴牙后口内照

A. 左侧观　B. 正面观　C. 右侧观

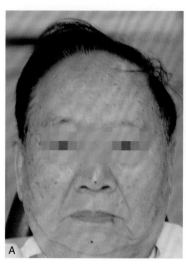

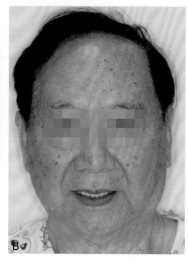

图 6-180　修复前、后面部照

A. 修复前　B. 修复后

病例二十三 对颌为无牙颌的下颌美观卡环 数字化支架 RPD 设计一例

患者,女,78岁。多年前因牙松动拔除上颌所有牙齿,现因旧义齿松动,要求重新制作义齿。

（一）修复前主要病史情况分析简介

由于上颌牙缺失,面部塌陷,鼻唇沟深,且微笑时可见下颌牙（图6-181）,呈现衰老面容。上颌为无牙颌,牙弓呈尖圆形,系带附着位置高,腭顶浅;下颌为肯氏Ⅲ类缺损,44—46缺失,缺牙区牙槽嵴呈刃状（图6-182）。设计下颌支架时需要注意的是,由于对颌为全口义齿,下颌义齿应尽可能稳定,避免发生撬动。下颌旧义齿如图6-183所示。口腔卫生不良。

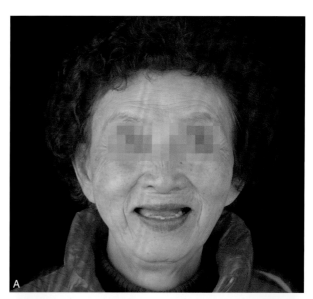

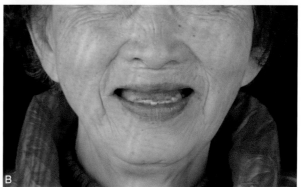

图 6-181　患者面部照
A. 正面照　B. 正面面下 1/3 照

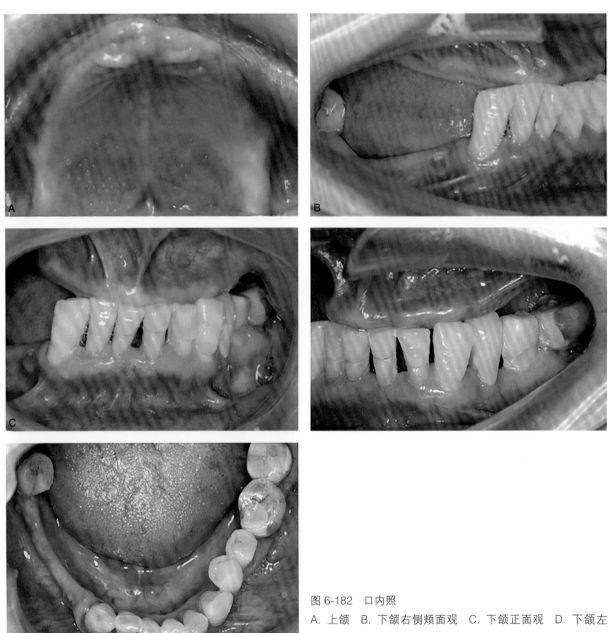

图 6-182　口内照

A. 上颌　B. 下颌右侧颊面观　C. 下颌正面观　D. 下颌左侧颊面观　E. 下颌𬌗面观

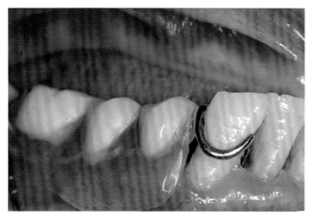

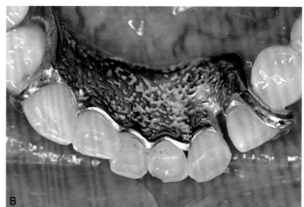

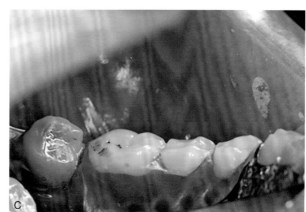

图 6-183 下颌配戴旧义齿口内照
A. 颊侧观　B. 𬌗面观　C. 舌侧观

（二）RPD 分析设计与制作

上颌为无牙颌，因此进行单颌总义齿修复。对于下颌，在 34、35 上设计联合卡环，在 37 上设计双臂卡环，缺隙侧远中基牙 47 上设计三臂卡环，缺隙侧近中基牙 43 上放置 C 形卡环，在保证固位力，并防止义齿浮起的同时，C 形卡环设计可以减少近中基牙 43 受到的侧向力，具有应力中断作用。双舌杆大连接体设计，可以分散殆力，具有较好的稳定性，且便于自洁，促进牙龈健康（图 6-184）。下颌支架设计细节如图 6-185。蜡型试戴时义齿的固位、稳定佳（图 6-186）。

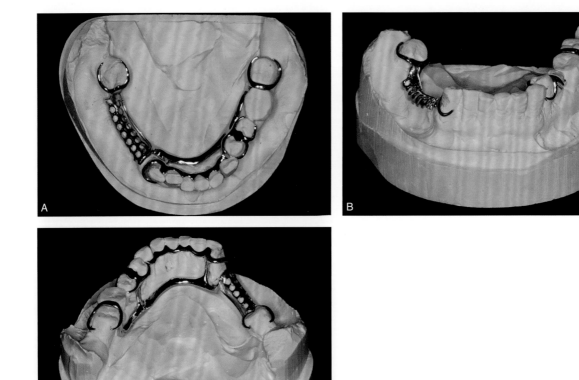

图 6-184　下颌支架设计
A. 殆面观　B. 正面观　C. 舌面观

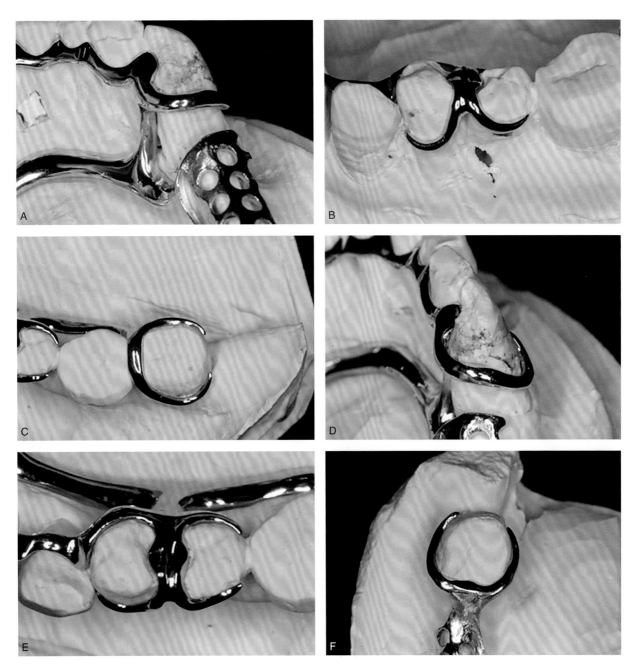

图 6-185　下颌支架细节

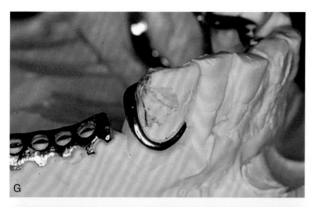

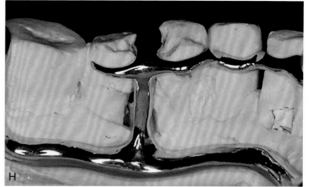

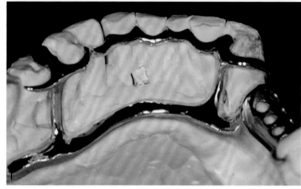

图 6-185（续）　下颌支架细节

A. 43 C 形卡环（舌面观）　B. 34、35 联合卡环（颊面观）

C. 37 双臂卡环（殆面观）　D. 43 C 形卡环（远中观）

E. 34、35 联合卡环（殆面观）　F. 47 三臂卡环（殆面观）

G. 43 C 形卡环（颊面观）　H. 34、35 联合卡环（舌面观）

I. 双舌杆大连接体

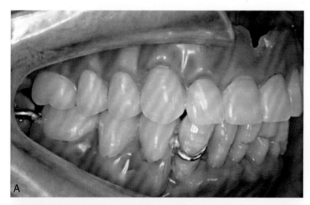

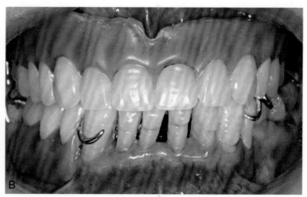

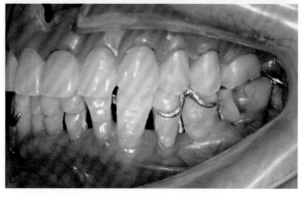

图 6-186　蜡型试戴

A. 右侧颊面观　B. 正面观　C. 左侧颊面观

（三）修复后疗效评价

最终修复效果见图6-187。上下颌咬合良好（图6-188），微笑时无金属卡环暴露（图6-189），修复前、后效果见图6-190。

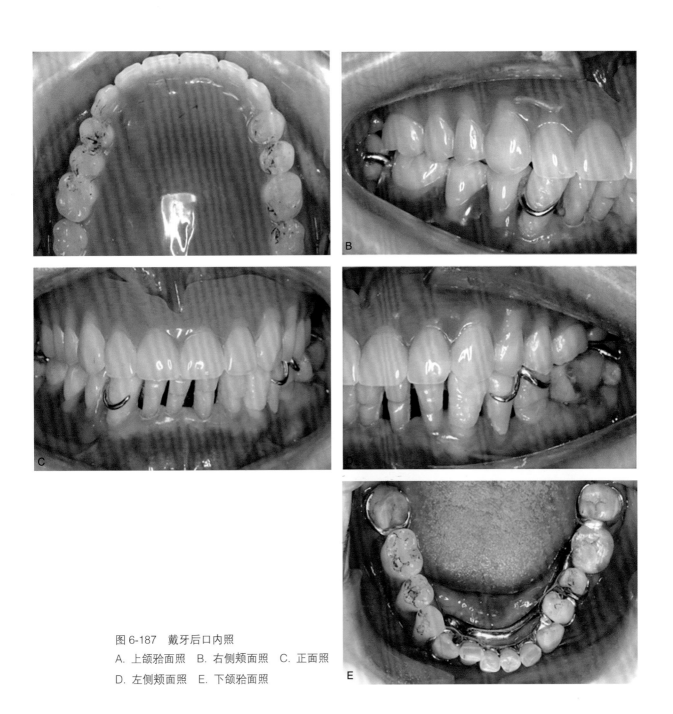

图 6-187　戴牙后口内照

A. 上颌𬌗面照　B. 右侧颊面照　C. 正面照

D. 左侧颊面照　E. 下颌𬌗面照

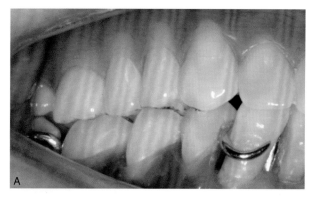
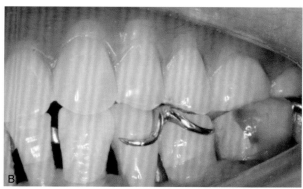

图 6-188　上下颌咬合良好
A. 右侧颊面观　B. 左侧颊面观

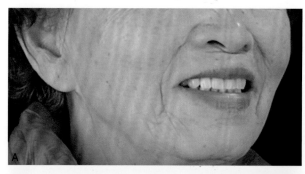
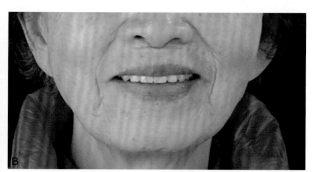
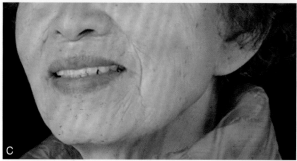

图 6-189　微笑时面下 1/3 照
A. 右侧观　B. 正面观　C. 左侧观

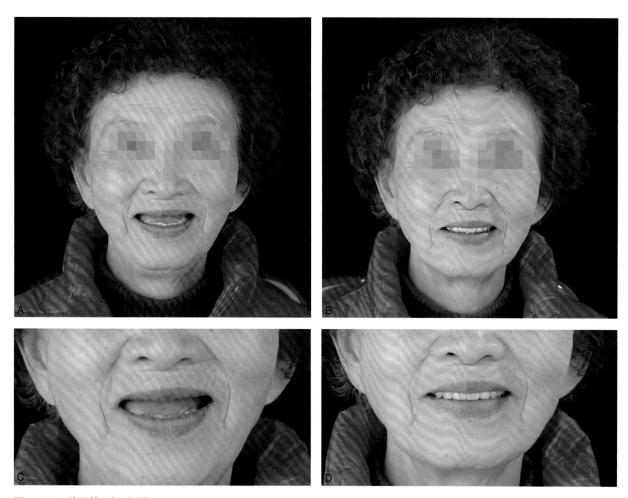

图 6-190 戴牙前、后面部照
A. 戴牙前微笑正面照　B. 戴牙后微笑正面照　C. 戴牙前微笑面下 1/3 照　D. 戴牙后微笑面下 1/3 照

第二节　复杂病例

很多患者由于口腔情况复杂，仅使用单一的修复方式通常达不到最佳效果。随着人们对功能美学及疾病负担关注度的提高，综合修复方案成为复杂病例的常用方案。综合修复是将两种或以上的修复方式联合起来，例如可摘 - 固定联合修复、可摘 - 种植联合修复等。综合修复方式能够累加各种单一修复方式的优点，同时，也可以根据特殊需求加入更多美学元素，如高美学要求可采用仿真树脂基托、仿真树脂牙等，提升了义齿的整体美学效果。

下面来看一个可摘 - 种植联合修复的病例。

<h2>病例二十四　组合种植 - 美观卡环数字化
支架修复牙列缺损一例</h2>

患者,男,72 岁。上下颌多颗牙缺失 10 余年,为解决咀嚼和美观问题而就诊。

（一）修复前主要病史情况简介

观察患者微笑暴露区,可以判断为中位笑线（图 6-191）。牙槽骨水平吸收至根中 1/3;上颌为肯氏Ⅰ类牙列缺损,16、17、13—24、26、27、32、41、42、44—46 缺失;下颌为肯氏Ⅲ类牙列缺损,14、15、25、35、36 均有Ⅰ度松动;下颌前牙排列不齐。口腔内部黏膜色泽正常,舌体大小正常（图 6-192）。慢性牙周炎,口内卫生状况较差。

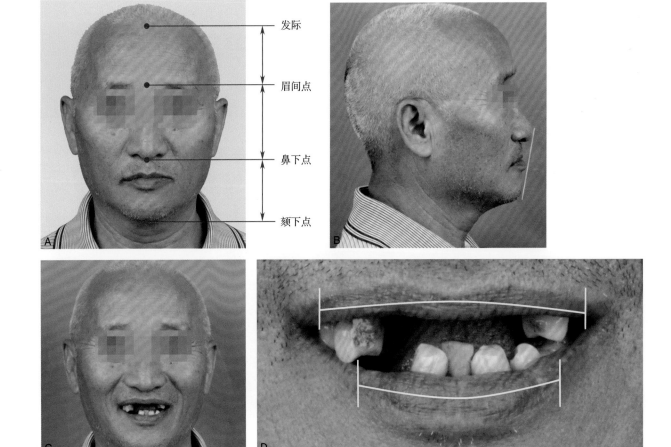

图 6-191　面部分析照
A. 正面照　B. 侧面照　C. 正面微笑照　D. 笑线分析

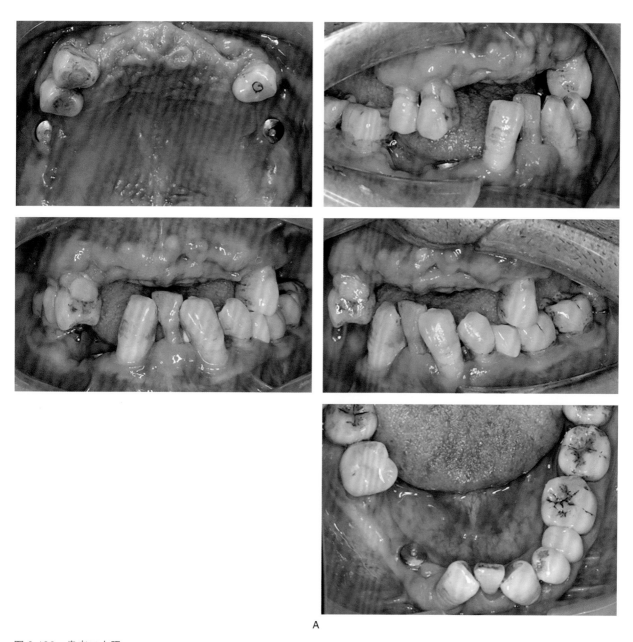

A

图 6-192 患者口内照

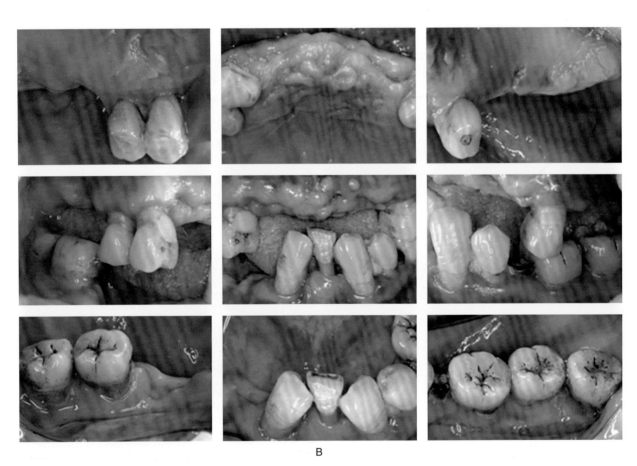

B

图 6-192（续） 患者口内照

A. 口内照　B. 口内局部照

（二）RPD分析设计与制作

在肯氏Ⅰ类、Ⅱ类缺损中，传统的可摘局部义齿设计很难为义齿提供足够的固位与稳定。为了提高义齿的固位，通常会在后牙游离缺失的远中植入种植体，改变缺损的类型，减少义齿的不稳定性，从而使义齿发挥更好的功能。

本例RPD分析设计与制作，先行种植手术，在上颌17、27的位点分别植入2颗种植体，下颌右侧前磨牙区植入1颗种植体。二期手术暴露愈合帽，连接Locator基台（图6-193）。考虑到患者有种植体固位，美观卡环主要起辅助固位功能。

本病例中，上颌采用中空设计减少异物感，在15、24上设计颊侧短固位臂卡环，缺牙区网状结构避让种植体。在固位足够的情况下，下颌采用单侧设计减少义齿面积，在36、37间设计联合卡环（图6-194）。

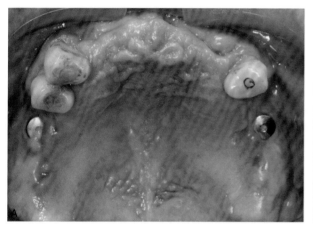
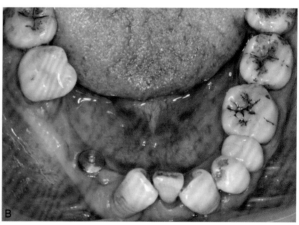

图 6-193 植入种植体
A. 在上颌17、27的位点分别植入2颗种植体 B. 下颌右侧前磨牙区植入1颗种植体

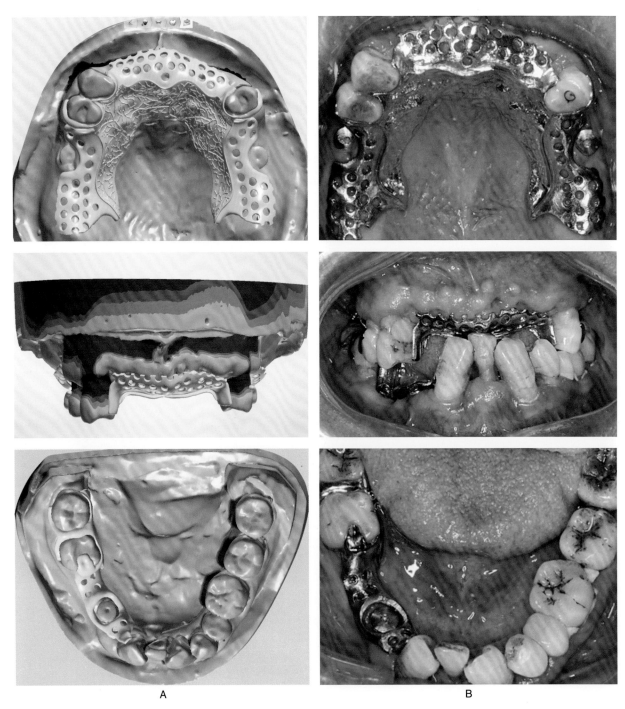

A　　　　　　　　　　　　　　B

图 6-194　上下颌支架设计

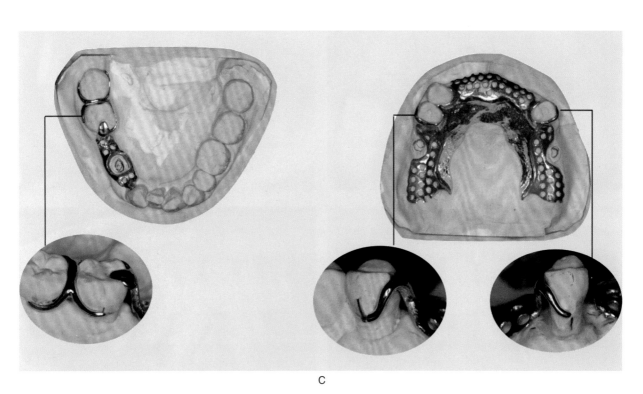

C

图 6-194（续）　上下颌支架设计

A. 支架虚拟设计　B. 支架口内图　C. 支架细节图

（三）修复后疗效评价

最终修复效果见图 6-195 和图 6-196。患者比较满意。

综合 RPD 分析设计与制作的可摘-固定联合修复，既包含可摘义齿适应证较广，对基牙要求相对低的优点，又包含固定义齿自然的美观效果。以下是可摘-固定联合修复的病例。

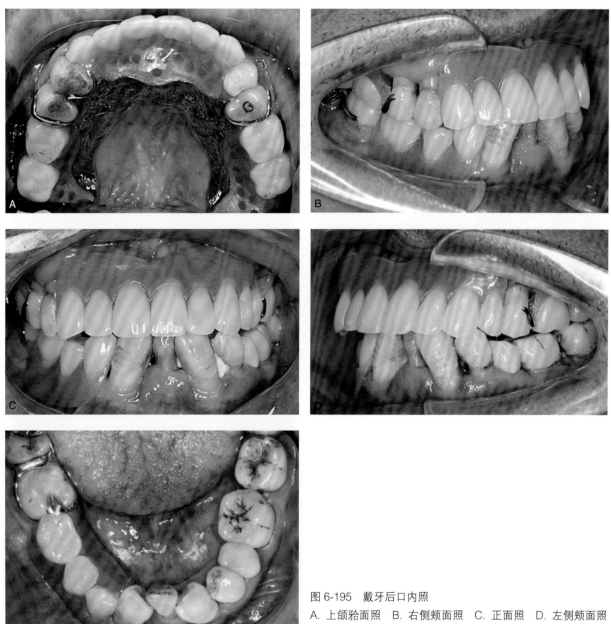

图 6-195　戴牙后口内照

A. 上颌𬌗面照　B. 右侧颊面照　C. 正面照　D. 左侧颊面照
E. 下颌𬌗面照

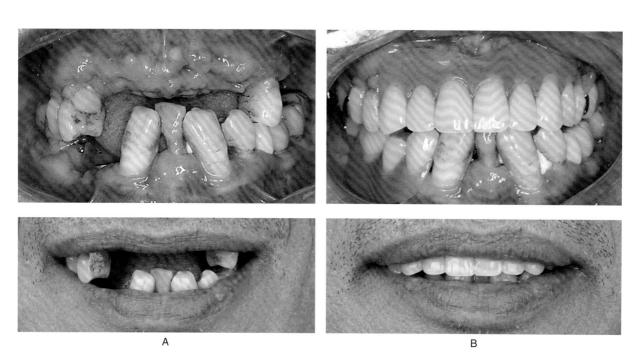

图 6-196 戴牙前、后口内及面部照
A. 戴牙前　B. 戴牙后

病例二十五　基于个性化人工牙的仿真制作的固定-
美观卡环数字化支架联合 RPD 一例

患者,女,82 岁。

（一）修复前主要病史情况简介

正面观可见患者面下 1/3 距离略短,鼻唇沟明显,侧面观见其上下颌前突,上下唇均超过审美线（图 6-197）。微笑时上颌前牙前突严重,呈"龅牙"状。观察患者的微笑暴露区,可以判断为中高位笑线（图 6-198）。

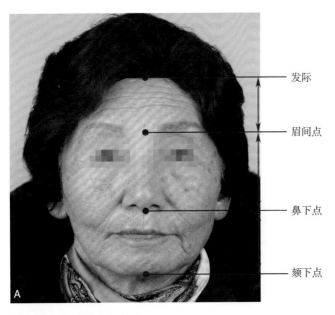

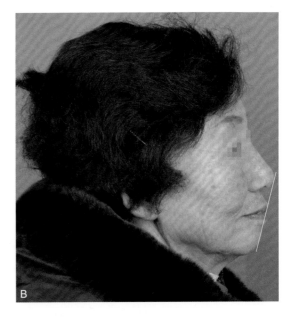

发际

眉间点

鼻下点

颏下点

图 6-197　患者面部分析照
A. 正面照　B. 侧面照

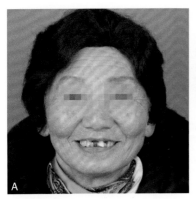

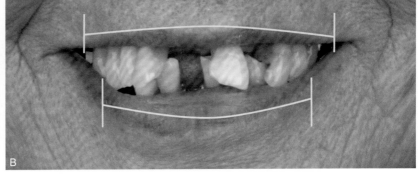

图 6-198　微笑分析
A. 正面微笑照　B. 笑线分析

　　患者主诉其年轻时上颌前牙稍稍前突,在遭遇车祸后前牙因外伤缺失,牙齿前突变得逐年严重。前牙区深覆𬌗、深覆盖严重,下颌前牙直接咬在上颌前牙腭侧颈部,12、21 舌隆突处呈凹坑状缺损,12 舌侧远中有龋坏。13、23 牙尖被磨平,牙本质暴露明显。上颌前磨牙也有不同程度的磨损。上颌缺牙部位为 11、16、17、22;下颌缺牙部位为 31、34、35、44、46(图 6-199)。

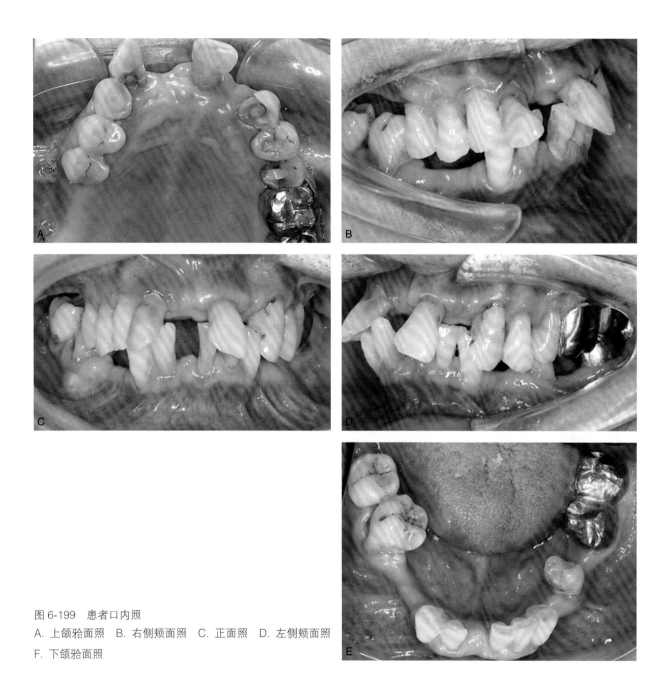

图 6-199 患者口内照

A. 上颌𬌗面照 B. 右侧颊面照 C. 正面照 D. 左侧颊面照
F. 下颌𬌗面照

患者右侧由于缺牙时间长,上下颌余留牙伸长形成𬌗干扰,下颌无法进行前伸运动。颞下颌关节科会诊未发现颞下颌关节异常症状。调磨难度大,为了避免腭侧根面继续被破坏加深,故进行修复时准备提升 1~2mm 咬合。

（二）RPD 分析设计与制作

由于患者前牙形状、颜色和排列较特殊,排列人工牙达不到较好的美学效果。经患者同意,采用可摘 - 固定联合修复的综合修复方式,在美观支架的缺失牙处设计金属基牙,后用烤瓷冠粘接。

首先,在模型上制作美观蜡型,并在患者口内试戴,患者满意后确定烤瓷牙形态（图 6-200）。在 15、24 上设计三臂卡环,由于缺失牙位置靠前,在 23 上放置前牙邻面板杆卡环来辅助固位。在缺失牙位置设计金属预制备基牙。美观蜡型可作为预备体一同扫描,指导基牙预备体的制作。下颌设计舌板,在 36、46 上设计三臂卡环,45 上设计 C 形卡环。缺失牙位置同样设计金属预制备基牙（图 6-201）。支架试戴时记录咬合关系后,上𬌗架完成烤瓷冠制作（图 6-202）。

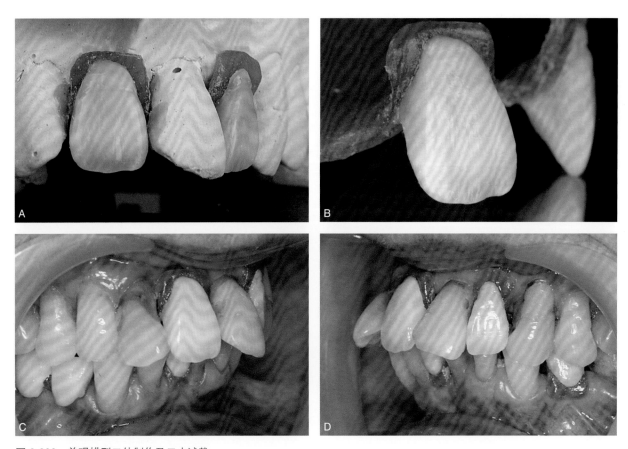

图 6-200　美观蜡型口外制作及口内试戴

A. 模型上美观蜡型效果图　B. 美观蜡型　C. 美观蜡型口内效果图（右侧）　D. 美观蜡型口内效果图（左侧）

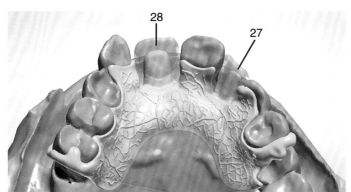

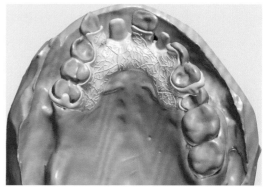

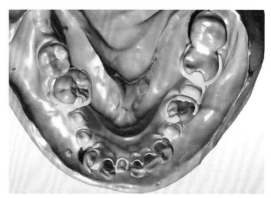

A

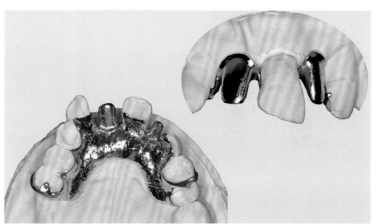

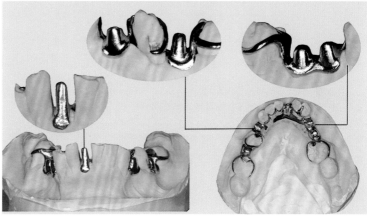

图 6-201 上下颌支架在模型和口内均适合性良好

B

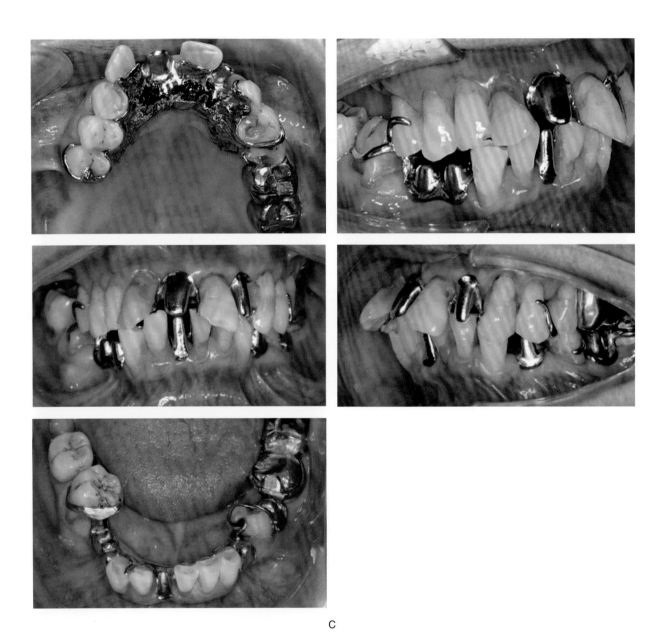

C

图 6-201（续） 上下颌支架在模型和口内均适合性良好

A. 将模型与蜡型配准,根据最终修复体外形设计支架的基牙部分　B. 支架在模型适合性良好　C. 支架在口内适合性良好

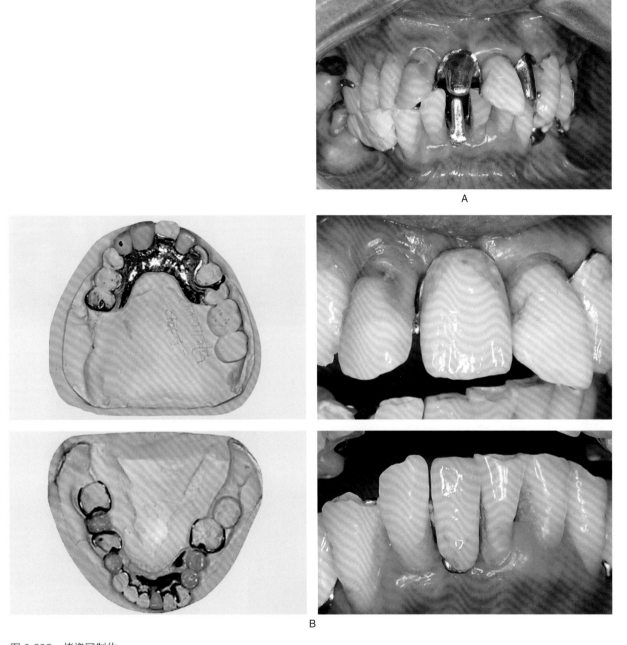

图 6-202　烤瓷冠制作

A. 支架试戴时记录咬合关系　B. 上𬌗架完成烤瓷冠制作及口内试戴

（三）修复后疗效评价

最终修复效果见图 6-203 和图 6-204。患者非常满意。

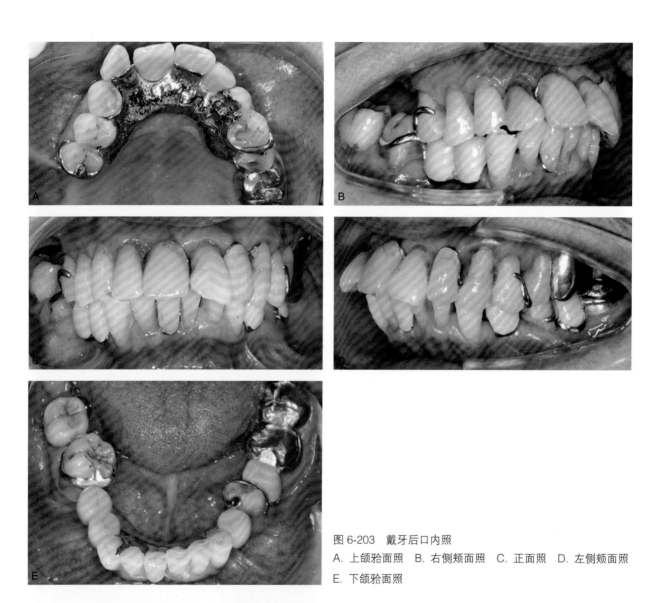

图 6-203　戴牙后口内照
A. 上颌𬌗面照　B. 右侧颊面照　C. 正面照　D. 左侧颊面照
E. 下颌𬌗面照

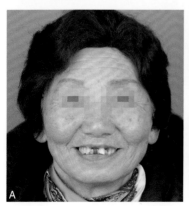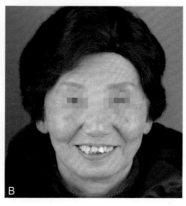

图 6-204　戴牙前、后面部照
A. 戴牙前　B. 戴牙后

上述病例采用综合修复方式,既达到了固定修复的美学效果,又拓宽了其适用范围,减少了天然牙齿的调磨,同时降低了整个修复的费用,称得上是一种多赢的口腔修复手段。

口内预告技术是针对前牙固定美学修复的修复前主要病史情况的美学分析方案。其是在有创操作前,借助计算机综合运用美学理念进行可视化牙齿美容设计的新方法。在不需要磨牙、备牙的情况下,通过软件设计出治疗方案,不仅直观而且无创伤。

口内预告技术同样可以运用在综合 RPD 分析设计与制作中。以下病例采用了可摘 - 固定联合修复、口内预告技术、仿真树脂基托及仿真烤瓷牙等多元因素来完成。

病例二十六　基于多颗前牙的仿真制作的固定 - 美观卡环数字化支架联合 RPD 一例

患者,女,68 岁。

（一）修复前主要病史情况简介

面下 1/3 丰满度正常（图 6-205）。上下颌多颗前牙缺失对美观影响较大。观察患者的微笑暴露区,可以判断为高位笑线（图 6-206）。

患者对美观要求较高,希望能达到真实自然的修复效果。美学区域牙位为 15—25、34—44。上颌缺牙部位为:11—13、16、17、21。下颌缺牙部位为:31、32、41、42。余留牙情况较好,26 颊侧倒凹较小（图 6-207）。

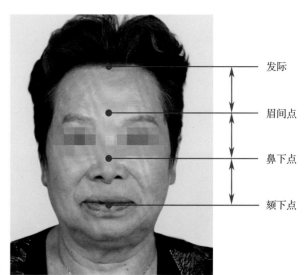

图 6-205　患者面部照分析

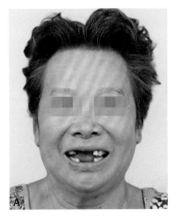
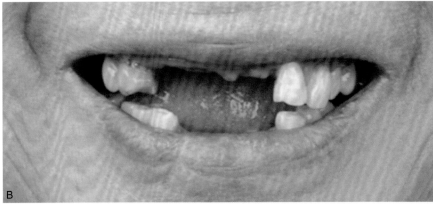

图 6-206　微笑分析

A. 微笑正面照　B. 笑线观察

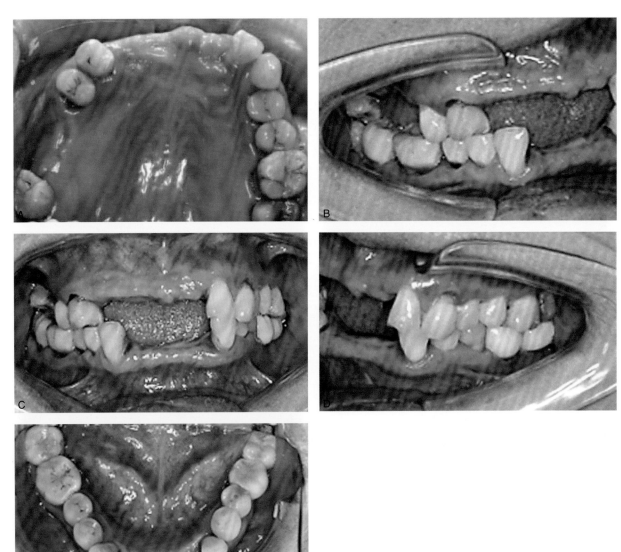

图 6-207　口内照

A. 上颌𬌗面照　B. 右侧颊面照　C. 正面照　D. 左侧颊面照

E. 下颌𬌗面照

（二）RPD 分析设计与制作

　　口内预告技术：第一步为软件设计。为了对比效果，因此做了两种设计：①普通设计：在 15 上设计正常长度的 C 形卡环，24、25 上设计间隙卡环。17 上设计三臂卡环；②美观设计：在 15 上设计短颊固位的 C 形卡环，在 26 上设计传统卡环，由于咬合紧，26 未设计𬌗支托。B6 颊倾较明显，卡环位置会比较高（图 6-208）。

　　第二步为口内照与设计好的支架形态拟合。拟合后普通设计的结果是上颌区域的卡环均有暴露的危险。观察面部照拟合的结果，可以看到 24、25 上的卡环已经显露，美观效果不佳。而美观设计的面部拟合的效果图，可以看到相比之下，15—25 范围内没有卡环暴露，而正常的口角阴影应该可以遮住 26 现在露出来的卡环部分（图 6-209）。两种方案对比后，美学设计的效果更好一些，与患者沟通后，患者选择使用第二种美学设计。

设计一　普通设计　　　　　　　　　　设计二　美观设计

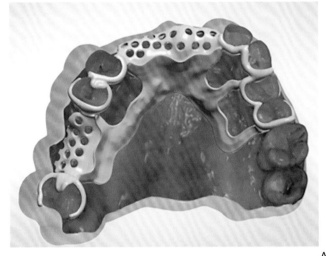
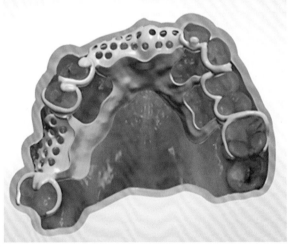

A

B

图 6-208　支架设计：在设计软件中将两种设计的支架形态完成，可以看到两种设计的正面观，普通设计因为基牙选择位置靠前，且卡环长度较长，容易暴露金属
A. 支架设计𬌗面观　B. 支架设计正面观

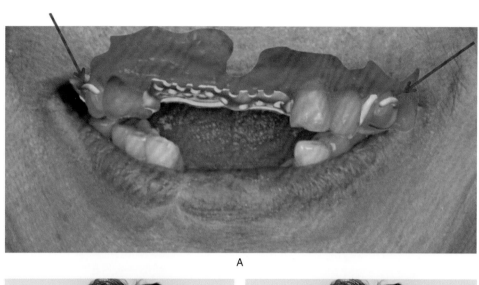

A

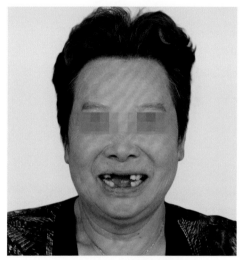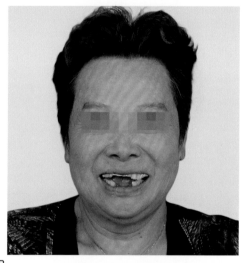

B

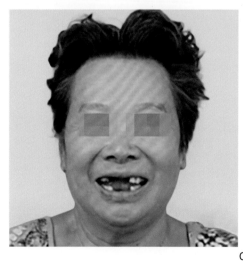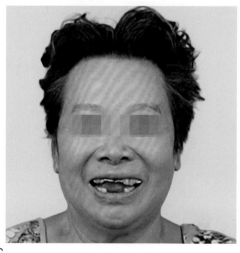

C

图 6-209 口内照与设计好的支架形态拟合

A. 口内照与设计好的支架形态拟合　B. 普通设计口内预告　C. 美观设计口内预告

第三步为个性化牙形预告,类似于固定修复的 DLD 牙形预告。这里可以用美齿助手软件来实现牙形预告(图 6-210)。根据患者满意的美学设计牙形预告,进行了美观蜡型的制作,美观蜡型需要复制原设计的参数,并在患者口内试戴,试戴后根据实际情况可以再次修改,最后蜡型形态用来指导最终的修复体制作(图 6-211)。

患者为 e 卡烤瓷型 + 仿真基托设计,在缺失牙的位置需设计金属预制备基牙部分,以便于后期的烤瓷牙粘接。设计要点如下(图 6-212,图 6-213)。

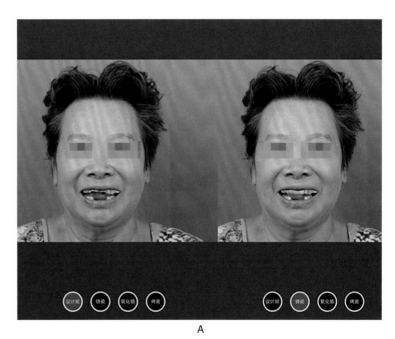

A

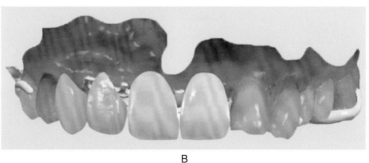

B

图 6-210　个性化牙形预告

A. 软件实现疗效预告　B. 口内上颌义齿效果图

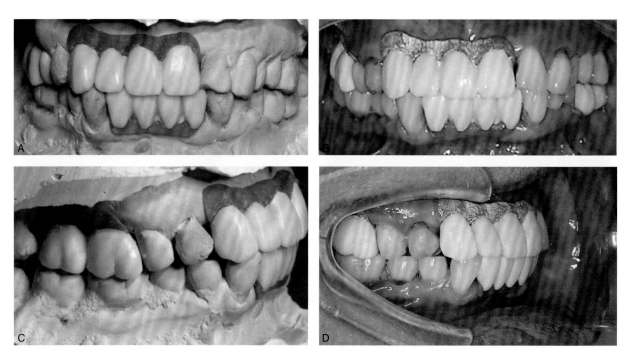

图 6-211 美观蜡型在口内试戴,外形和邻牙很协调,确定牙外形
A. 模型上美观蜡型效果照(正面观) B. 美观蜡型口内效果照(正面观) C. 模型上美观蜡型效果照(右侧观) D. 美观蜡型口内效果照(右侧观)

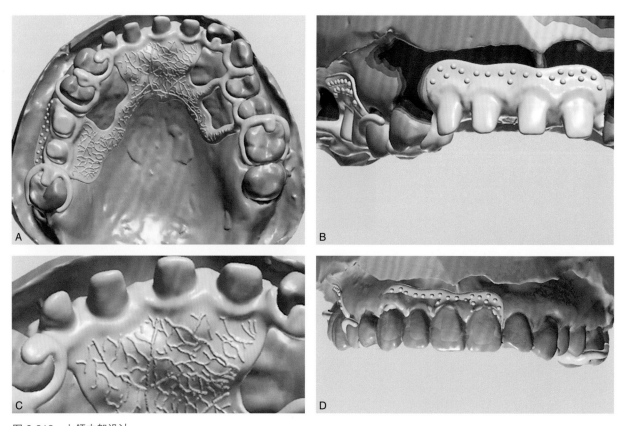

图 6-212 上颌支架设计
A. 上颌𬌗面观 B. 金属预制备基牙(颊面观) C. 金属预制备基牙(舌面观) D. 烤瓷牙设计(颊面观)

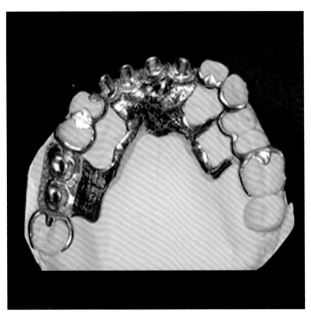
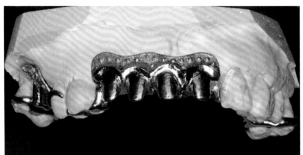
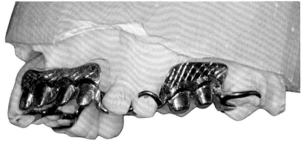

A

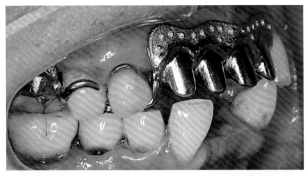
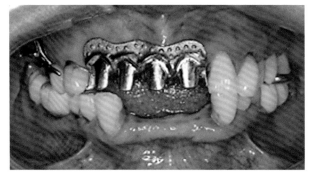
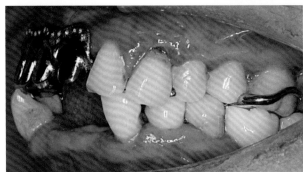

B

图 6-213　支架口内试戴

A. 模型上试戴支架　B. 口内试戴支架

（1）上颌支架设计：上颌多数前牙缺失，在15上设计C形卡环，18、26上设计三臂卡环。

（2）大连接体避让牙龈，使牙龈能得到充分的食物按摩，保证口腔健康。

（3）唇侧固位珠设计是为了和仿真基托最大面积的结合。对于牙龈组织有缺损，适合影响美观的病例。

（4）颈缘线的位置最好和美观蜡型的颈缘相一致或者更向龈下，仿真基托可以稍稍覆盖牙颈部，美观效果更好。

（5）肩台设计和基牙肩台要求相同，保证瓷层颜色。

（6）后缘交接线与颈缘相齐，相当于金属加强带的作用。

（7）拟合美观蜡型，在三个空间方向即唇面、切端（𬌗面）、舌面，预留合适的瓷层厚度。可以用软件自带工具测量，并做相应调整。

根据比色结果制作烤瓷牙，美观蜡型翻制导板指导上瓷过程（图6-214）。

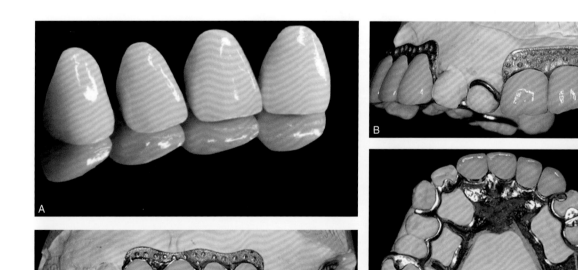

图6-214　烤瓷牙制作完成后在支架上试戴

A. 烤瓷牙　B. 烤瓷牙试戴（左侧观）　C. 烤瓷牙试戴（正面观）　D. 烤瓷牙试戴（𬌗面观）

患者满意目前制作的烤瓷牙,临床粘接可在口内或口外进行,图 6-215 所示口内粘接。牙龈树脂的分层堆塑——将不同颜色的牙龈树脂用于牙龈的不同位置,达到生动的仿真效果(图 6-216)。根据患者满意的美学设计牙形预告,进行了美观蜡型的制作,美观蜡型需要复制原设计的参数,并在患者口内试戴,试戴后根据实际情况可以再次修改,最后蜡型形态用来指导最终的修复体制作。

（三）修复后疗效评价

　　最终修复效果见图 6-217 和图 6-218。患者非常满意。

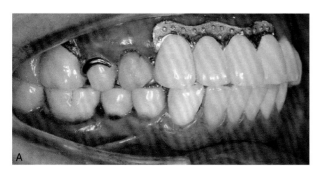

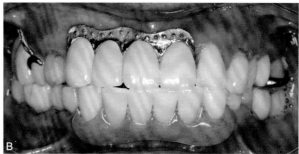

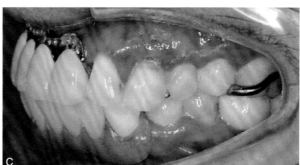

图 6-215　口内试戴支架和烤瓷牙后粘接
A. 右侧颊面照　B. 正面照　C. 左侧颊面照

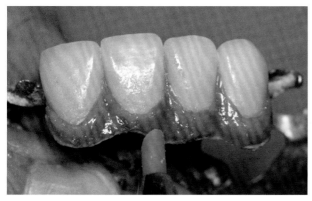

图 6-216　牙龈树脂的分层堆塑

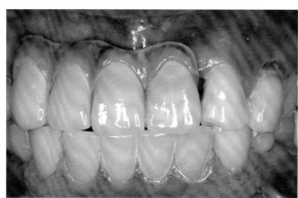

图 6-217　戴牙后口内照

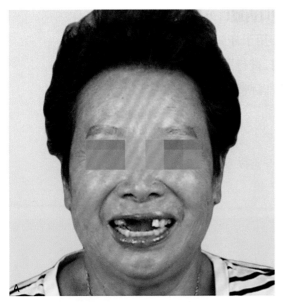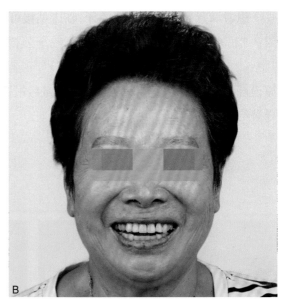

图 6-218 戴牙前、后面部照
A. 戴牙前 B. 戴牙后

病例二十七 美观卡环数字化支架 RPD 应用于烤瓷牙列的美学修复一例

患者,女,43 岁,职业教师。

（一）修复前主要病史情况简介

患者全口牙列重度磨耗,咀嚼乏力 20 年。曾在颞下颌关节科行颞下颌关节治疗,口腔修复科完成咬合重建及余留牙烤瓷冠修复后疗效评价,行活动修复治疗,患者自觉可摘义齿不美观（图 6-219）,固位稳定性差,要求重新修复。

通过正面照可见患者面部比例正常,面部对称（图 6-220）。上下颌均为肯氏Ⅱ类缺损。上颌:12、13、16、17、26 缺失,11、21、22 均为残根,14、15、23—25 为烤瓷冠修复。下颌:35—37、46、47 缺失,31—34、41—44 为烤瓷冠修复（图 6-221）。患者咬合正常,覆𬌗、覆盖正常,颞下颌关节正常,口腔卫生状况尚可。因患者对美学要求高,考虑个性化人工牙的美观卡环修复。

（二）RPD 分析设计与制作

患者口内余留牙均为烤瓷牙,支架设计需在保证固位、稳定、美观的前提下,尽可能分散𬌗力,避免应力集中导致烤瓷牙崩瓷。诊断蜡型口内预告见图 6-222。

15 上设计 C 形卡环及远中邻面板,联合 14 远中𬌗支托及舌侧对抗臂。当右侧上颌游离端受脱位力时,由于 C 形卡环的卡环尖位置与人工牙相邻,𬌗支托位于近中,更易形成制锁作用,有效阻止游离端鞍基向𬌗方翘起;当右侧上颌游离端受咀嚼力时,基托与卡环臂同时下沉,黏膜与 14、15 共同分散𬌗力,可减轻烤瓷牙负担。

25 上设计短颊侧固位臂卡环,并延伸舌侧对抗臂至 23,分散𬌗力,增强稳定性（图 6-223）。

35 上设计颊侧 I 杆、远中邻面板,因舌系带过高,采用变异"人"形双舌杆。当右侧下颌游离端受脱位力时,I 杆可有效阻止游离鞍基向𬌗方翘起;当右侧下颌游离端受咀嚼力时,I 杆与基牙脱离接触,避免了卡环对烤瓷牙施加的扭力,将𬌗力分散至黏膜。

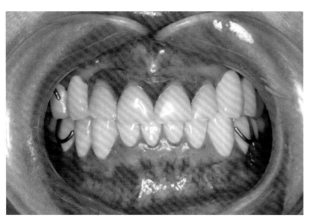

图 6-219　口内旧义齿

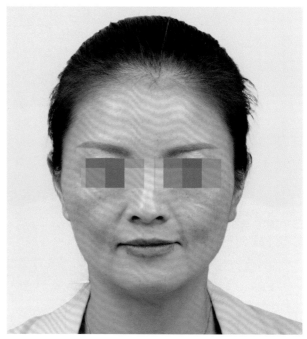

图 6-220　正面照

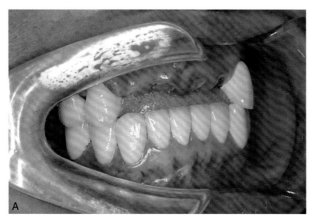

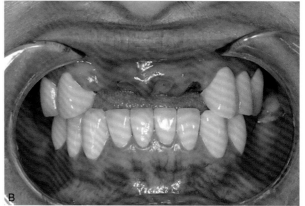

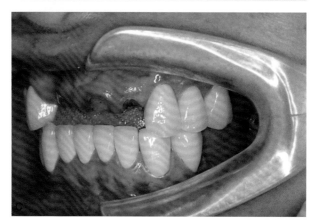

图 6-221　口内照

A. 咬合右侧观　B. 咬合正面观　C. 咬合左侧观

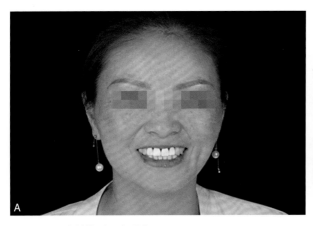
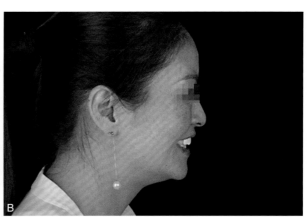

图 6-222 诊断蜡型口内预告
A. 正面照　B. 侧面照

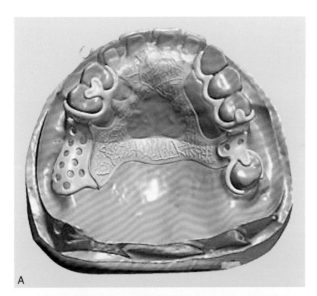

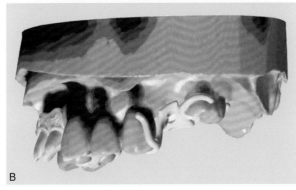
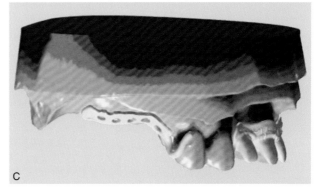

图 6-223 上颌支架设计
A. 𬌗面观　B. 左侧颊面观　C. 右侧颊面观

44上设计无殆支托的对半卡环,当左侧下颌鞍基受咀嚼力时,基托与卡环臂同时下沉,将殆力分散至黏膜,减轻烤瓷牙的负担(图6-224)。

支架完成后(图6-225),口内试戴(图6-226)。

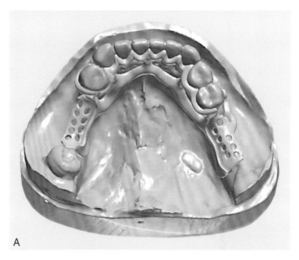

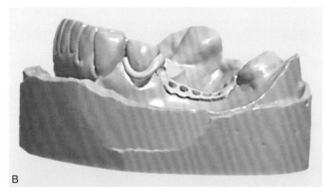

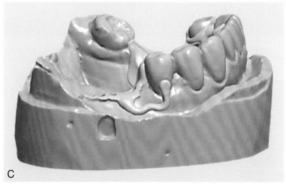

图6-224 下颌支架设计
A. 殆面观 B. 左侧颊面观 C. 右侧颊面观

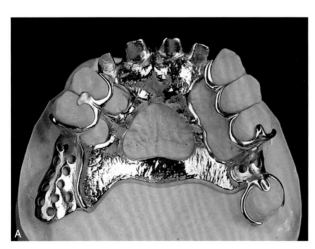

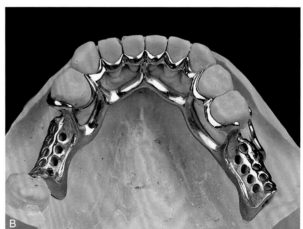

图6-225 支架完成
A. 上颌支架 B. 下颌支架

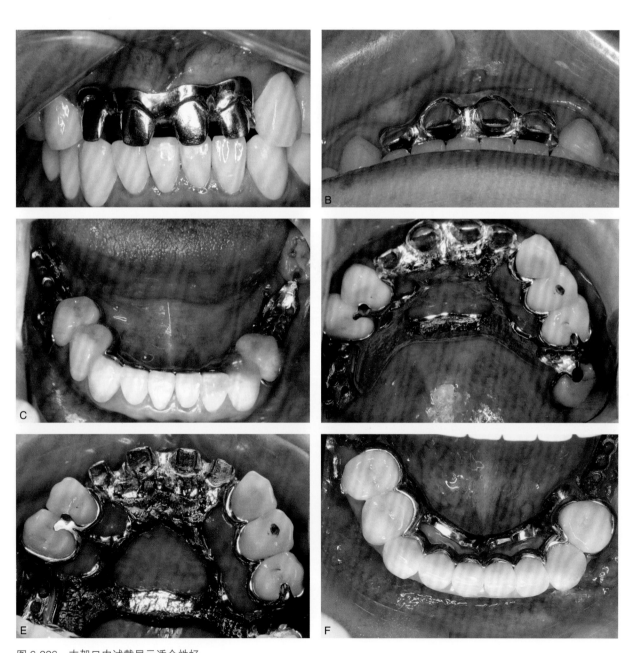

图 6-226　支架口内试戴显示适合性好

A. 正面照　B. 前牙咬合照　C. 下颌正面照　D. 上颌殆面照　E. 上颌腭面照　F. 下颌殆面照

　　因患者对美学要求高,通过蜡型制作进行个性化人工牙的定制(图 6-227),蜡型完成后排牙并于口内试戴(图 6-228)。后牙充胶(图 6-229),前牙制作金属底冠后上瓷(图 6-230)。因前牙区缺失 5 颗牙,而实际缺隙只允许修复 4 颗牙,且缺隙对于 4 颗牙目标修复空间偏大,故需减小近远中线角距离,并且加深邻面颜色,从而在保留邻接点的同时,在视觉上达到牙冠变窄的效果(图 6-231),烤瓷牙粘接后上牙龈瓷,修复体最终完成(图 6-232)。

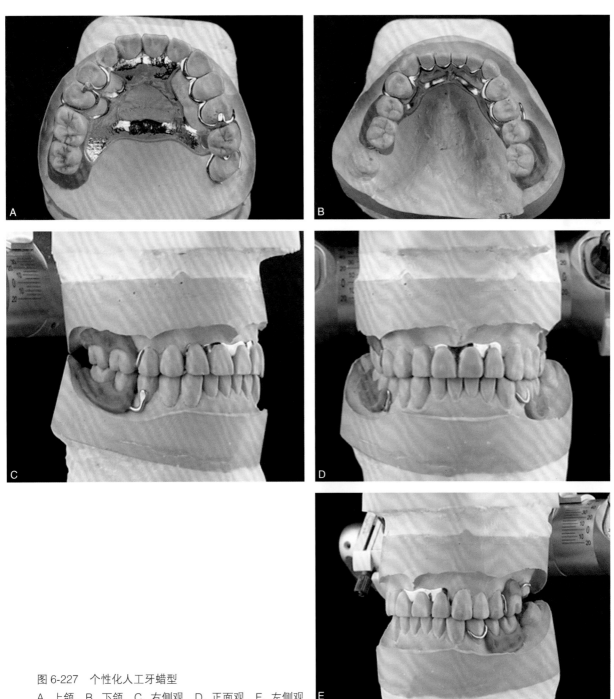

图 6-227　个性化人工牙蜡型
A. 上颌　B. 下颌　C. 右侧观　D. 正面观　E. 左侧观

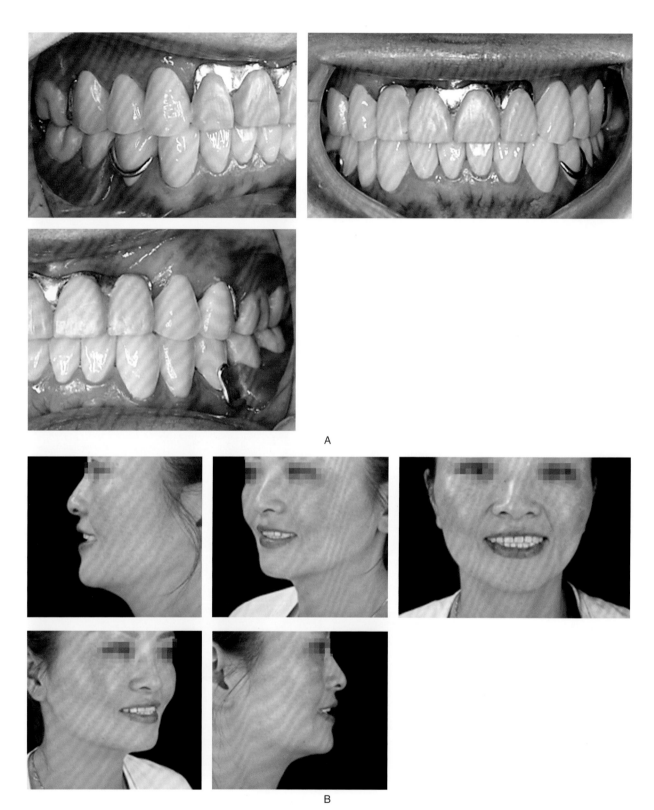

A

B

图 6-228 排牙后试戴
A. 口内照 B. 面部照

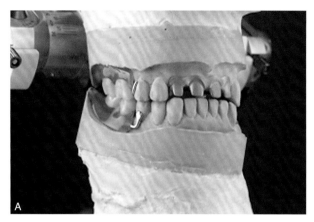

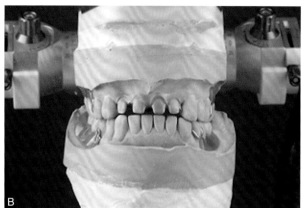

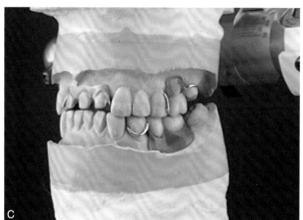

图 6-229　为避免支架过重,后牙采用个性化制作的树脂牙
A. 右侧观　B. 正面观　C. 左侧观

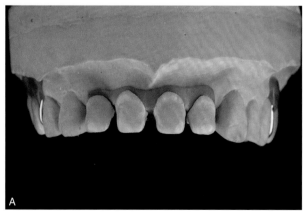

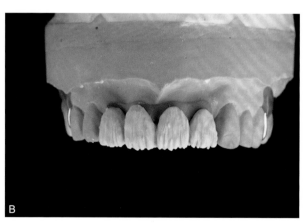

图 6-230　前牙制作金属底冠后上瓷
A. 遮色瓷完成　B. 上瓷完成

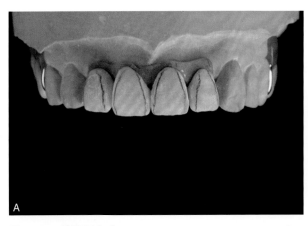

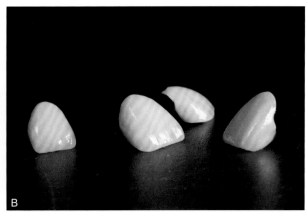

图 6-231 烤瓷牙完成
A. 烧结完成　B. 打磨、上釉、抛光完成

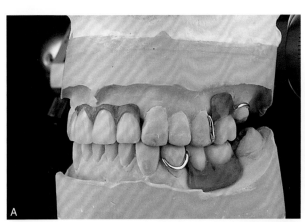

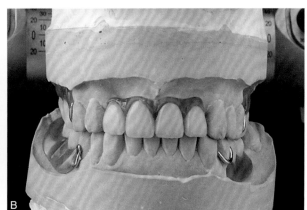

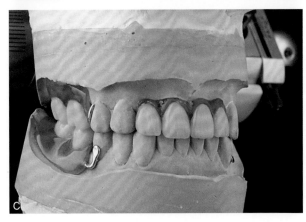

图 6-232 烤瓷牙粘接后上牙龈瓷，修复体最终完成
A. 左侧观　B. 正面观　C. 右侧观

（三）修复后疗效评价

最终修复效果见图 6-233~ 图 6-235。义齿固位、稳定性较好，且个性化人工牙的制作及美卡的设计符合患者较高的美学期望。患者很满意。

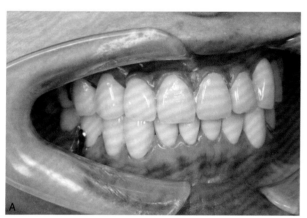

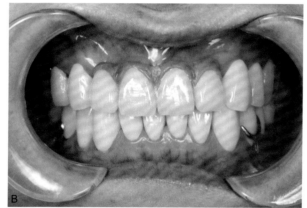

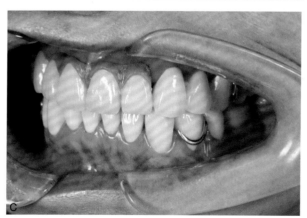

图 6-233 戴牙后口内照
A. 右侧颊面照 B. 正面照 C. 左侧颊面照

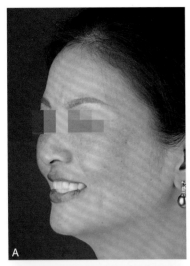

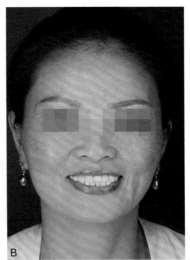

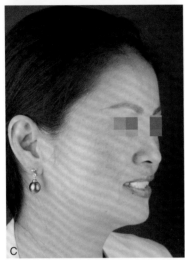

图 6-234 戴牙后面部照
A. 左侧照 B. 正面照 C. 右侧照

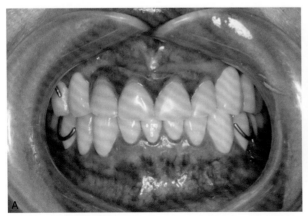

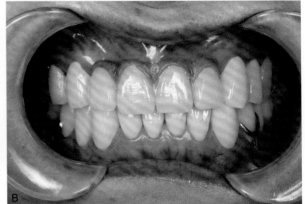

图 6-235 修复前、后口内照
A. 修复前 B. 修复后

第三节　应用聚醚醚酮的病例

聚醚醚酮（polyetheretherketone，PEEK）是一种高性能的特种工程塑料，自其研制出后，一直被作为一种重要的战略性国防军工材料。由于具有优异的化学稳定性、良好的生物学性能和接近天然牙以及骨密质的机械性能，PEEK 及其复合材料在口腔医学领域受到关注，目前已应用于固定修复、可摘局部义齿修复以及种植修复。

在活动修复领域，聚醚醚酮（PEEK）显示了诸多优势：①PEEK 弹性较高，可以降低远中基牙受到的扭力，适用于游离缺失病例；②PEEK 无金属颜色和异味，患者口感较好，同时相比传统金属支架更加美观；③PEEK 相比金属更加轻巧，患者配戴更加舒适；④也有报道认为，PEEK 材料具有较低的菌斑附着性，有助于牙周健康，适用于口腔卫生条件不佳的患者。

但 PEEK 并不是一种完美的材料，它虽然弹性较高，但相对强度不足，可能不适用于一些比较精巧的结构，因此它更倾向于制作结构相对简单的支架，尤其是板状结构。但由于相关的科学证据比较有限，缺乏公认的支架设计法则，目前较少应用于临床最终修复，较多用于临时修复。

以下的 4 个病例均采用聚醚醚酮（PEEK）作为支架材料进行修复，均达到了较好的效果。

病例二十八　PEEK 支架 RPD 修复下颌非游离缺失一例

患者，女，65 岁。

（一）修复前主要病史情况简介

上颌 14—17、25—27 为固定修复；下颌 31、32、36、41、42、46 缺失。前牙咬合紧，前牙深覆𬌗，覆盖正常，牙表面可见色素沉着。34 Ⅰ度松动，其余牙均不松动（图 6-236）。

（二）RPD 分析设计与制作

本病例分别采用钴铬合金和 PEEK 两种修复材料进行支架制作。下颌为肯氏Ⅲ类缺损，余留牙无松动，因此考虑选择缺隙两侧牙齿作为基牙，采用近中𬌗支托减小基牙受到的侧向力。考虑分别在 34、35 之间和 44、45 之间设计联合卡环，37 上设计圈形卡环。大连接体采用双舌杆。由于 PEEK 强度较低，因此在金属支架数据上对支架结构适当增厚后，再进行通过切削得到 PEEK 支架（图 6-237）。

（三）修复后疗效评价

最终修复效果见图 6-238 和图 6-239。患者很满意。

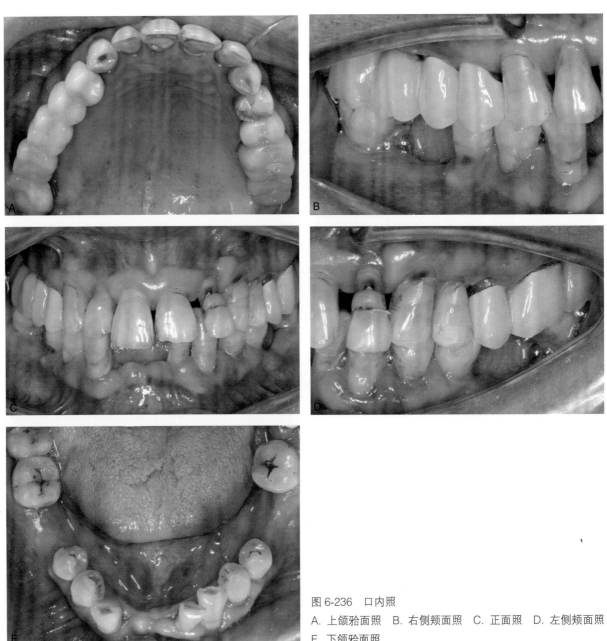

图 6-236 口内照
A. 上颌𬌗面照　B. 右侧颊面照　C. 正面照　D. 左侧颊面照
E. 下颌𬌗面照

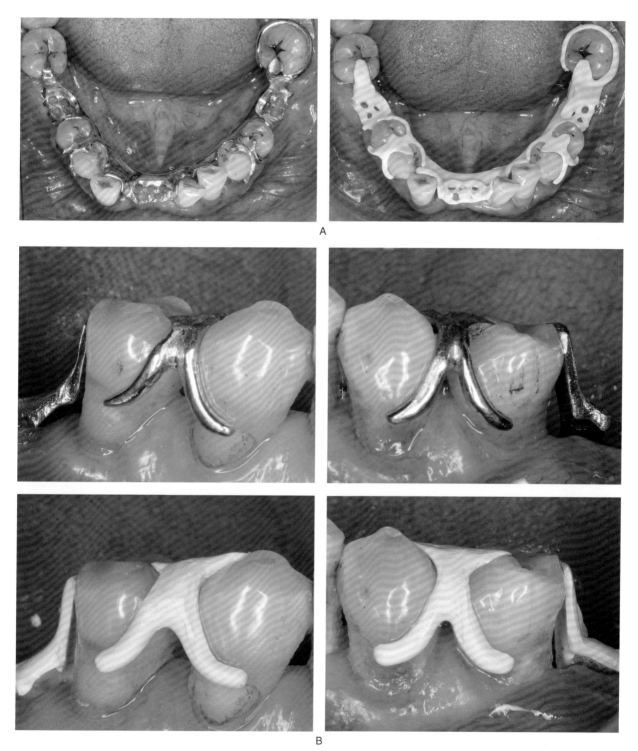

图 6-237　支架设计

A. 两种支架材料加工（左侧为钴铬合金，右侧为 PEEK）　B. PEEK 卡环适当增厚

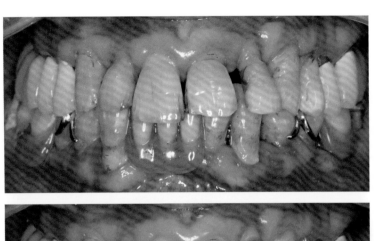

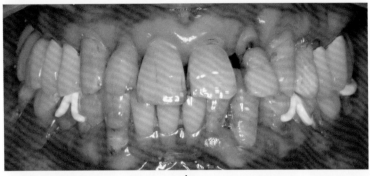

A

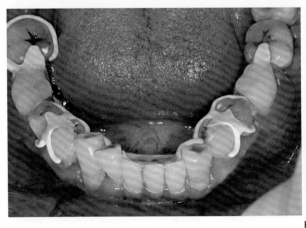
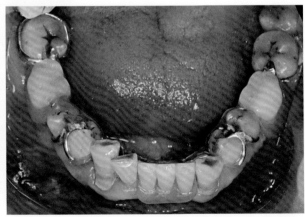

B

图 6-238 两种支架完成后口内效果

A. 正面观 B. 殆面观

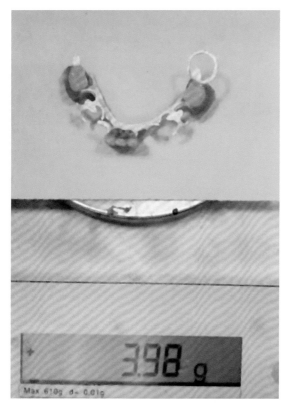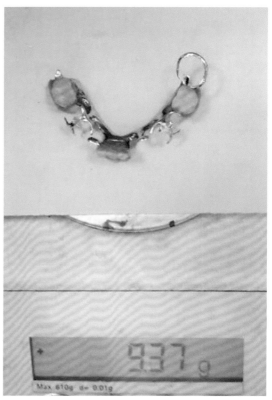

图 6-239　经称量发现 PEEK 支架质量较钴铬合金支架轻 58%

病例二十九　PEEK 支架组合吸附性义齿技术
RPD 修复牙列缺损一例

患者,女,66 岁。

（一）修复前主要病史情况简介

上颌为肯氏Ⅰ类缺损,上颌余留牙为 13—23,下颌仅剩 33 且Ⅰ度松动。可见牙槽骨吸收严重,尤其下颌牙槽骨条件较差（图 6-240）。

（二）RPD 分析设计与制作

对于余留牙较少的患者,可摘义齿支持方式主要是黏膜支持,且在利用余留牙进行固位的同时,需要利用基托进行固位,这要求基托具有一定的范围,且基托边缘封闭较好。因此,本病例结合美观卡环与吸附性义齿两种技术,以获得良好的固位力和美学效果。首先制取初印模（图 6-241）,获得初模型（图 6-242）,据此制作个别托盘（图 6-243）,制取终印模（图 6-244）,获得终模型（图 6-245）,在终模型上进行支架设计（图 6-246）,支架完成后制作蜡型（图 6-247）。

（三）修复后疗效评价

最终修复效果见图 6-248 和图 6-249。修复后疗效评价面型较好,无卡环暴露,舒适感好,患者表示满意。

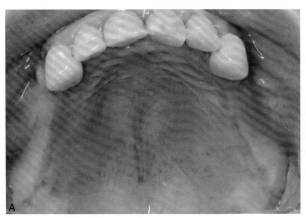

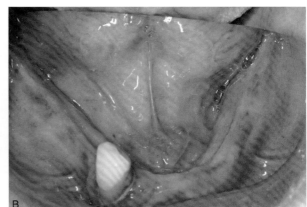

图 6-240 余留牙较少,剩余牙槽骨情况较差
A. 上颌 B. 下颌

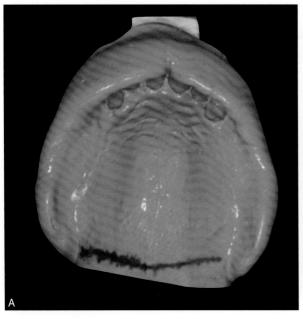

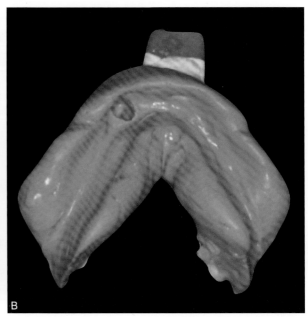

图 6-241 初印模
A. 上颌 B. 下颌

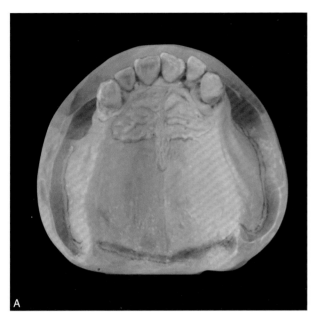
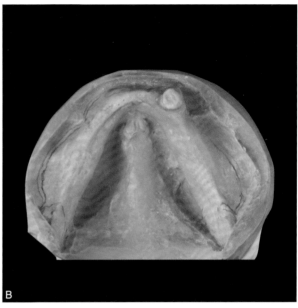

图 6-242　初模型
A. 上颌　B. 下颌

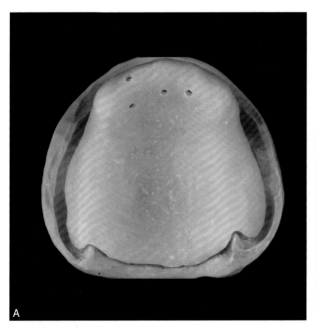
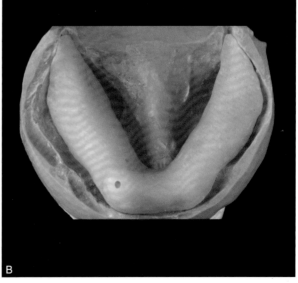

图 6-243　制作个别托盘
A. 上颌　B. 下颌

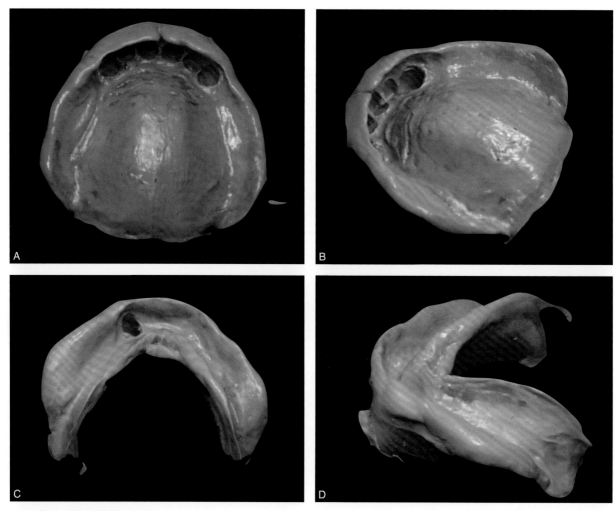

图 6-244 硅橡胶获取终印模
A、B. 上颌 C、D. 下颌

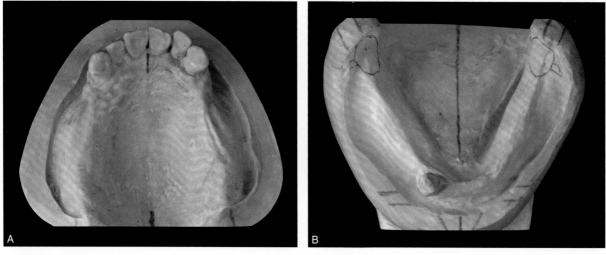

图 6-245 终模型
A. 上颌 B. 下颌

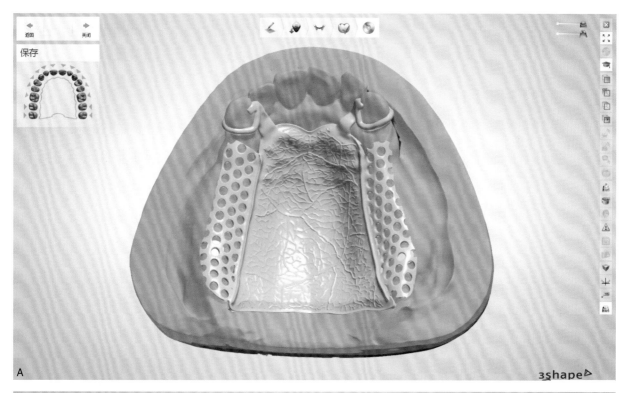

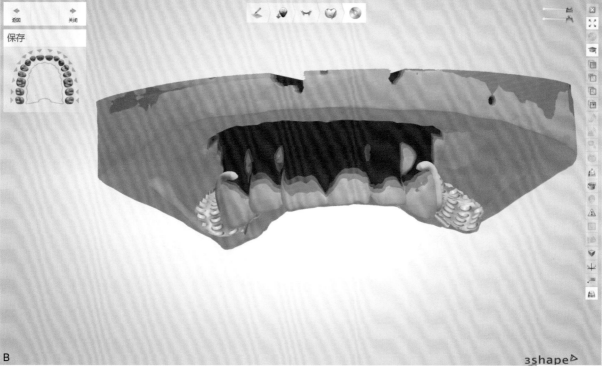

图 6-246 上颌支架设计

A. 𬌗面观　B. 正面观

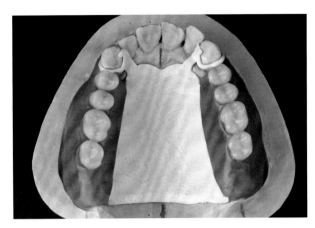

图 6-247　支架完成及蜡型制作

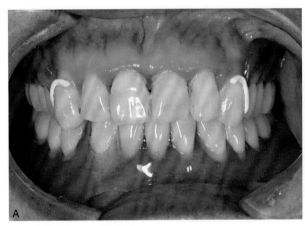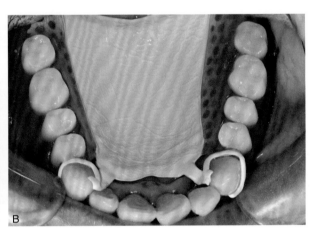

图 6-248　戴牙后口内效果
A. 正面观　B. 上颌𬌗面观

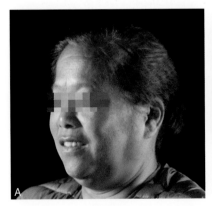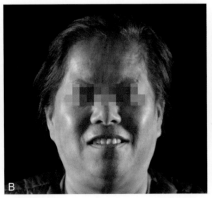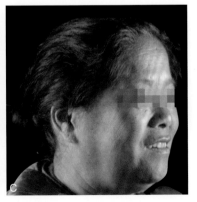

图 6-249　戴牙后面部效果
A. 左侧照　B. 正面照　C. 右侧照

病例三十　PEEK 支架 RPD 修复上下颌牙列缺损一例

患者,男,55 岁。

（一）修复前主要病史情况简介

正面观可见患者面部比例正常,但不对称,可见瞳孔连线和口角连线不平行。根据修复前正面微笑照,观察患者的微笑暴露区,可以判断为低位笑线,上颌美学区域牙位为 13—23（图 6-250）。

上颌为肯氏 I 类缺损,下颌为肯氏 III 类缺损。可见 11、21 间存在黑三角。余留牙均无松动。口内卫生条件一般,牙齿表面可见色素沉着（图 6-251）。

（二）RPD 分析设计与制作

由于患者不愿意接受过多的调磨,因此只对下颌进行了少量备牙,并尽可能利用余留牙现有条件放置支托。上颌为肯氏 I 类缺损,采用了腭板大连接体,并将腭板延伸至 13、23 舌侧,以达到基牙与黏膜共同支持的目的。在 14 上设计单臂卡环,为了充分利用牙倒凹增加固位力,将 25 的卡环延伸至 24。前牙避让牙龈以保证自洁作用。下颌为肯氏 III 类缺损。基牙选择 34、45、46。34 上设计单臂卡环,45、46 上设计三臂卡环,保证了下颌的固位。大连接体采用舌板（图 6-252）。支架完成后排牙并试戴蜡牙（图 6-253）。

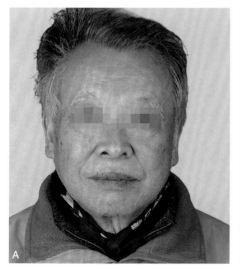
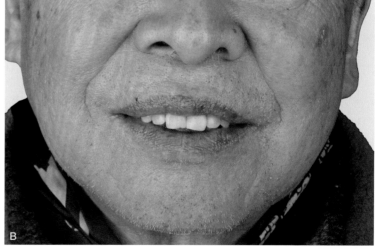

图 6-250　患者面部照

A. 正面照　B. 正面面下 1/3 照

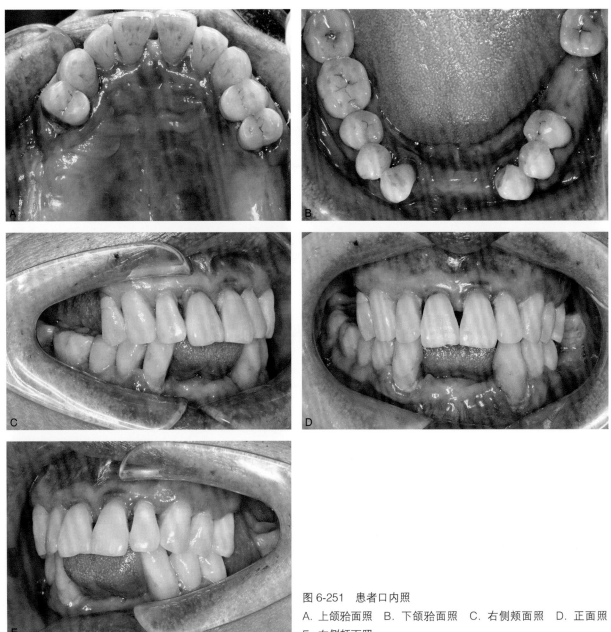

图 6-251 患者口内照
A. 上颌殆面照 B. 下颌殆面照 C. 右侧颊面照 D. 正面照
E. 左侧颊面照

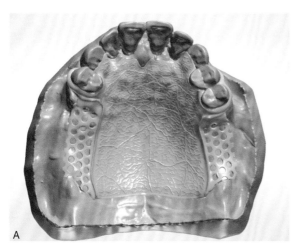

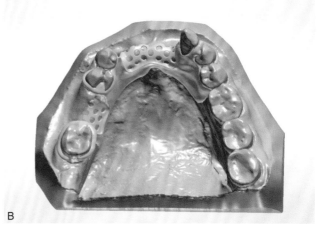

图 6-252　上下颌支架设计
A. 上颌　B. 下颌

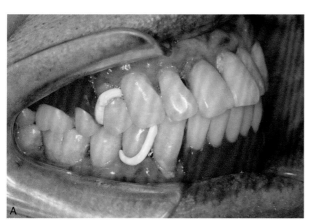

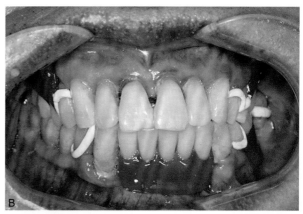

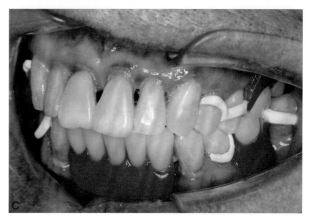

图 6-253　支架完成后排牙并试戴蜡牙
A. 右侧颊面照　B. 正面照　C. 左侧颊面照

（三）修复后疗效评价

最终修复效果见图 6-254~ 图 6-256。

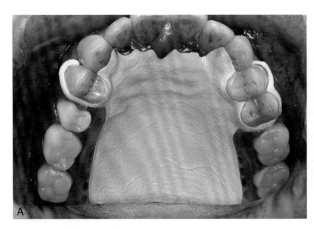
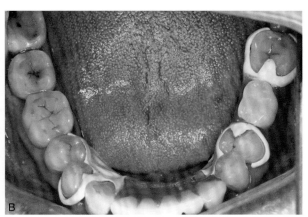

图 6-254　戴牙后口内照
A. 上颌𬌗面照　B. 下颌𬌗面照

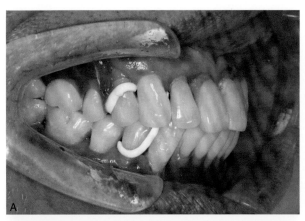
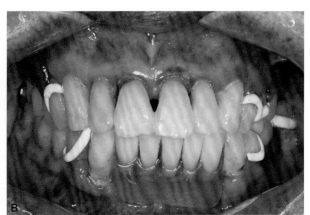

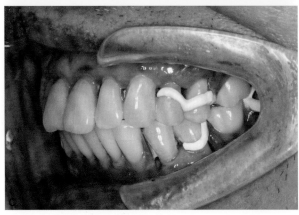

图 6-255　戴牙后显示适合性及咬合良好
A. 右侧颊面照　B. 正面照　C. 左侧颊面照

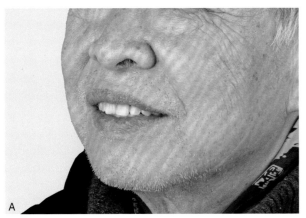

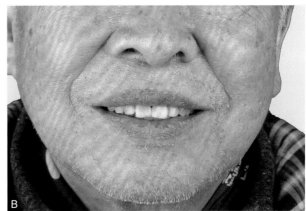

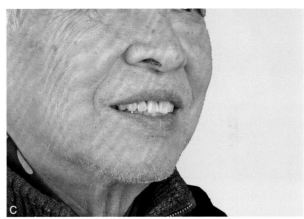

图 6-256 面部照

A. 左侧照 B. 正面照 C. 右侧照

病例三十一 PEEK 支架与 PEEK 一体化可摘局部义齿设计一例

患者,男,86 岁。

（一）修复前主要病史情况

正面照可见患者面部不对称,但牙列中线与面部中线协调,面部微笑照可见美学区域牙位为 14—24（图 6-257）。

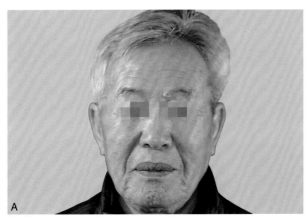

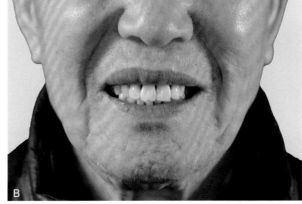

图 6-257 患者面部分析照

A. 正面照 B. 正面面下 1/3 照

上颌为肯氏Ⅱ类缺损,25—27缺失,24为残根,16为Ⅰ度松动,14、23楔状缺损;下颌为肯氏Ⅱ类缺损,37、45—47缺失,36、42、44均为Ⅰ度松动。口腔卫生状况较差,可见较多牙结石(图6-258)。

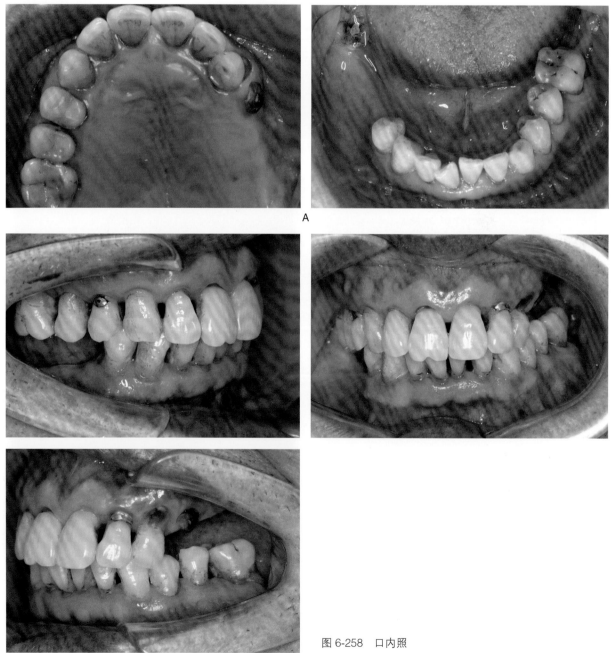

图 6-258　口内照

A. 𬌗面观　B. 咬合照

（二）修复过程及修复后疗效评价

在本病例中，我们设计了两种方案，方案一为传统设计，方案二将人工牙与支架结合，形成一体化支架，这样的支架不会因为需要设计完成线而形成薄弱点，同时由于 PEEK 密度较低，整个支架的重量也很轻便。

1. 方案一

（1）常规支架设计：本病例中上下颌大连接体均采用板式设计，结合传统单臂卡环、三臂卡环、联合卡环保证整个支架的固位力（图 6-259~ 图 6-263）。

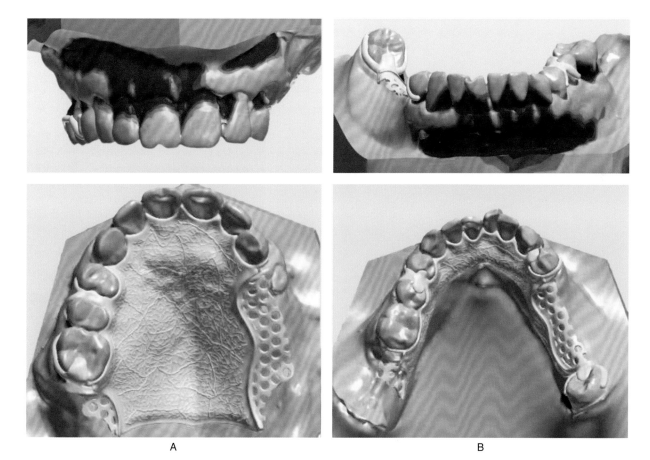

图 6-259　PEEK 支架 CAD 设计

A. 上颌支架设计　B. 下颌支架设计

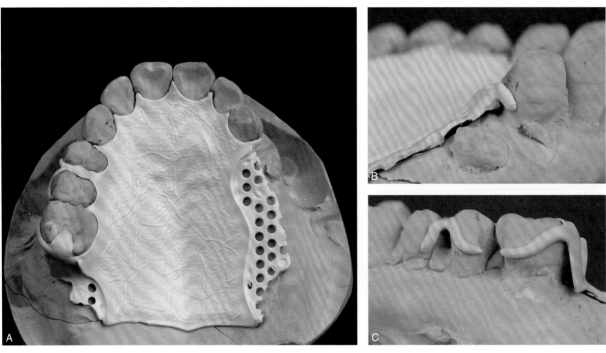

图 6-260　上颌支架完成

A. 上颌殆面　B. 23 短颊侧固位臂卡环　C. 14、15 联合短臂卡环

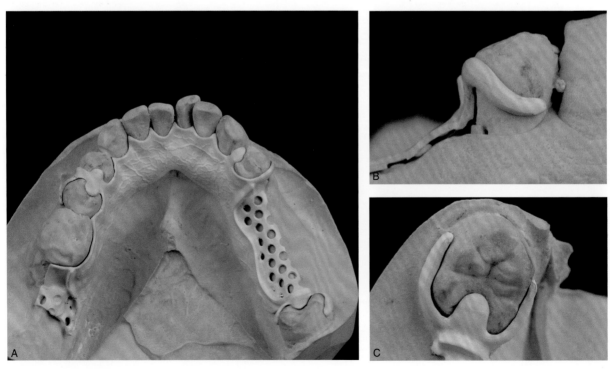

图 6-261　下颌支架完成

A. 下颌殆面　B. 44 卡环　C. 48 三臂卡环

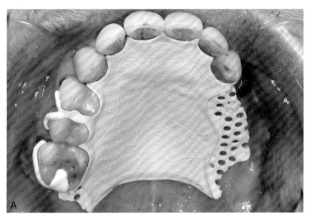
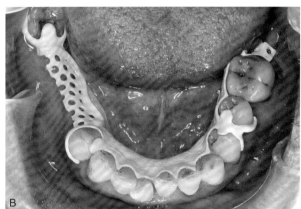

图 6-262　试戴支架,可见适合性较好
A. 上颌　B. 下颌

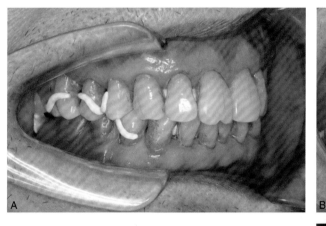
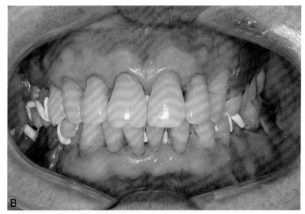
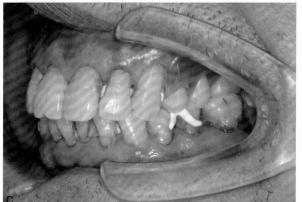

图 6-263　试戴蜡牙
A. 右侧颊面照　B. 正面照　C. 左侧夹面照

（2）修复效果：见图6-264。

2. 方案二 不改变方案一的支托及固位体设计，将人工牙与支架设计为一体。由于患者缺失牙均为后牙，不在美学区域，因此不会对美观造成影响。复诊使用藻酸盐印模材料取模并灌制石膏模型，制作暂基托及蜡堤获取咬合关系，再使用牙科模型扫描仪扫描，获得患者的数字化牙列模型及咬合关系。

（1）一体化支架的数字化设计

1）将患者的牙列模型及咬合关系导入口腔科设计软件进行修复体设计。确定就位道并自动填除不需要的倒凹后，进行人工牙的设计。根据余留牙的形态，可以在牙型数据库中选择合适的人工牙，并对牙齿大小、轴向、外形进行个性化调整，按照牙槽嵴顶原则进行排牙（图6-265）。

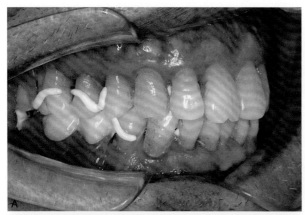
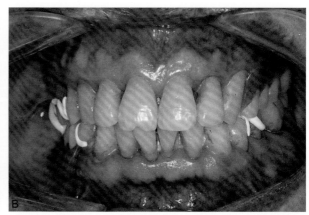
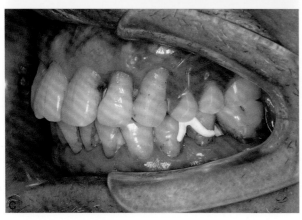

图 6-264 口内照
A. 右侧颊面照　B. 正面照　C. 左侧颊面照

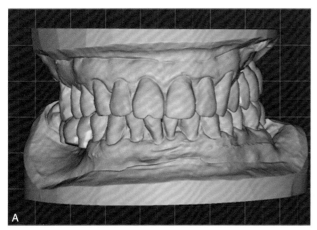

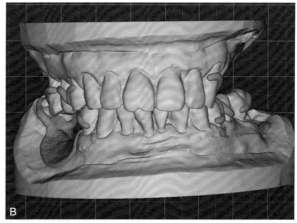

图 6-265 一体化支架的设计
A. 排列缺失牙 B. 支架设计 C. 基托设计

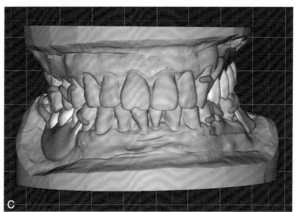

2）排牙完成后,进行支架的设计。患者后牙缺失较多,选择腭板/舌板为大连接体,扩大黏膜的受力面积,避免局部压力过大导致压痛。在 14、15 间设计联合卡环,17、23 上设计单臂卡环;下颌支架同样采用联合卡环和单臂卡环进行固位。卡环为半圆形,由于 PEEK 弹性模量较金属卡环低,为了保证卡环的固位力,设置卡环尖进入倒凹深度为 0.5mm,卡环半径为卡环尖 1mm、卡环臂 1.3mm、卡环体 1.5mm。此外,去除了传统支架设计中的网状小连接体,改用板状大连接体预先覆盖基托伸展的范围。

待人工牙及支架设计完成后,进行人工牙龈的设计。根据邻牙外形,形成自然的颈缘线、龈乳头及根部突起。合并设计完成的支架、人工牙、牙龈数据,获得该支架的 STL 数据(图 6-266)。

(2)一体化支架的加工:使用 CAD/CAM 切削机对 PEEK 盘进行切削,去除支撑杆,打磨抛光,完成一体化支架的制作(图 6-267)。上颌支架重 8.2g,下颌支架仅重 6.9g。

(3)修复后疗效评价:戴牙显示支架适合性较好,咬合良好,具有较好的固位力。面部照显示有部分的卡环进入了美学区(图 6-268),但患者表示接受。患者感觉支架质量很轻,自述没有金属异味,相比以往使用的传统金属可摘局部义齿,舒适感更好。患者对最终修复效果表示满意。

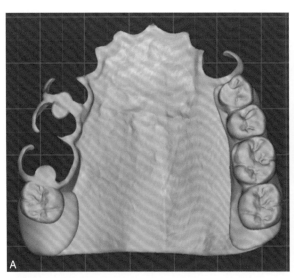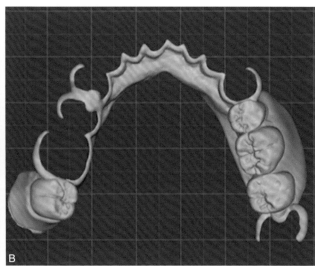

图 6-266　支架设计完成导出 STL 数据
A. 上颌　B. 下颌

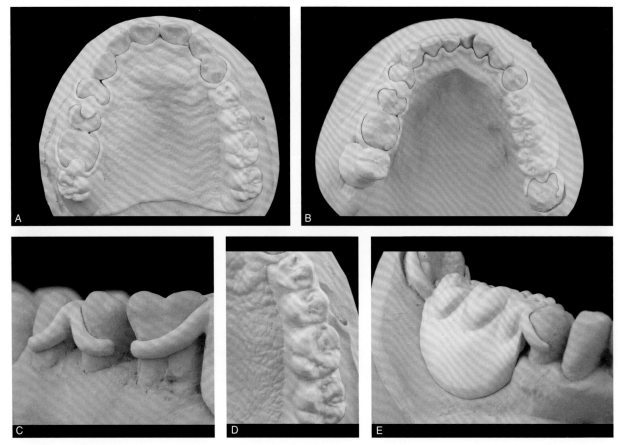

图 6-267　支架制作完成
A. 上颌　B. 下颌　C. 卡环　D. 人工牙　E. 基托

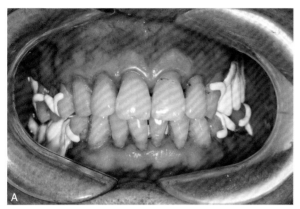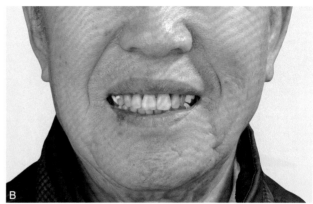

图 6-268 修复后口内照和面部照

A. 口内照 B. 面部照

第四节 罕 见 病 例

外胚层发育不良伴先天缺牙、硬皮病缺牙等罕见病例的修复重建十分困难,运用数字化技术是一个很好的思路。

病例三十二 个性化分段式托盘完成牙列缺损伴
硬皮病的数字化 RPD 修复一例

患者,女,58 岁。硬皮病 20 年,口内多颗牙缺失 10 年。

(一)修复前主要病史情况简介

硬皮病(scleroderma)是一种以皮肤炎性、变性、增厚和纤维化进而硬化及萎缩为特征的结缔组织病,此病可以引起体内多系统损害。其中系统性硬化除皮肤、滑膜、指(趾)动脉出现退行性病变外,消化道、肺、心脏和肾等内脏器官也可受累。患者患病期间张口度逐渐变小,面部皮肤粗糙、干燥呈鳞屑状,无弹性,口裂变小,口唇紧绷,表情淡漠,面部左右对称,面下 1/3 较短并凹陷,面容苍老。

16、17、25、26、27、36—46 缺失,缺牙区牙槽骨萎缩,吸收至牙槽骨基底部,牙槽嵴低平呈刃状,系带附着位较高。11、12、21、25 松动Ⅲ度,牙龈退缩至根尖。13—15、22—24Ⅰ度松动,牙龈退缩至根中。患者开口度约 25mm,口裂最大距离约 40mm,口唇紧绷(图 6-269)。拔除 12—21、25 后,行上、下颌活动修复。

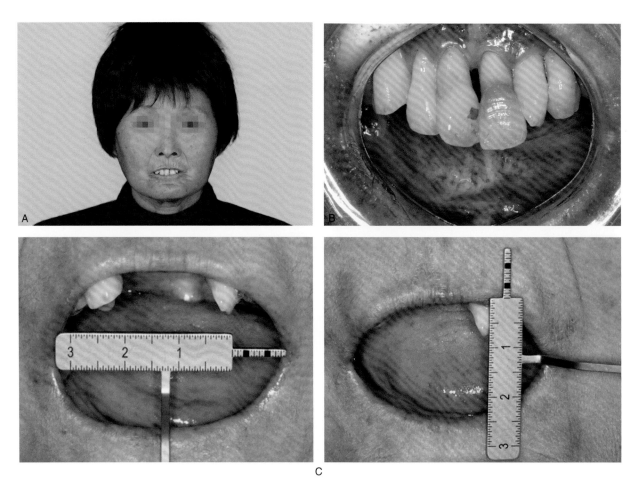

图 6-269 初诊口内照及面部照

A. 面部正面照 B. 口内照 C. 拔除 12—21、25 牙后，实测开口度约 25mm，口裂最大距离约 40mm

（二）RPD 分析设计与制作

由于患者开口度小，软组织弹性较小，取模、牙体预备及义齿取戴等操作存在困难。因此，利用 CAD/CAM 技术设计并制作个性化分段式托盘取分段印膜，将分段模型数字化拟合，在拟合得到的最终工作模型上设计短牙弓 RPD。详细过程如下：

获取患者 CBCT 数据，测量患者口内牙弓长度、宽度和比例，选择比例相近的其他患者牙弓模型进行缩放到相似尺寸，随后进行缺失牙模拟、填倒凹和缓冲处理。数字化设计个性化分段式托盘（图 6-270）并 3D 打印（图 6-271）。用个性化分段式托盘制取分段印膜并石膏灌注，仓扫分段石膏模型后，进行数字化拟合获得完整的上下颌数字化模型（图 6-272）。

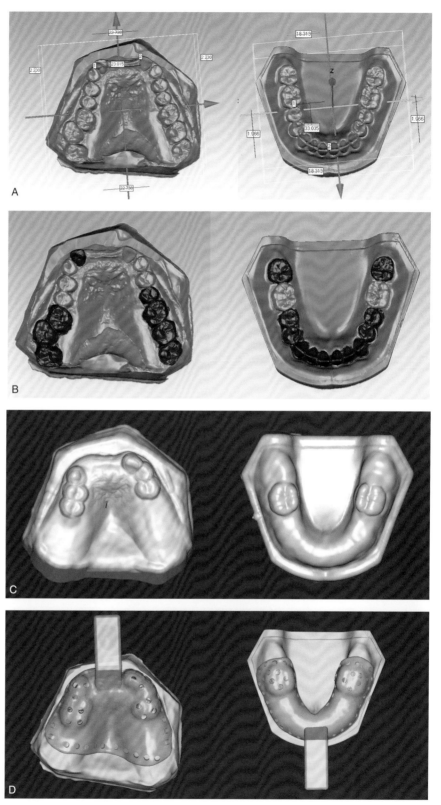

图 6-270 个性化托盘设计

A. 选择相似比例模型,缩放至患者牙弓尺寸 B. 缺失牙模拟 C. 模型处理 D. 设计个
性化托盘

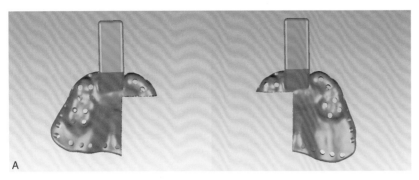

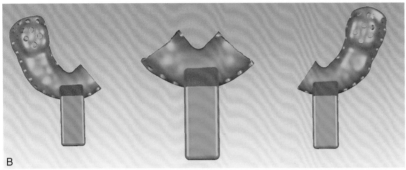

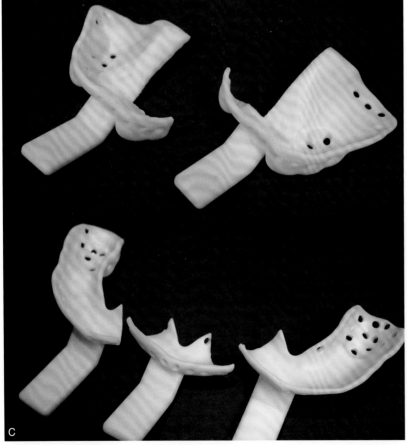

图 6-271 CAD/CAM 个性化分段式托盘

A. 上颌个性化分段式托盘 B. 下颌个性化分段式托盘 C. 3D 打印个性化分段式托盘

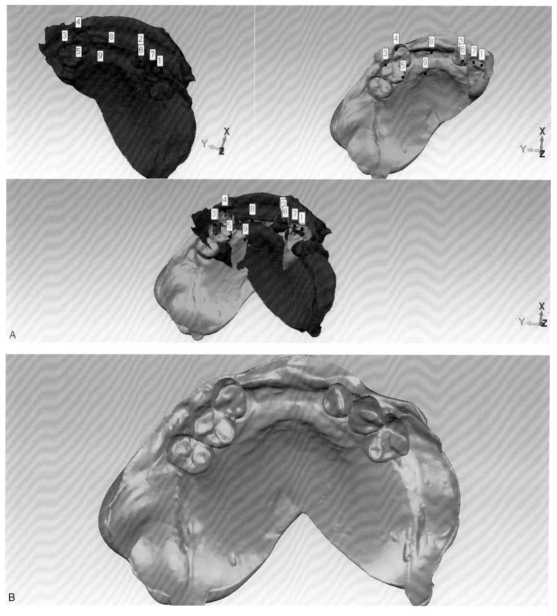

图 6-272　模型拟合

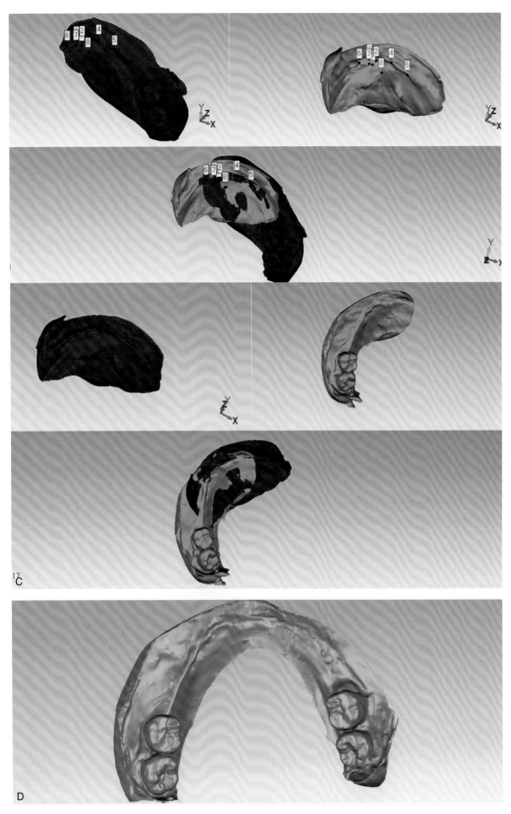

图 6-272(续) 模型拟合

A. 拟合上颌分段式模型数据　B. 上颌最终模型　C. 拟合下颌分段式模型数据　D. 下颌最终模型

患者牙周情况差,分别在14、15间和23、24间设计联合卡环,分散咬合力,同时有类似牙周夹板的作用,稳固余留牙;37、47基牙向近中舌侧倾斜,因此放置圈卡及近中𬌗支托,卡环尖放置于舌侧倒凹区;上颌只恢复到第一磨牙,下颌不在第三磨牙上放置卡环,均为短牙弓设计(图6-273)。

　　打印树脂支架在口内试戴适合性好(图6-274),表明模型拟合准确。打印钴铬合金支架试戴后取咬合记录、排牙、充胶(图6-275)。

（三）修复后疗效评价

　　最终修复效果见图6-276。患者比较满意。

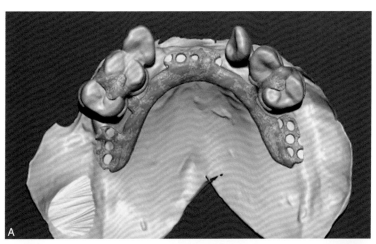

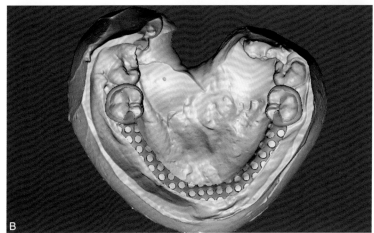

图 6-273　短牙弓支架设计
A. 上颌支架设计　B. 下颌支架设计

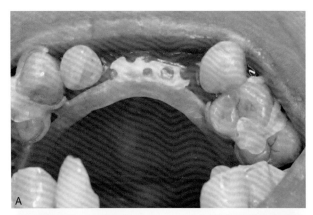

图 6-274 支架试戴
A. 口内试戴打印树脂支架 B. 模型上试戴打印金属支架

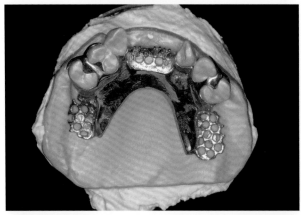
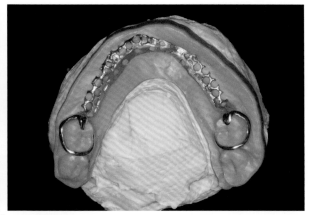

图 6-275 RPD 制作
A. 取咬合记录 B. 排牙后充胶

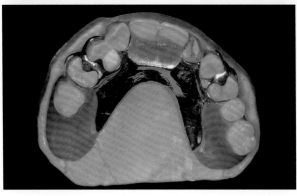
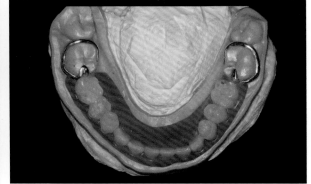

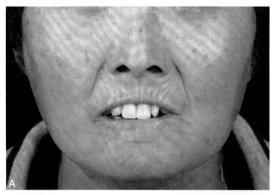

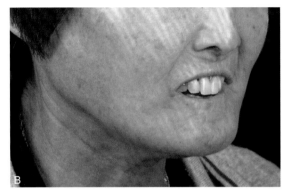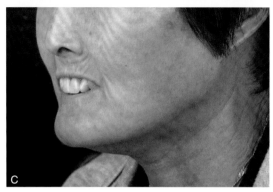

图 6-276 戴牙后面部照

A. 戴牙后面下 1/3 正面照　B. 戴牙后右侧面下 1/3 侧面照　C. 戴牙后左侧面下 1/3 侧面照

病例三十三　外胚层发育不良伴先天性牙齿
缺失全口义齿修复一例

患者,男,7 岁,外院确诊为外胚层发育不良。

（一）修复前主要病史情况简介

外胚层发育不良（ectodermal dysplasias, EDs）是一组超过 200 多种不同病理损害的复杂疾病的总称,主要累及外胚层来源的组织如汗腺、毛发、指（趾）甲、牙齿及神经系统等的发育缺陷。口腔表征可为先天性牙齿缺失、发育不良以及锥形牙等,严重影响患者的咀嚼、发音及容貌,不利于患者的身心健康。

本病例患者口腔表征为先天性牙齿缺失（图 6-277）,由于患者年龄过小,且骨还处于发育期,无法行种植修复。对其进行早期全口义齿修复治疗,不仅能够恢复牙的外形、重建咬合、恢复咀嚼及发音等功能,也能促进颌骨及颞下颌关节的发育,防止错𬌗畸形的发生,改善患者面部外形,建立和谐的颅面骨关系,同时促进其身心健康,从而提高生活质量。

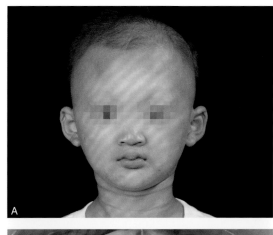

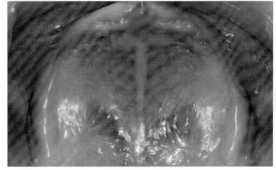

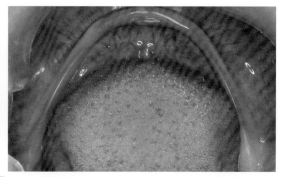

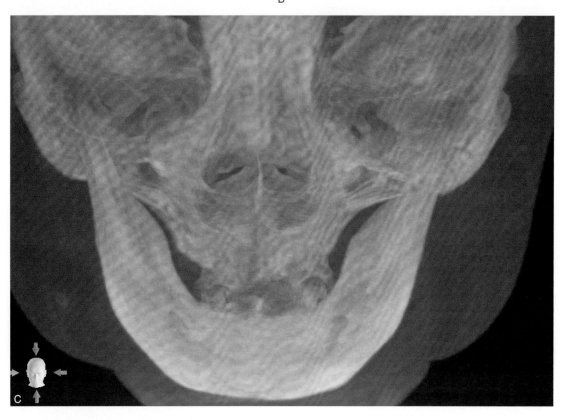

图 6-277 初诊面部照、口内照和 CBCT

A. 面部正面照 B. 口内照 C. CBCT

（二）序列修复计划及操作步骤

鉴于患者的特殊性，为其制订了以下序列治疗计划。

1. 阶段一　即刻行可摘义齿修复。二次取模法制取最终印模，在终模型上制作全口义齿（图 6-278）。由于该患者的治疗是全生命周期的，因此考虑采用一种数字化方法记录患者颌位及颌骨的变化，作为复诊时修复效果记录评价的手段及再次修复的依据。

由于儿童无牙颌患者口颌系统的软硬组织和解剖结构增龄性变化显著，而义齿除了咬合面有磨损外，其他部分从外形上看基本是恒定不变的。因此，在全口义齿上特别制作了个性化哥特式弓定位板（图 6-279），导板上带有坐标系和刻度，一是可以用于复诊时初步判断颌位的变化，二是可以建立一个口内坐标系，可全生命周期在各个观察点记录患者生长发育过程中颌骨的变化情况。具体使用方法如下：

第一次戴牙后，在上颌定位板上制备 4 个阻射点（图 6-280），并将上颌定位板就位于全口义齿上拍摄 CBCT，可以得到颌骨与定位导板的相对位置关系（图 6-281）。将成品描记螺丝放置于下颌导板。将上颌导板就位于上颌义齿上，下颌导板就位于下颌牙槽嵴。若义齿或下颌导板组织面与牙槽嵴不密合，可使用咬合硅橡胶等材料进行重衬。待上下颌导板都就位稳定后，由于下颌无人工牙，因此可作哥特式弓在上颌导板中描绘水平颌位关系曲线。调整描记螺丝的高度，让患者做下颌牙尖交错位及前伸、侧方运动。记录正中关系位点的坐标（图 6-282）。

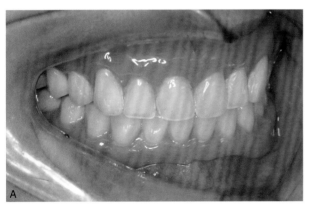
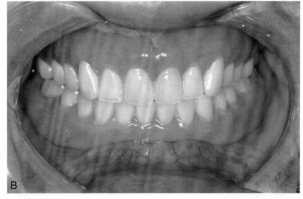
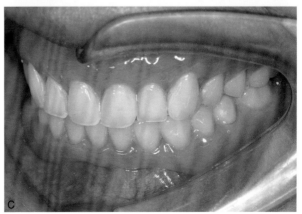

图 6-278　戴牙口内照

A. 右侧颊面照　B. 正面照　C. 左侧颊面照

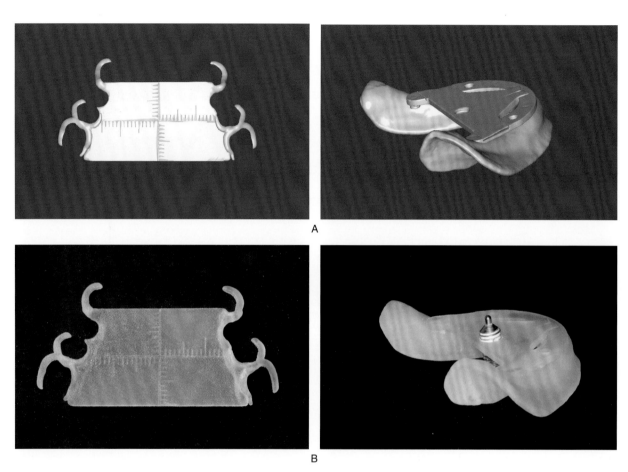

图 6-279 上下颌个性化哥特式弓定位板
A. 设计数据 B. 打印

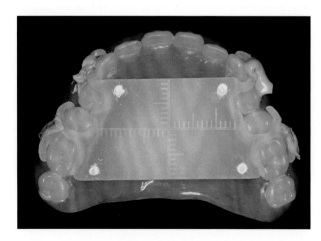

图 6-280 制备阻射点

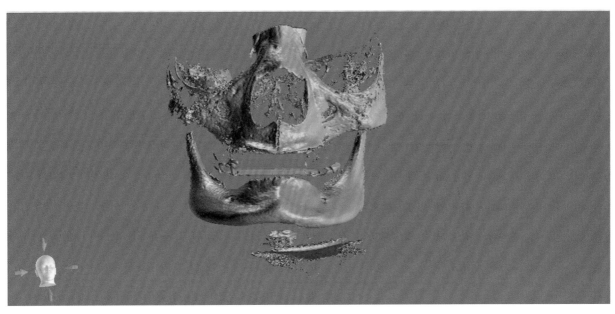

图 6-281 获取颌骨与定位板的相对位置关系

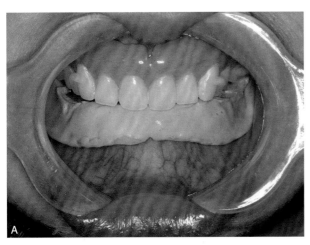

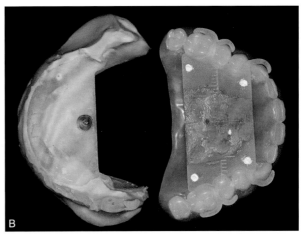

图 6-282 取水平颌位关系

A. 个性化哥特式弓定位板于口内 B. 水平颌位关系记录

第 1 年（7~8 岁段）每 3 个月复诊时，按同样方法记录水平颌位关系。若与之前复诊时坐标偏差较大，则需重新制备全口义齿。此时观察数据为颌位关系的二维记录。

　　每 1 年复诊观察记录时，配戴全口义齿及上颌定位板上拍摄 CBCT。通过定位板，再拟合年度观察点每一次复诊时的颌骨数据，可以对比得到颌骨的变化。此时观察数据为颌骨和颌位关系的三维记录。

　　2. 阶段二　采用可摘 - 种植联合进行第一次永久修复。根据观察点核心指标变化趋势，待生长发育稳定后，上颌 13—14、23—24 牙位种植，下颌 33—34、43—44 牙位种植。计划每 3 个月复诊一次，复查观察点指标变化，根据情况进行周期性更换义齿。

　　正如本章开始所述，我国牙列缺损患者的余留牙牙周情况普遍不好、患者自我保健的意识不强、正确刷牙清洁等难以落实到位等，牙体牙髓、牙周等基础治疗不到位等问题比较常见，亟待大家重视和解决。完善的基础治疗和修复后健康卫生等的科学维护是任何修复成功的大前提。

　　口腔修复科医师更应记住的是尽管 RPD 适合几乎所有的牙列缺损患者，但其疗效的局限毕竟客观存在，根据患者主诉及患者实际情况，修复的目的是在遵循合理设计的基础上，尽可能提升义齿的美观性，而非每个卡环病例都必须追求极致的无金属暴露。而基于患者安全的六字真言"长期、稳定、有效"，才是口腔科医师永远不能丢弃的医技追求。

第七章 数字化可摘局部义齿修复中的医-患-技交流与合作

　　在口腔修复以患者为中心的整个治疗过程中，医师和技师是其中最重要的两个角色，目标是为患者提供美观、功能俱佳的修复体。

　　为了更好地实现这个目标，双方除了完成传统观念里属于各自的工作职责外，更应该加强彼此间的合作。只有认识到彼此是治疗过程中关键的合作伙伴，是一个治疗团队，互相信任，保持沟通，才能最终让患者获得理想的治疗效果。

　　不同于美学修复、种植修复，RPD 的医-患-技交流常常被忽视，部分医师甚至没有进行明确的工作授权，使得 RPD 疗效提升困难，急需关注解决。

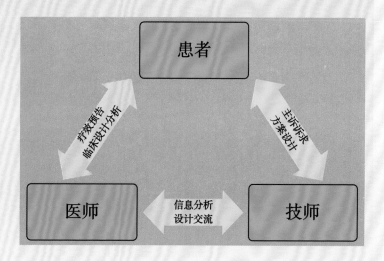

第一节 医-患-技沟通过程

提升治疗团队内信息流量主要有三个办法,即填画工作授权书、传递数码影像资料及直接沟通交流。

一、填画工作授权书

以第一章的美观卡环为例,因其较多,填画容易混淆,产生误会。如果是电子菜单下拉选项则会比较明确,但是设计图很多时候还是无法被替代。图7-1是本书专门设计的"美观卡环

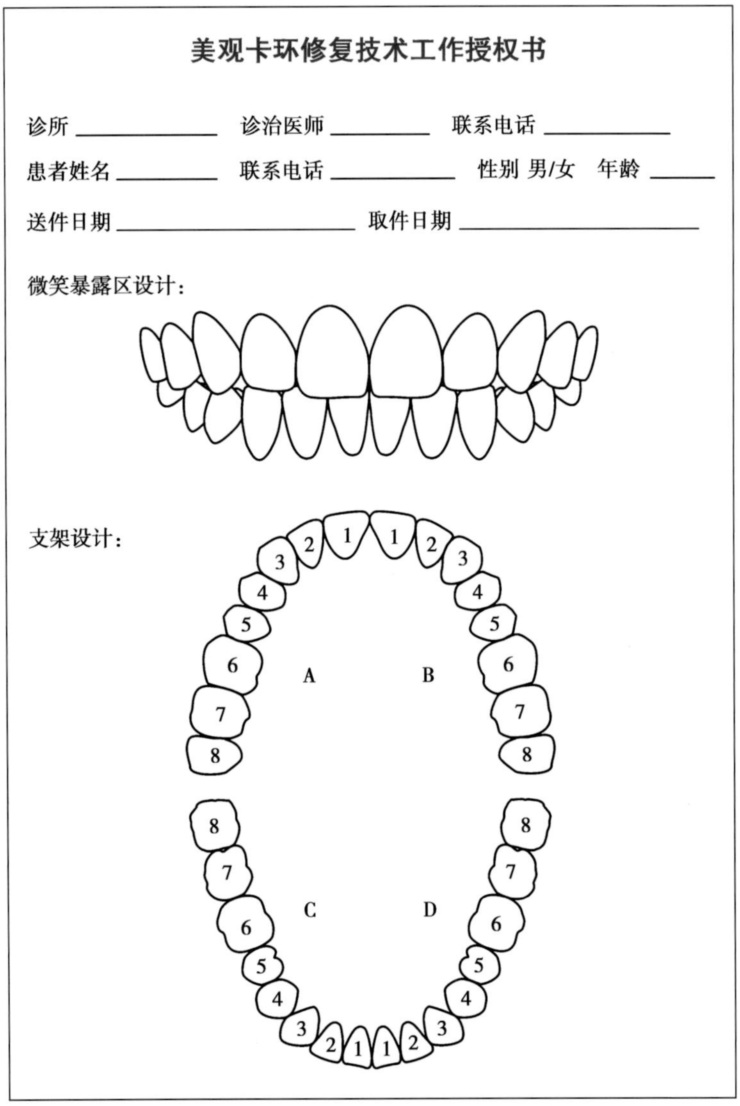

图 7-1 美观卡环修复技术工作授权书(正面)

修复技术工作授权书"。其工作授权书正面包括患者基本信息、微笑暴露区设计和支架设计；反面是本书所述的 15 种美观卡环设计单示意图（图 7-2），简单明了，易于识别，具有唯一性。工作授权书是提升医师与技师之间信息传递流量的重要途径。

　　假设患者缺失了 15、16、25、26，13 Ⅱ 度松动，22 Ⅰ 度松动，对其进行分析设计后填画工作授权书。

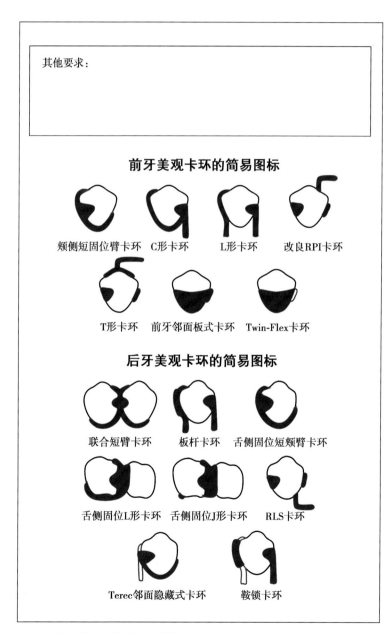

图 7-2　美观卡环修复技术工作授权书（反面）

1. 记录缺失牙位（图 7-3，图 7-4）

2. 记录松动牙（图 7-5）

3. **描画微笑暴露区**　通过与患者自然交谈，收集记录例如姓名、年龄等基本信息，同时观察患者口腔进行言语活动时的暴露区，或者让患者连续念出"茄子"，观察微笑暴露区范围，并用线条标记出微笑暴露区（图 7-6）。

4. **微笑暴露区设计**　根据微笑暴露区所示的美学区域牙位，对比缺失牙列，选择美观基牙。再次对比患者实际口腔暴露情况，挑选美观卡环，描画并简单注明名称（图 7-7）。

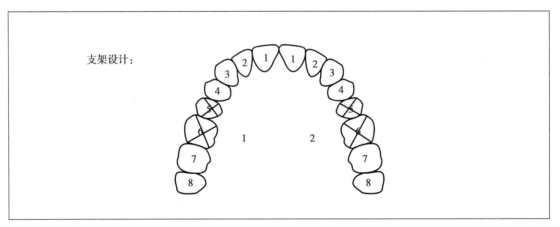

图 7-3　在"支架设计"牙列图上标注缺失牙位

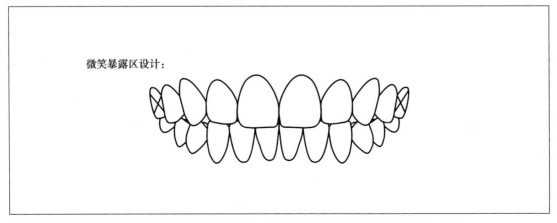

图 7-4　在"微笑暴露区设计"牙列图上亦要标注缺失牙位

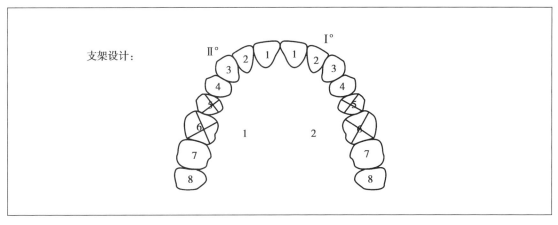

图 7-5　标注松动牙及松动度

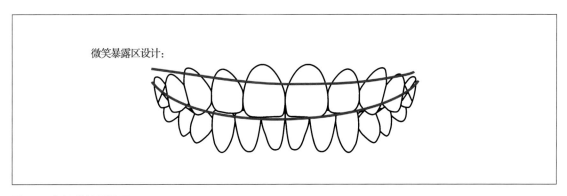

图 7-6　标记微笑暴露区

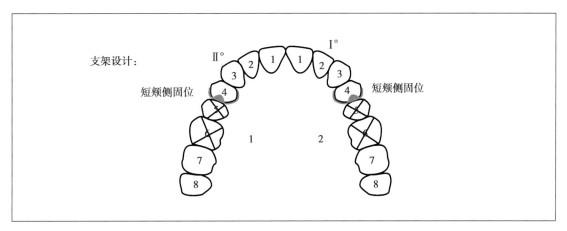

图 7-7　描画美观卡环并注明名称

5. 非美观区设计　非美观区视情况可不选择美观卡环设计。选择基牙后描画卡环并注明名称,画出铸造支架的其他部分(图7-8)。

6. 其他信息　如果患者希望锦上添花,并且合作的技工室条件允许,可以授权技师对商品人工牙进行染色。具体方式就是医师在诊室内比色,在微笑暴露区记录比色信息(图7-9),技师根据授权书上的标识(图7-10),使用光固化染色树脂进行个性化染色。

医师可以在微笑暴露区设计栏空白侧画上比色信息。

7. 完成　至此工作授权书填画完成。其中微笑暴露区的设计非常重要,是技师制作卡环蜡型时重要的方位参考。

二、传递数码影像资料

口腔医师在诊室用数码相机记录患者的影像资料(图7-11)后,可以通过网络快速传递给技师,进一步补充丰富交流信息。

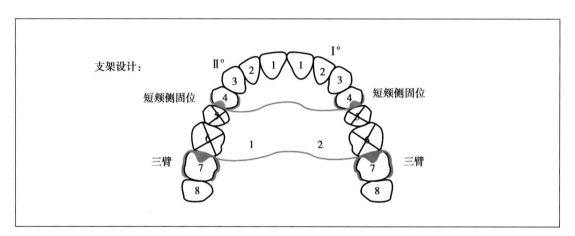

图7-8　描画传统卡环并注明名称

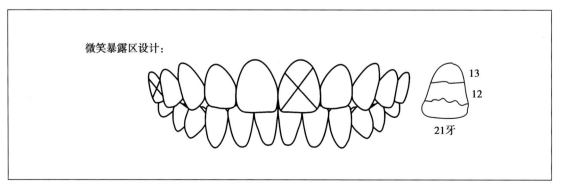

图7-9　记录比色信息

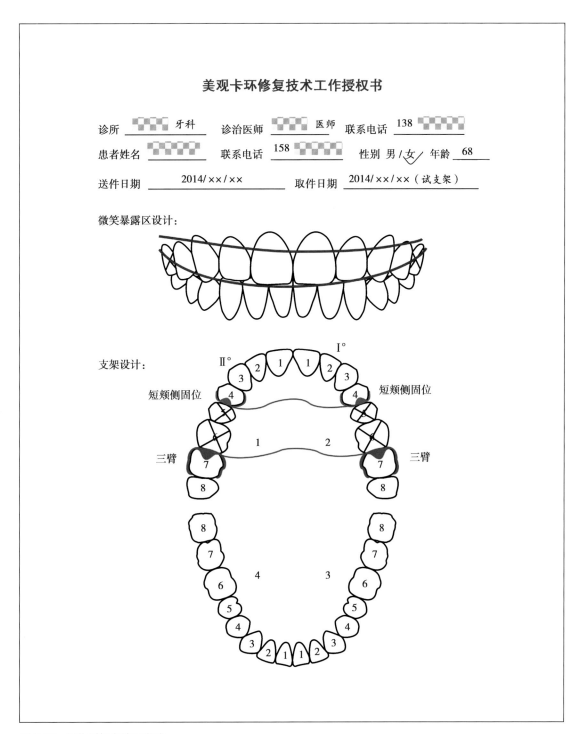

图 7-10　工作授权书填画完成

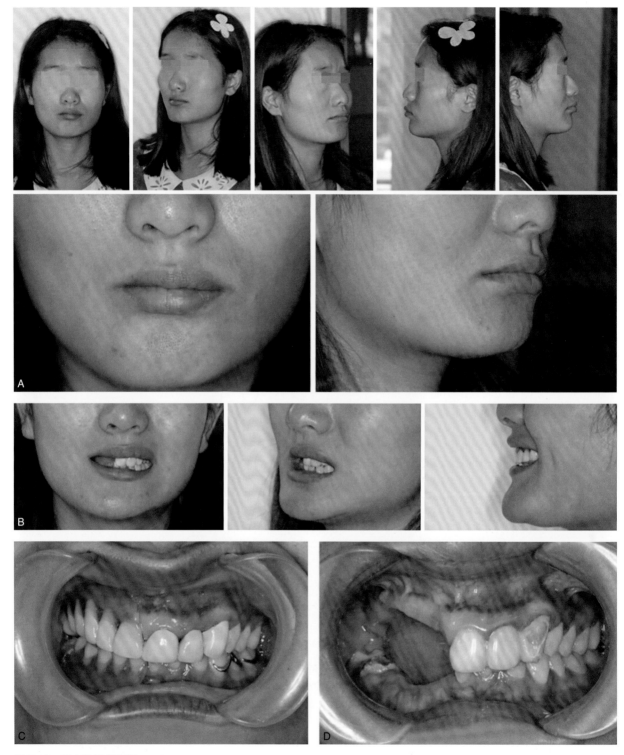

图 7-11　患者的影像资料

A. 面容分析　B. 笑容分析　C. 旧义齿　D. 重新修复前

三、直接沟通交流

技师获取到以上诸多信息后,医师和技师间还可以进行例如电话、面谈等直接交流,以及患者面谈等,保持高效沟通。医师和技师作为数字化 RPD 修复治疗中最重要的两个角色,只有加强交流,彼此信赖,才能达到让患者获得满意修复效果的最终目标。

第二节　数字化的医‐患‐技
交流与合作的必要性

随着新型医学模式和医患关系的确立,要求医师具备良好的沟通能力,学会聆听患者主诉,注意语言交流方式。通过与患者进行良好的沟通交流,尊重患者的各项权利,得到患者的信任,帮助患者确立最终可以实现的目标,纠正一些不切合实际的期望。

随着社会和科技进步,数字化诊疗及加工制作技术在口腔医学领域也愈发重要,数字化技术不仅在口腔扫描、设计和制作等方面表现出其特点和优势,在医‐患‐技交流与合作中也凸显出数字化技术的便利性、精准无歧义、高效传输等一系列优势。

一、数字化的医‐患‐技交流与合作的基本含义

所谓数字化医‐患‐技交流与合作,主要是指运用摄影技术、扫描技术、多媒体技术、电子比色仪、口腔及面部扫描系统、数字化分析设计、数字化制作等数字化技术和设备,将患者相关口腔及颌面部信息等转化为数字化信息形式进行保存、分析、设计及传输、制作加工等,确保了相关信息的准确性和完整性,便于储存,节省空间和材料,便于快速查找信息和追溯信息,方便医师、患者和技师之间进行交流讨论,建立数据库资料便于进行大数据分析,推动医疗进步。由于牙列缺损形式复杂,牙槽嵴及口腔余留牙健康状况不一,因此义齿的设计及制作非常复杂,这就需要临床医师、患者和技师之间保持良好有效的沟通和交流,运用数字化技术和设备进行密切合作,最终获得良好的修复效果。

二、数字化的医‐患‐技交流与合作的必要性

(一)适应数字化口腔诊疗和制作加工技术发展趋势的需要

随着数字化诊疗技术和制作加工技术的飞速发展及国家政策的推动,数字化技术的应用普及必将成为医学领域未来的发展趋势。通过数字化技术来支持、提升、促进整个医疗体系的质量和效率,方便患者就医,提高患者的满意度。

传统的纸质病历被电子病历取代,有利于进行信息的分类、保存、查询等;数字化印模和模型也便于储存和传输;数字化比色使比色结果更加准确直观;数字化设计分析让医‐患‐技有

更好的沟通交流,让患者有了提前看得到的选择权和知情权。

（二）高效精准医疗发展的需要

随着数字化技术的普及应用,全球各地的医院诊所和义齿加工厂均可以随时随地沟通。患者对治疗过程和修复效果的要求也越来越高,这也促进了数字化技术的发展和应用,也满足了患者的需求。椅旁口腔科技师可以辅助医师进行相关的数据信息采集、数字化分析、计算机辅助设计和计算机辅助制作。

高效精准医疗要求医师和技师对义齿分析设计、牙体预备、取模、咬合和颌位关系记录等流程进行监督管理;及时反馈问题给医师和患者,并提出制作方面的修改意见;对要求个性化或有特殊要求的患者,应充分了解患者的性别、年龄、肤色、职业等,进行个性化的比色和排牙,数字化获取患者口腔及颌面部信息。特别是美学修复概念的提出,要求义齿不仅具有咀嚼功能,还要做到美观、舒适,满足患者需求。数字化设计制作使修复体制作更加精准、更加符合临床要求,同时节省了时间和工序,避免医 - 患 - 技之间的沟通障碍,提高了修复体的准确性,提高了诊疗效率。

（三）医 - 患 - 技交流沟通的需要

传统制作流程普遍存在加工设计单填写不完整、模型或印模质量不佳等问题,造成技师不能很好地理解医师的设计意图和患者的需求。数字化技术可以为医技之间的交流和沟通提供良好的平台,使患者的信息和需求完整地传达给技师,也更加清晰地展现医师的设计要求。随着社会进步,患者对修复的要求越来越高,更加凸显出个性化的需求,这也要求医师和技师对患者进行个性化的分析和设计,要求医 - 患 - 技三者之间具有良好的交流和沟通,相互合作,以达到最终满意的修复效果。

临床医师的操作过程,单纯用语言难以向患者表达清楚。可以利用数字化或多媒体技术,生动形象地展现治疗步骤和过程,让患者更加放心地进行治疗。这种数字化和多媒体技术的形式,对于文化水平较低或老年患者更具优势。

数字化信息和数字化分析设计的过程也可以展现给患者,让患者充分了解修复效果,并及时提出修改意见,进行充分地沟通和交流,以达到满意的修复效果。

数字化远程医疗的模式也可以为不方便到医院来的患者提供诊疗,达到良好的沟通效果,并提升偏远地区、乡镇医疗水平。随着口腔医学技术的进步和发展,患者对口腔修复质量和效果也提出了更高的要求,从传统的单纯治疗疾病到现在注重美学和美观效果,对牙齿的形态、排列、颜色等都有了更高的要求,这也促使医师和患者需要进行更加清晰、准确地交流沟通,数字化技术可以良好的再现患者信息和分析设计的修复体,为患者提供修复效果预告,并辅助医患沟通,传递医疗知识和信息,加强患者的理解程度,提高患者满意度。

医师、患者和技师可以通过电话、视频、电子邮件等网络数字化手段进行交流。例如,在临床可以使用比色仪,比色数据可以直接发送给技师,为患者制作出逼真的修复体;使用口内扫描仪获取患者的口腔信息而无需制取印模,使用计算机辅助设计和计算机辅助制作技术,可以进行减法制造或加法制造技术制作出患者的模型,技师在模型上便可制作修复体而无需模型传递,避免模型发生变形和损坏。医师、患者和技师之间需要有良好的配合,良好的交流沟通是保证修复体质量和效果的必要条件。医 - 患 - 技之间应该充分进行交流,以科学的态度去发现问题、解决问题,进而提升患者就诊满意度和修复效果满意度。

<h2 style="text-align:center">第三节　数字化的医 - 患 - 技
交流与合作的类型</h2>

　　数字化逐步渗透到医疗过程的各个方面,从就诊初期的电子病历,到数字化分析,最后进行数字化取模设计制作,在整个过程中均贯穿数字化技术,也有利于医 - 患 - 技三者进行良好的交流与合作。以下介绍的数字化技术有利于医 - 患 - 技在治疗过程中的交流和合作,提高就诊满意度,避免修复体的返工率和医患纠纷。

　　1. 多媒体技术类　可利用多媒体视频动画、照片或面部扫描图及动画(图 7-12)向患者展示治疗流程,与患者进行良好的沟通,避免治疗过程中的纠纷和矛盾。

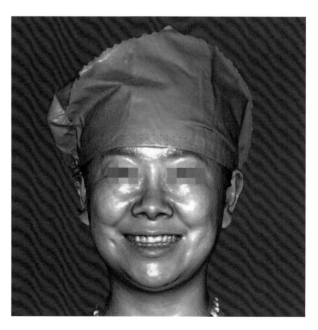

图 7-12　面部扫描

2. 电子病历　能够完整反映患者的全部诊疗信息,以便医师结合其健康状况做出合理的诊疗方案。

3. 数字化印模　可以清晰再现患者口腔及颌面部的情况,使患者对自己的口腔状况有更加了解,医师向患者说明口腔状况,使患者对修复效果有合理的预期(图 7-13)。

4. 数字化比色　利用数字化比色仪直接进行天然牙比色,排除客观和主观因素的干扰,提高比色的准确度,也向患者展示预期修复牙色。

5. 数字化分析设计　使用数字化分析预告软件为患者提供了术后效果的可视预见,也为口腔医师提供了更多的治疗选择,通过载入患者的口内及颌面部照片,参考患者的解剖特点,在软件中进行数字化线面分析和设计,方便于医患沟通,医 - 患 - 技还可对设计效果进行讨论,确定最终满意的修复效果,确定最佳治疗方案,提高修复效果满意度。常用的数字化线面分析设计软件有美齿助手(图 7-14),Smile Designer Pro,Digital smile system,Photoshop,Keynote,PowerPoint 等。

运用数字化技术和方法进行美学设计分析预告流程如图 7-15 所示。

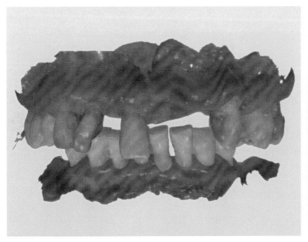

图 7-13　数字化印模

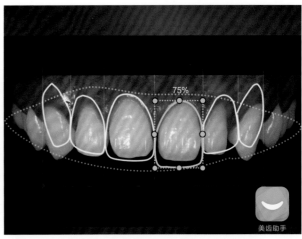

图 7-14　"美齿助手"操作界面

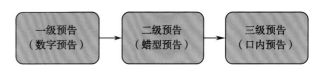

图 7-15　美学修复预告流程

6. 数字化影像资料　便于医师进行研究分析,方便医 - 患 - 技之间的交流,完整传递美学信息,提高修复效果,也在一定程度上避免医患纠纷。

7. 数字化咬合分析仪　检测咬合分布情况、咬合平衡状态及咬合力的分布情况等,全面系统地分析患者的咬合状况,精确指导医师和技师设计加工修复体。

第四节　数字化的医 - 患 - 技交流与合作的展望

以患者为中心,医师、患者、技师三者之间良好的沟通是我们临床成功的基础。医师在临床操作时,要为患者着想,要以患者安全为宗旨,尽量减少对患者的损伤;医技之间要相互尊重,相互配合,保持及时沟通;积极主动换位思考,营造和谐的医、患、技关系,为患者提供更好的医疗服务,最终顺利实现患者的主诉愿望,减少医患纠纷及医技争议的发生。

数字化技术结合了电子信息技术、材料制造技术及多媒体技术等一系列高新科技,为口腔医学的发展带来了巨大的变革,在口腔医学的各个领域和各个阶段都应用有不同的数字化技术,提高了制作精度,节省了资源和时间,便于信息的保存和传递,更有效地避免了医 - 患 - 技之间的纷争。

相信未来数字化将带来更大的变革和发展,运用虚拟现实技术实现医 - 患 - 技的高效交流与合作。虚拟现实技术包括虚拟现实(virtual reality,VR)和增强现实(augmented reality,AR)。虚拟现实(VR)利用电脑模拟产生一个三维空间的虚拟世界,提供使用者关于视觉、听觉、触觉等感官的模拟,如同身临其境。增强现实(AR)通过计算机系统提供的信息增加对现实世界感知的技术,并将计算机生成的虚拟物体、场景或系统提示信息叠加到真实场景中,把无法实现的场景在真实世界中展现出来,从而实现对现实的“增强”,达到超越现实的感官体验。未来可用于在进行实际操作之前,进行修复体和修复效果的预告,模拟患者配戴义齿后的面型和微笑情况等。

随着数字化技术的发展和深入,将普及网络化、效果分析预告、四维技术、VR/AR 技术和椅旁系统,便于医 - 患 - 技三者进行更加直观的沟通和交流,也为医 - 患 - 技交流与合作带来全新的模式,进一步提升医疗质量和患者满意度。数字化技术为口腔临床和修复体制作加工带来了全新的发展方向,未来将很快进入高效、低能耗的全数字化时代!

参考文献

1. ALAN B C, GLEN P M, DAVID T B, et al. McCracken 可摘局部义齿修复学. 张富强, 译. 11 版. 北京: 人民军医出版社, 2007

2. AVIV I, BEN-UR Z, CARDASH H S, et al. RLS-the lingually retained clasp assembly for distal extension removable partial dentures. J Quintessence Int, 1990, 21（3）: 221-223

3. ARAS M A, CHITRE V. Direct retains: esthetics solutions in the smile zone. J Indian Prosthod Soc, 2005, 5（1）: 4-9

4. BEAUMONT A J. An Overview of esthetics with removable partial dentures. J Quintessence Int, 2002, 33（10）: 747-755

5. BRIDGEMAN J T, MARKER V A, HUMMEL S K. Comparison of titanium and Cobalt-Chromium removable partialdenture claps. J Prosthet Dent, 1997, 78（2）: 187-193

6. BRUDVIK J S, PALACIOS R. Lingual retention and the elimination of the visible clasp arm. J Esthet and Restor Dent, 2007, 19（5）: 247-254

7. BECERRA G, MACENTEE M. A classification of precision attachments. J Prosthet Dent, 1987, 58（3）: 322-327

8. BLATTERFEIN L. The use of semiprecision rest in removable partial dentures. J Prosthet Dent, 1969, 22（3）: 307-332

9. CIBIRKA R M, LEFEBVRE C, GOLDSTEIN R E. Esthetic removable partial dentures, goldstein RE. Esthetics in Dentistry, 2002, 2（2）: 669-702

10. 巢永烈. 口腔修复学. 北京: 人民卫生出版社, 2006

11. CHITTARANJAN B, KAR A K. TARUNA M, et al. Management of a case of partial edentulism with esthetic flexible dentures. Indian Journal of Dental Advancements, 2009, 1（1）: 60-62

12. CHU C H, CHOW T W. Esthetic designs of removable partial dentures. Gen Dent, 2003, 51（4）: 322-324

13. COCHRAN D L. The scientific basis for and clinical experiences with Straumann implants including the ITI® dental implant system: a consensus report. J Clinical Oral Implants Research, 2000, 11（sl）: 33-58

14. CHERKAS L A, JASLOW E R. Saddle-lock hidden-clasp partial dentures. Compendium, 1991, 12（10）: 746-775

15. DOLDER E J, DURRER G T. The bar-joint denture: a practice textbook. New York: Quintessence Inc., 1978

16. DE KOK M, THOMAS C J. Clinical study of the Equipoise clasp. Aust Prosthodont J, 1990, 4: 53-57

17. 杜莉, 林映荷, 肖茂春, 等. 垂直静载下颊侧短固位臂美学卡环义齿基牙及鞍基位移的激光全息计量分析比较. 临床口腔医学杂志, 2002, 18（2）: 128-129

18. DONOVAN T E, CHO G C. Esthetic considerations with removable partial dentures. Calif Dent Assoc, 2003, 31（7）: 551-557

19. FITTON J S. The physical properties of a polyacetal denture resin. Clin Mater, 1994, 17（3）: 125-129

20. HANS H C. 牙科技术工艺学. 林文元, 译. 北京: 北京大学医学出版社, 2005

21. HEBEL K S, GRASER G N, FEATHERSTONE J D. Abrasion of enamel and composite resin by removable partial denture clasps. J Prosthet Dent, 1984, 52（3）: 389-397

22. KROL A J, FINZEN F C. Rotational path removable partial dentures: part 1. Replacement of posterior teeth. Int J Prosthodont, 1988, 1（1）: 17-27

23. KROL A J, FINZEN F C. Rotational path removable partial dentures: part 2. Replacement of antetior teeth. Int J Prosthodont, 1988, 1（2）: 135-142

24. OH W S, BASHO S. Esthetic removable partial denture design in replacing maxillary antetior teeth. Gen Dent, 2010, 58（6）: 252-256

25. PROTHERO J H. Prosthetic dentistry. 2nd ed. Chicago: Medico-Dental Publishing Co., 1916

26. PEREZOUS L F. The twin-flex clasp: an esthetic removable partial denture approach. J Prosthod, 1997, 12（4）: 325

27. RUTHKUNAS V, MIZUTANI H, TAKAHASHI H. Influence of attachment wear on retention of mandibular overdenture. J Oral Rebabil, 2007, 34（1）: 41-51

28. MCMILLAN A S, NORMAN H. An esthetic denture clasp for maxillary canine teeth. J prosthet Dent, 1997, 78（3）: 330

29. MCCARTNEY J W. The MGR clasp: an esthetic extracoronal retainer for maxillary canines. J Prosthet Dent, 1982, 46（5）: 490-493

30. MANSUETO M A, PHOENIS R D. The twin-flex removable partial denture: design, fabrication and clinical usage. J Prosthod, 1998, 7（4）: 268-272

31. NICHOLAS JAJ. 可摘局部义齿. 王家伟等, 译. 北京: 人民军医出版社, 2006

32. STAUBLI P E. Attachments and implants: reference manual. 6th ed. San Mateo, CA: Attachments International, 1996

33. 施斌. 实用临床口腔医学丛书: 活动修复义齿. 武汉: 湖北科学技术出版社, 2003

34. SADIG W. A comparative in vitro study on the retention and stability of implant-supported overdentures. Quintessence Int, 2009, 40(4): 313-319

35. SATO Y, ABE Y, YUASA Y, et al. Effect of friction coefficient on Akers clasp retention. J Prosthet Dent, 1997, 78(1): 22-27

36. SOO S, LEUNG T. Hidden clasps versus C clasps and I bars: a comparison of retention. J Prosthet Dent, 1996, 75(6): 622-625

37. STUDE S. A retrospective study of combined fixed-removable reconstructions with their analysis of failures. J Oral Rehab, 1998, 25(7): 513-526

38. SANTANA-PENÍN U, MORA M J. An esthetically attractive twin-flex clasp for removable partial dentures. J Prosthet Dent, 1998, 80(3): 367-370

39. TANNOUS F, STEINER M, SHAHIN R, et al. Retentive forces and fatigue resistance of thermoplastic rsin clasps. Dent Mater, 2012, 28(3): 273-278

40. TRAN C, LABARRE E, LANDESMAN H M. A removable partial denture using an esthetically designed round-rest distal clasp on maxillary anterior abutment teeth: a clinical report. J Prosthet Dent, 2009, 102(5): 286-289

41. VALLITTU P K, KOKKONEN M. Deflection fatigue of a cobalt-chromium, titanium and gold alloy cast denture clasp. J Prosthet Dent, 1995, 74(4): 412-419

42. 徐普. 可摘局部义齿和全口义齿修复设计原理与应用. 北京: 北京医科大学出版社, 2000

43. 于海洋. 口腔活动修复工艺学. 北京: 人民卫生出版社, 2014

44. 于海洋, 黄文静. 美观卡环的分类设计与临床应用. 华西口腔医学杂志, 2012, 30(5): 447-452

45. 于海洋. 美观活动义齿修复方案设计. 中国实用口腔科杂志, 2012, 5(2): 72-75

46. 郑元俐. 可摘局部义齿设计图谱. 上海: 世界图书出版公司, 2012

附 录 常用术语表

Ⅰ类旋转就位道 旋转中心位于𬌗支托延长部分的末端,硬性固位部件位于小连接体的牙龈伸长部分。戴牙时,旋转中心首先就位,小连接体的牙龈伸长部分在义齿旋转时先进入倒凹,发挥固位作用,然后是支架的其余部分就位。

Ⅱ类旋转就位道 旋转中心位于作为硬性固位体的小连接体的牙龈伸长部分,具有双重就位道。第一步沿垂直就位道使旋转中心首先就位,第二步沿旋转就位道使𬌗支托及支架其他部分就位。

CAD/CAM 计算机辅助设计与计算机辅助制作是指将数学、光电子技术、计算机信息处理技术和自动控制机械加工技术相结合用于修复体制作的一种工艺。

DSD 数字微笑设计 是利用电脑和设计软件,将患者术前面部照片和微笑照片、口内照片相结合,进行牙齿和微笑的美学分析与美学设计,将虚拟术后效果呈现与展示,形成有效的医患沟通,同时可指导口腔医师和技师进行口腔美学修复的重建。

RD-designer 是一款专门为可摘局部义齿设计而开发的临床决策 AI 系统软件,应用于临床可根据患者基本口内情况辅助医师完成可摘局部义齿支架方案的设计,以及提供一种标准可行的方案传递途径,是对可摘局部义齿数字化流程的补充;另外,还可以应用于教学进行病例的虚拟分析和设计,增强教学与临床之间的结合。

Ricketts 审美线 将患者侧面的鼻尖与颏前点连接构成直线,下唇应该位于该直线上。

Spee 曲线 为连接下颌切牙的切缘,尖牙的牙尖、前磨牙的颊尖以及磨牙的近、远中颊尖的连线。从前向后看是一条凹向上的曲线。

B

包埋 是指用包埋料包埋熔模形成铸型,使其成为具有一定的外形,便于熔模料熔化外流、燃烧、挥发和熔化的液体合金注入的铸型腔。

被动 指除了义齿行使功能活动和取戴义齿以外,卡环固位臂与基牙之间不存在压力,即卡环卡抱在基牙上时是被动、静止的零压力。

鼻唇角 鼻小柱与上唇构成的夹角,正常范围在 90°~100°,是判断上唇是否恢复丰满度的一个标志。

鼻颏角 由鼻尖分别至鼻根点和颏前点连线,两线相交形成的夹角,正常范围在 120°~

132°,是判断面下 1/3 恢复位置的标志之一。

比色仪 是用以口腔修复比色的仪器,一定程度上可弥补人眼视觉比色的不足,具有客观和定量的特点。

C

侧三停 以耳屏中心为顶点,分别向发际中点、眉间点、鼻尖点和颏前点做连线,形成的三个夹角,其夹角差小于 10° 则符合审美要求。

储金池 其位置应在铸圈热中心,用以补偿铸件收缩,防止铸造不全,储金池的直径应是铸道直径的 2 倍以上,并大于熔模最厚处。

D

大连接体 是可摘局部义齿的组成部分之一,它可将义齿各部分连接在一起,同时还有传递和分散殆力的作用。

单臂卡环 只有一个弹性卡环臂位于基牙的颊侧,其舌侧则用铸造的对抗臂或高基托起对抗作用。

导平面 在缺隙侧基牙的邻面(缺隙侧)预备出与义齿就位道和脱位道平行的小平面,引导义齿的戴入和摘出。

倒凹 基牙上位于导线以下的龈向部分。

倒凹坡度 倒凹区某一点的牙面与基牙长轴之间的构成角度,倒凹坡度越大,固位力越大。

倒凹深度 指观测器的分析杆至倒凹区牙面的某一点的水平距离,倒凹深度越大,固位力越大。

低位笑线 仅显露有限的牙(牙体的 20%)的微笑线。

电荷耦合器 是一种用于探测光的硅片,由时钟脉冲电压来产生和控制半导体势阱的变化,实现存储和传递电荷信息的固态电子器件。

电子病历 它是用电子设备(计算机、健康卡等)保存、管理、传输和重现的数字化的医疗记录,用以取代手写纸张病历。它的内容包括纸张病历的所有信息。

电子束熔丝成形 是在真空环境中,高能量密度的电子束轰击金属表面形成熔池,金属丝材通过送丝装置送入熔池并熔化,同时熔池按照预先规划的路径运动,金属材料逐层凝固堆积,形成致密的冶金结合,直至制造出金属零件或毛坯的技术。

叠层实体制造 采用薄片材料(如纸、塑料薄膜等)作为成形材料,片材表面事先涂覆上一层热熔胶。加工时,用 CO_2 激光器在计算机控制下按照 CAD 分层模型轨迹切割片材,然后通过热压辊热压,使当前层与下面已成形的工件层黏结,从而堆积成形。

对抗臂 位于固位臂相反牙面的非倒凹区,其作用就是抵消在脱位过程中固位臂对基牙产生的侧向力,起到卡抱、稳定义齿的作用。

E

腭板 是上颌大连接体的一种,薄而厚度均匀,与上颌解剖形态一致。

腭小凹 是口内黏膜腺导管的开口,位于上腭中缝后部的两侧,软硬腭连接处的稍后方,数目多为并列的 2 个,左、右各 1 个。上颌全口义齿的后缘应在腭小凹后 2mm 处。

F

分裂连接体 采用应力中断设计的可摘局部义齿大连接体。

覆盖义齿 是指义齿基托覆盖在天然牙、已治疗的牙根或种植体上,并由它们支持的一种可摘局部义齿或全口义齿。

G

杆形卡环 又称推型卡环,此类卡环的卡环臂从金属支架、基托内的网状支架或大、小连接体中伸出,经牙龈组织到达基牙唇、颊面的倒凹区,其固位作用是由下向上的推行固位。常用的有 I 形卡环和变异杆卡如 U 形、C 形卡环。

干扰区 口腔软硬组织上影响就位的区域称为干扰区,常见的干扰区包括牙体舌倾区域,一般可以通过调磨消除就位影响。

高位笑线 能显露 75% 的邻间牙龈和全部边缘龈的微笑线,看到牙颈部 3mm 以上的牙龈,在美学上是可以接受的,超过这个尺度则判断为露龈微笑。

个性化托盘 是指有别于成品托盘,由口腔科医师或技师根据患者口腔内的特殊情况专门为患者个别制作的,承载印模材料用于在口腔内取得精密印模的一种工具。

根管治疗 是一种治疗牙髓病、根尖周病的有效方法,其核心是去除感染,杜绝再感染,它是通过机械和化学的方法预备根管,将存在于牙髓腔内已发生不可复性损害的牙髓组织和作为根尖周病的病原刺激物全部清除,以及清除感染并使根管清洁成形,再经药物消毒和严密的充填根管以达到防止再感染的目的。

工作模型 指用来制作各类修复体的模型。

功能性印模 在一定压力状态下取得的印模,记录了牙槽嵴承受咬合力时的表面形态,意义在于更好地保护软硬组织。适用于混合支持式义齿,多用于肯氏 Ⅰ 类、Ⅱ 类游离缺失牙列。

共聚焦显微成像技术 是在荧光显微镜成像的基础上加装激光扫描装置,使用紫外线或可见光激发荧光探针,利用计算机进行图像处理,从而得到细胞或组织内部细微结构的荧光图像的技术。

固位 指义齿在口内就位后,不因唇颊舌肌生理运动、食物黏着及重力作用而向殆向或就位道相反方向脱位。

固位体 可摘局部义齿用以抵抗脱位力作用,位于基牙上具有固位、支持与稳定作用的重要部件。

固位网 是可摘局部义齿用以抵抗脱位力,获得固位、支持和稳定的网状结构。

观测(模型) 是模型设计的重要内容,用观测仪的分析杆检查各基牙和黏膜组织的倒凹情况,以确定可摘局部义齿的共同就位道,并绘出各个基牙的观测线。

立体光刻成形技术 用特定波长与强度的激光聚焦到光固化材料表面,使之由点到线,由线到面顺序凝固,完成一个层面的绘图作业,然后升降台在垂直方向移动一个层片的高度,再固化另一个层面,这样层层叠加构成一个三维实体的技术。

光敏树脂 用于光固化快速成形的材料为液态光固化树脂,或称液态光敏树脂,主要由齐聚物、光引发剂和稀释剂组成。

规则推理/产生式系统 将规则通过逻辑关系串联起来,经过逻辑推导,得出需要的结论。

H

颌位关系记录 是指用𬌗托来确定并记录在患者面下 1/3 的适宜高度和两侧髁突在下颌关节凹生理后位时的上下颌位置关系,以便在这个上下颌骨的位置关系上,用全口义齿来重建无牙颌患者的正中𬌗关系。

红白美学效果 红润的牙龈与白亮的牙齿形成鲜明对比,搭配适宜则能传递出充满健康活力的信息的现象。

后堤区 前后颤动线之间的区域称为后堤区,此处基托稍加厚,对黏膜产生轻微压迫,起到良好的边缘封闭。

后腭杆 又称单腭杆,是上颌大连接体的一种,宽度一般不超过 8mm,呈半卵圆形,正中间厚,向边缘逐渐变薄。

缓冲 是指在可摘局部义齿设计制作过程中,在系带及腭中缝骨突等区域作衬垫,以防止义齿应力集中产生压痛。

J

机械性能 是指材料在不同环境(温度、介质、湿度)下,承受各种外加载荷(拉伸、压缩、弯曲、扭转、冲击和交变应力等)时所表现出的力学特征。

基托 覆盖在缺牙区牙槽嵴及相关的牙槽嵴唇颊舌侧及硬腭区上,以供人工牙排列附着、传导分散𬌗力,并把义齿各部分连成整体的部分。

基牙 被选为放置固位体的天然牙。

基于案例推理 通过以往案例知识的检索与匹配,给出新问题的求解过程和结果。

激光近净成形 是指通过激光在沉积区域产生熔池并持续熔化粉末或丝状材料,而逐层沉积生成具有三维形貌尺寸的零部件的技术。

激光扫描技术 是指通过激光扫描获取物体表面的三维点云数据,从而形成高精度高分辨率的数字模型的技术。

选择性激光熔化 是金属材料增材制造中的一种主要技术途径。该技术选用激光作为能量源,按照三维 CAD 切片模型中规划好的路径在金属粉末床层进行逐层扫描,扫描过的金属粉末通过熔化、凝固从而达到冶金结合的效果,最终获得模型所设计的金属零件。

选择性激光烧结　是指激光在计算机控制下,按照界面轮廓信息,对实心部分粉末进行烧结,然后不断循环,层层堆积成形,从而得到最终修复体的技术。

颊侧短臂卡环　可看成由三臂卡环改良的卡环,缩短固位臂的长度,一定程度上减少颊侧卡环的暴露,更加美观。

颊轴嵴　是轴面上从牙尖顶端伸向牙颈的纵形隆起,后牙颊面的轴嵴称为颊轴嵴。

间隙卡环　放在两牙间隙之间的卡环,一般是卡环通过基牙与邻牙𬌗面的𬌗外展隙区,并且不妨碍咬合接触的卡环。

肩台　在口腔修复中,对于需要做全冠的牙要进行牙体预备,靠近牙龈位置所均匀磨出的一圈平台。

减材制造　是指使用机械切削、化学处理、放电加工和激光加工等方式,将材料选择性的从一块胚料中移除的技术。

解剖式印模　记录的是口腔软硬组织的静止状态的印模。适用于牙支持式义齿和黏膜支持式义齿。

精密附着体　通过机械精加工而成的预成附着体,其通常是由阴性和阳性两部分连接结构组成,一部分与基牙或种植体结合,另一部分与义齿结合,实现连接和固位,从而为义齿提供固位、稳定和美观。

就位道　多个基牙上的固位体必须沿同一个方向才能戴入,这个共同的方向称为就位道。

聚醚醚酮　是在主链结构中含有一个酮键和两个醚键的重复单元所构成的高聚物,属特种高分子材料。

K

卡环　可摘局部义齿主要的直接固位体,是直接卡抱在基牙上的金属部分。

卡环暴露区　张口动作时,基牙上所暴露卡环金属部件的区域,称为卡环暴露区。

卡环臂　卡环的游离部,富有弹性;卡环臂尖位于倒凹区,是卡环产生固位作用的主要部分。

卡环固位区　基牙上提供固位力的倒凹区,在该倒凹固位区内放置卡环所产生的固位力能够确保义齿正常行使功能。

卡环尖　卡环臂位于倒凹区的部分,是卡环产生固位作用的主要部分。

烤瓷熔附金属全冠　是一种由低熔烤瓷真空条件下附到金属基底冠上的金-瓷复合结构修复体。

可摘局部义齿　是利用天然牙、基托下黏膜和骨组织作支持,依靠义齿的固位体和基托来固位,用人工牙恢复缺失牙的形态和功能,用基托材料恢复缺损的牙槽嵴、颌骨及周围软组织形态,患者能够自行摘戴的一种修复体。

可摘义齿 包括可摘局部义齿和全口义齿,是利用天然牙、基托下黏膜和骨组织作支持,依靠义齿的固位体和基托来固位,用人工牙恢复缺失牙的形态和功能,用基托材料恢复缺损的牙槽嵴、颌骨及周围软组织形态,患者能够自行摘戴的一种修复体。

肯氏Ⅲ类 是指由 Angle 提出的错𬌗分类的第三类,上、下颌第一磨牙为近中关系,即上颌第一磨牙的近颊尖位于下颌第一磨牙颊沟远中至少半个牙宽度的位置,下颌牙列相对于上颌牙列偏近中,可伴有不同程度的其他咬合异常表现。该错𬌗患者面型可表现为下颌前突。

L

蜡型 也称熔模,是用易熔且易挥发的材料制成的修复体雏形。

联合卡环 由位于相邻两个基牙上的两个卡环通过共同的卡环体相连而成,卡环体位于相邻两基牙的𬌗外展隙,并于伸向𬌗面的𬌗支托相连。

M

美观固位区 指基牙上不影响美观的倒凹固位区(图 1-16),这类倒凹区在正常功能活动时受到唇、颊、邻牙的遮挡而不显露。主要包括基牙颊轴嵴远中倒凹区、邻面倒凹区、舌侧倒凹区和颈 1/3 倒凹区。

美观观测线 模型观测时,通过调节模型倾斜角度,使其描画出的观测线以下的倒凹区不超出美观固位区范围,就是美观观测线。

美观基牙 位于美学区域牙位,被选为固位体基牙的天然牙,称为美观基牙。

美观就位道 可消除或减少美观基牙上金属暴露,提升义齿美观性的就位道称为美观就位道,是就位道的一种。

美观卡环 兼顾美观与功能的卡环,通常放置于美学区域牙位上,固位源自基牙上隐蔽的美观固位区。患者进行日常功能活动时不易暴露卡环金属,不影响美观。

美观蜡型 用特殊的美观蜡制成的修复体雏形。

美学区域牙位 露齿微笑或言语时容易显露出的牙位,称为美学区域牙位。多数人可显露前牙和前磨牙,少数人可以显露到第一磨牙甚至第二磨牙。

美学预告 在制作最终修复体之前,通过蜡型或数字化设计等方式让患者对最终修复效果有一直观的了解,增进医患的有效沟通。

模型 是灌注模型材料石膏或人造石于印模内形成的反映口腔解剖形态的物体原型。

模型观测 利用观测仪确定可摘局部义齿的就位道,并控制影响就位道方向的因素的过程。观测是医师设计可摘义齿的关键步骤。美观卡环修复技术中的模型观测流程,最主要的目的是确定美观固位区。

模型观测仪 是一种用来却确定义齿就位道的仪器。它由分析杆、支架和观测台三部分组成。

磨光面 是指义齿与唇、颊和舌肌接触的部分。

目标修复体空间　指为了实现口腔修复治疗目的而采用某种修复体所需的最小空间，即在口腔美学及修复治疗中，医师根据患者的自身情况，通过美学设计、功能设计等确定目标修复体的形态和位置，为了达到该形态和位置而所需要通过牙体预备预留出的修复体空间。

N

耐腐蚀性　金属材料抵抗周围介质腐蚀破坏作用的能力。

耐火模型　能承受铸造高温同时补偿金属收缩的模型。

P

排牙　是指排列人工牙以恢复牙列完整，保持剩余组织结构，达到咀嚼和发音的功能要求，是全口义齿恢复功能和美容的重要部分。

抛光　抛光是指利用机械、化学或电化学的作用，使工件表面粗糙度降低，以获得光亮、平整表面的加工方法。

膨胀率　物质在因某种原因膨胀之后的体积与在正常情况下的体积之比值。

Q

前磨牙　位于尖牙和磨牙之间，旧称双尖牙，上下左右一共8颗。

前伸运动　下颌从牙尖交错位沿上颌切牙舌面向前下运动，到达上下颌切牙切缘相对的位置即切𬌗位，或其逆过程。此运动为前牙咬切食物的主要功能形式。

前牙　包括中切牙、侧切牙和单尖牙，左右一共6颗，上下一共12颗。

切削　用切削工具（包括刀具、磨具和磨料）把坯料或工件上多余的材料层切去成为切屑，使工件获得规定的几何形状、尺寸和表面质量的加工方法。

圈形卡环　也称环形卡环，卡环游离臂端设计在颊侧或舌侧的倒凹区，经过基牙远中延伸至舌面或颊面的非倒凹区。

全腭板　是后部延伸到硬软腭交界处，前部覆盖前牙舌隆突或距龈缘6mm的上颌大连接体，以舌侧支托凹提供支持。

R

热应力　又称变温应力。温度改变时，物体由于外在约束以及内部各部分之间的相互约束，使其不能完全自由胀缩而产生的应力。

人工牙　义齿结构上用以代替缺失的天然牙，恢复牙冠形态和咀嚼功能的部分。

熔融沉积成形　是指将丝状的热熔性材料进行加热融化，通过带有微细喷嘴的挤出机把材料挤出来，材料被喷出后沉积在前一层已固化的材料上，通过材料逐层堆积形成最终的成品的技术。

S

三臂卡环 由颊、舌两臂及殆支托组成的卡环。

三维重建 是指对三维物体建立适合计算机表示和处理的数学模型,是在计算机环境下对其进行处理、操作和分析其性质的基础,也是在计算机中建立表达客观世界的虚拟现实的关键技术。

舌杆 是下颌大连接体的一种,横截面近似半梨形,上缘向下缘逐渐加厚。

舌支托 是指放置于基牙舌面,以传递殆力至基牙以防止义齿龈向下沉移位的一种硬性装置。

深覆盖 指牙尖交错殆时,下颌切牙咬在上颌切牙的切 2/3 以上,且上颌前牙向唇侧倾斜程度较大。

深覆殆 指牙尖交错殆时,上颌切牙盖住下颌切牙超过切 2/3。

石膏模型 由石膏材料制作的反映口腔解剖形态的物体原型。

树脂 受热后有软化或熔融范围,软化时在外力作用下有流动倾向,常温下是固态、半固态,有时也可以是液态的有机聚合物。

树脂熔模 用树脂材料制作的熔模。

数字光处理 是使用一种较高分辨率的数字光处理器(DLP)来固化液态光聚合物,一层层对液态聚合物进行固化,以此循环往复,直到最终模型的完成的技术。

数字化口腔修复 运用 CBCT 技术、CAD/CAM 技术等数字化技术进行口腔修复。打破了过去取模、灌模、雕蜡和烤瓷等传统程序,运用三维扫描计算机辅助设计和制作,一次性可以完成光学的取模、设计、研磨、试戴和安装等全部程序。

数字化医病技交流与合作 主要是指运用摄影技术、扫描技术、多媒体技术、电子比色仪、口腔及面部扫描系统、数字化分析设计、数字化制作等数字化技术和设备,将患者相关口腔及颌面部信息等转化为数字化信息形式进行保存、分析、设计及传输、制作加工等,确保了相关信息的准确性和完整性,便于储存节省空间和材料,便于快速查找信息和追溯信息,方便医师患者和技师之间进行交流讨论,建立数据库资料便于进行大数据分析,推动医疗进步。

松动度 指牙松动程度超过正常生理范围的程度。临床上可分为 3 个分度,即Ⅰ度、Ⅱ度和Ⅲ度。

缩孔 铸件浇注时凝固于铸件顶部因收缩而产生的宏观空隙缺陷。

W

微笑暴露区 在露齿微笑时(一般为姿势性微笑或社交性微笑)口腔内软硬组织所暴露的区域,称为微笑暴露区,主要包括显露的牙及牙龈部分。不同个体存在个体差异。

稳定 指义齿在行使功能时,始终保持平衡而无局部脱位,不存在义齿明显围绕某一支点或转动轴发生旋转等不稳定现象。

X

息止颌位 下颌处于休息的静止状态,上下颌牙列自然分开,当口腔不咀嚼、不吞咽、不说话时的下颌位置。

下颌运动 是指下颌骨在颞下颌关节、𬌗形态和神经肌肉结构三者共同制约下的运动。

小连接体 是可摘局部义齿的重要组成部分,把义齿上的各部件如卡环、支托等,与大连接体基托相连。

笑线 指上唇边缘在微笑时伸展的假想线。一般与年龄、性别等个体因素有关。

楔状缺损 是牙齿唇颊侧颈部硬组织发生缓慢消耗所致的缺损,由于这种缺损常呈楔形因而得名。

虚拟现实 利用电脑模拟产生一个三维空间的虚拟世界,提供使用者关于视觉、听觉和触觉等感官的模拟。

虚拟𬌗架 是指在 CAD 软件中,固定虚拟上下颌模型的仪器,它具备与人体咀嚼器官相当的部件和关节,能在一定程度上模拟下颌的运动。.

旋转就位道 义齿围绕横轴旋转使固位体依次就位,能够有效减少前牙卡环的暴露。这种就位道称为旋转就位道,其是美观就位道的一种特殊类型。

Y

牙根 牙体被牙骨质覆盖的部分。

牙颈 牙冠与牙根交界处形成的弧形曲线,又称颈缘。

牙列缺损 指在上下颌牙列内的不同部位有不同数目的牙齿缺失,有时伴有颌骨缺损,牙列内同时有不同数目的天然牙存在。

牙体预备 泛指为恢复、改善或重建缺损、缺失人牙的解剖外形及生理功能医学,通过口腔科器械对患牙或缺失牙相邻牙牙体进行去龋及外形修整,以满足修复体的固位、支持、外形、美观及功能需要的技术操作。

牙龈 指紧贴于牙颈周围及邻近的牙槽骨上淡红色的结构,由复层扁平上皮及固有层组成。

延展性 物质(通常指金属)受到拉力、锤击或滚轧等作用时,延伸成细丝或展开成薄片而不破裂的性质。

咬合 是在神经肌肉控制下,上下颌牙发生接触的现象,包括静止状态和运动状态。

咬合关系 指的是上下颌牙齿的位置关系。

印模 是指口腔有关组织的阴模,反映与修复有关的口腔软、硬组织的情况。

应力中断 指在基托上设计一个裂隙,将基托分为可移动部分及不可移动部分。𬌗力不直接通过人工牙传导至基牙,而是通过可移动的大连接体向中部传导,再经不可移动的大连接体传导到基牙上。

应力中断设计 是指在可摘局部义齿设计时,通过制造一定的"裂隙",来阻断应力的传导,以避免基牙受到过大扭力。

Z

增材制造　为一种与减材制造方法相反的制造思路,它主要根据 3D 模型数据进行数字设计并以层层堆叠积累材料的方式创建制造物体的方法,又称快速成形或 3D 打印。

增强现实　通过计算机系统提供的信息增加对现实世界感知的技术,并将计算机生成的虚拟物体、场景或系统提示信息叠加到真实场景中,把无法实现的场景在真实世界中展现出来,从而实现对现实的“增强”,达到超越现实的感官体验。

遮色瓷　又称不透明瓷,是金属基底上堆塑的第一层瓷泥,主要作用是遮盖金属基底的颜色。

支托　殆支托的简称,是可摘局部义齿的重要部件,由金属制作,放置在天然牙上,用以传递殆力及防止义齿龈向移位。根据放置的位置不同分别称为殆支托、切支托及舌支托。

中位笑线　被认为是最理想的微笑线,龈缘与上唇下缘平行,上颌牙切缘触及下唇内缘。研究显示年轻女性笑线普遍比男性高。

终止线　缺隙处的小连接体完全被树脂包绕,因此在组织面和抛光面树脂与金属之间各有一个界面,称为终止线。

种植体　是种植体系统植入骨组织内代替天然牙根的结构,具有支持,传导、分散殆力的作用。

铸道　是指对铸型加热后使熔模流出、挥发以及铸造时熔化的合金进入铸模腔的通道。

铸造　是指将合金熔化成液态并通过一定压力注入铸型腔内形成铸件的过程。

灼口综合征　是指发生在口腔黏膜,以烧灼样疼痛感觉为主要表现的一组症状,常不伴有明显的临床损害体征、也无特征性的组织学改变。

组织面　是义齿基托与口腔黏膜组织接触的面。

结　语

纵观牙列缺损修复的历史沿革,可摘局部义齿修复技术一直以来都是牙列缺损的重要修复手段之一。90多年前,现代意义上的规范化可摘局部义齿(RPD)出现,使用铸造方法制作RPD支架;40年前,采用了种植体支持可摘局部义齿联合修复方法;35年前,可摘局部义齿设计专家系统建立;16年前,采用了三维打印技术间接打印树脂蜡型联合铸造方法制作直接支架;14年前,选择性激光熔化可以直接打印金属支架。随着数字化技术的迅猛发展,计算机辅助设计与计算机辅助制作等当前各种高新数字技术的应用,改变了口腔修复学的学科基础,当然也带来新的理论思考。

面对牙列缺损的可摘局部义齿(RPD)设计,今天我们可以采用几乎已知的所有最新口腔修复技术,如种植覆盖RPD、联合固定修复的RPD、数字化分段式RPD、一体化聚醚醚酮(PEEK)或PEKK的RPD等,再如牙列缺损的种植手术导板、备牙导板等,其背后的固位稳定支持的原理均源自RPD的设计法则,其本质都是RPD,割裂过细的口腔修复亚学科无法有效支撑数字化口腔修复的整合能力和整合需求,而数字化RPD恰恰是整合口腔修复技术或者综合口腔修复技术的最佳切入点。一是因为传统的RPD疗效急需提升,虽然“垂而不死”但长期不受重视;二是因为数字化提供了各种新型口腔修复技术的整合平台和学科历史机遇,能够有效提升或解决RPD的各种问题,使之成为一个中国患者更容易接受的整合式修复方案;三是当下各种经典口腔修复技术都是优劣兼备,数字化修复技术为整合式修复提供了新的方案、新的可能性和创新性,让各种经典口腔修复技术发挥所长,实现“长期、稳定、有效”的最终目标。而从临床实操层面看,采用各种引导技术进行口腔修复实操的引导式修复学又是数字化修复的具体体现。

当前我们所要做的底层工作就是进行未来数字化口腔修复的学科基础“革命”。针对数字化RPD的优点,我们说“RPD适用广泛”是不全面的,更准确的说法是理论上适用于所有的牙列缺损;“价格便宜”已不再是数字化RPD的标签了;“便于取戴”最多是“特点”,怎么能成为“优点”,因此数字化RPD最大的优点应是“微创、可逆”,以及包容各种高新口腔修复技术的“整合性”。而新型数字化复合材料,以及美观卡环、仿真基托技术等的应用,可大幅度提升RPD的美观性,因此,目前RPD最大的缺点还是功能恢复程度不足、舒适度差。而值得注意的是,在整合式口腔修复学的大背景下,种植、美学修复及导板等高新修复技术都离不开传统RPD修复、全口修复等经典修复方式所蕴含承载的临床设计法则和原理、实操经验的积累,是永不过时且不应偏废的基本功。

数字化技术在可摘局部义齿（RPD）领域的整合应用，使 RPD 焕发了新春。从对印模的提取到修复体的设计及精密加工制作，不断优化数字化操作，降低数字化成本，从经验到数字、从人工到智能、从人为慢工到自动化生产、从个人操作到网络 AI 专家系统辅助决策，未来已知或未知的各种高新数字化技术必将持续为数字化 RPD 带来全新的内容，并不断丰富整合式口腔修复学的新方案。

因此，本书所诠释的这种结合各种数字化技术、采用创新卡环设计和数字化新材料应用的数字化 RPD 修复技术，展现了整合式口腔修复学的新内涵，以"长期、稳定、有效"为目标，从简入繁替代有序的整合式口腔修复为手段，实现了低疾病负担与疗效优质相兼顾、美观与功能相平衡，是一种提升 RPD 质量、疗效以及义齿制作效率的微创修复技术，也是进一步学好做好美学修复和种植修复、扎实理解其相关基本原理和临床诊疗方案设计、规范临床操作的认知基础。